新 食品・栄養科学シリーズ　ガイドライン準拠

食品学各論

食べ物と健康❷　　食品素材と加工学の基礎を学ぶ

瀬口正晴■八田　一　編

第3版

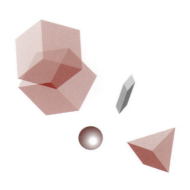

化学同人

編集委員

瀬口正晴（神戸女子大学名誉教授）
八田　一（京都女子大学研究教授）

執筆者

瀬口 正晴	（神戸女子大学名誉教授）	1章
多田　洋	（前 甲子園大学総合教育研究機構・機構長・教授）	2章
小関佐貴代	（大阪成蹊短期大学栄養学科・教授）	3章, 7章
西村 公雄	（同志社女子大学生活科学部・特任教授）	4章
衣笠 治子	（園田学園女子大学人間健康学部・教授）	5章
道家 晶子	（岐阜市立女子短期大学食物栄養学科・教授）	6章
八田　一	（京都女子大学研究教授）	8章, 9章

（執筆順）

新 食品・栄養科学シリーズ
企画・編集委員

坂口守彦（京都大学名誉教授）
成田宏史（京都栄養医療専門学校管理栄養士科教授）
西川善之（元 甲子園大学栄養学部教授）
森　孝夫（前 武庫川女子大学生活環境学部教授）
森田潤司（同志社女子大学名誉教授）
山本義和（神戸女学院大学名誉教授）

（五十音順）

はじめに

　日本人の食生活は豊かである．しかし現状は，「衣食足りて礼節を知る」というより，「食足りすぎて生活習慣病を知る」とさえいえる．食料自給率がわずか39％の国が，その経済力を背景に世界中から食料を集め，利用している．その一方で，日本人は食料を無駄にしている．供給熱量〔2,436 kcal/人/日（平成23年）〕と摂取熱量〔1,788 kcal〕の差が1人あたり600～700 kcalもあり，各人が毎日約1食分相当の熱量を生ごみとして排出している．このような豊かすぎる食生活を背景に，食に関する多くの問題（農薬汚染，虚偽表示，食物アレルギー，生活習慣病など）が顕在化してきた．とくに，生活習慣病（糖尿病，脳卒中，心臓病，脂質異常症，高血圧，肥満など）の増加が社会問題となり，その予防対策が健全な食生活に求められている．

　このような食に関する諸問題を理解し，その問題解決をはかるためには，われわれ各人が食生活を見直し，食べ物と健康に関する知識をより深く学習することが大切である．本書『食品学各論 第3版』は，日本人の食生活と健康に直接関係する種々の食品について，素材としての特徴や栄養・健康機能にかかわる成分を中心にまとめたテキストである．

　近年，生活習慣病の増加や少子高齢化社会へ対応した栄養士や管理栄養士の役割が大きく見直され，従来の給食管理業務に加え，管理栄養士の業務として，傷病者（患者）の療養に必要な栄養指導，個人の身体状況に応じた専門的な栄養指導，および特定多数人の栄養状況に即した給食管理などが明確にされた．すなわち，将来，栄養士や管理栄養士を目指す人には，食べ物と健康に関する必要十分な知識を学び，国民の種々の健康課題を正しく理解し，食生活を通じて健康の維持増進および回復を指導する重要な役割が期待されている．その役割を支える学問の一つが『食品学各論』であり，『食品学総論』と『食品加工学』をつなぐ大切な分野でもある．ここでは，おもに食品材料学の分野の任を負った．

　最後に本書の出版にあたってご尽力いただいた化学同人の山本富士子さんに感謝いたします．

2016年3月

執筆者を代表して
瀬口正晴・八田　一

新 食品・栄養科学シリーズ──刊行にあたって

　今日，生活構造や生活環境が著しく変化し，食品は世界中から輸入されるようになり，われわれの食生活は多様化し，複雑化してきた．また，近年，がん，循環器病，糖尿病などといった生活習慣病の増加が健康面での大きな課題となっている．生活習慣病の発症と進行の防止には生活習慣の改善，とりわけ食生活の改善が重要とされる．

　食生活は，地球環境保全や資源有効利用の観点からも見直されなければならない．われわれの食行動や食生活は直接的・間接的に地球の資源や環境に影響を与えており，ひいては食料生産や食品汚染などさまざまな問題と関係して，われわれの健康や健全な食生活に影響してくるからである．

　健康を保持・増進し，疾病を予防するためには，各人がそれぞれの生活習慣，とりわけ食生活を見直して生活の質を向上させていくことが必要であり，そのためには誰もが食品，食物，栄養に関する正しい知識をもつことが不可欠である．

　こうした背景のなかで栄養士法の一部が改正され，2002（平成14）年4月より施行された．これは生活習慣病など国民の健康課題に対応するため，また少子高齢社会における健康保持増進の担い手として栄養士・管理栄養士の役割が重要と認識されたためである．

　とりわけ管理栄養士には，保健・医療・福祉・介護などの各領域チームの一員として，栄養管理に参画し業務を円滑に遂行するため，また個人の健康・栄養状態に応じた栄養指導を行うために，より高度な専門知識や技能の修得とともに優れた見識と豊かな人間性を備えていることが要求されている．栄養士・管理栄養士養成施設では，時代の要請に応じて，そうした人材の養成に努めねばならない．

　こうした要求に応えるべく，「食品・栄養科学シリーズ」を改編・改訂し，改正栄養士法の新カリキュラムの目標に対応した「新 食品・栄養科学シリーズ」を出版することとした．このシリーズは，構成と内容は改正栄養士法の新カリキュラムならびに栄養改善学会が提案している管理栄養士養成課程におけるモデルコアカリキュラムに沿い，管理栄養士国家試験出題基準（ガイドライン）に準拠したものとし，四年制大学および短期大学で栄養士・管理栄養士をめざす学生，および食品学，栄養学，調理学を専攻する学生を対象とした教科書・参考書として編集されている．執筆者はいずれも栄養士・管理栄養士の養成に長年実際に携わってこられた先生方にお願いした．内容的にはレベルを落とすことなく，かつ各分野の十分な知識を学習できるように構成されている．したがって，各項目の取り上げ方については，教科担当の先生方で授業時間数なども勘案して適宜斟酌できるようになっている．

　このシリーズが21世紀に活躍していく栄養士・管理栄養士の養成に活用され，また食に関心のある方々の学びの手助けとなれば幸いである．

新 食品・栄養科学シリーズ
企画・編集委員

食品学各論
目次

1 序論

1.1　日本人の栄養と栄養素摂取量 …………………………………… 1
1.2　食料の生産と需要 ………………………………………………… 3
1.3　食品産業の構成 …………………………………………………… 7
　　練習問題 ……………………………………………………………… 8

2 農産食品

2.1　穀類 …………………………………………………………………… 9
（1）こめ ……………………………………… 9
（2）こむぎ …………………………………… 11
（3）おおむぎ ………………………………… 14
（4）とうもろこし …………………………… 14
（5）そば ……………………………………… 15
（6）えんばく（からすむぎ，オート）…… 16
（7）ライ（ライむぎ）……………………… 16
（8）雑穀類 …………………………………… 16

2.2　いも類 ………………………………………………………………… 16
（1）さつまいも ……………………………… 17
（2）じゃがいも ……………………………… 17
（3）やまのいも ……………………………… 17
（4）さといも ………………………………… 17
（5）こんにゃくいも ………………………… 18
（6）きくいも ………………………………… 18
（7）キャッサバ（マンジョカ，
　　　マニオカ，タピオカ）…………………… 18

2.3　種実類 ………………………………………………………………… 18
（1）アーモンド ……………………………… 18
（2）ぎんなん ………………………………… 18
（3）くり ……………………………………… 18
（4）らっかせい ……………………………… 19
（5）カシューナッツ ………………………… 19
（6）ごま ……………………………………… 19
（7）その他 …………………………………… 19

2.4　豆類 …………………………………………………………………… 19
（1）だいず …………………………………… 19
（2）あずき …………………………………… 21
（3）いんげんまめ …………………………… 21
（4）えんどう ………………………………… 21
（5）その他の豆類 …………………………… 21

2.5　野菜類 ………………………………………………………………… 22
（1）キャベツ ………………………………… 23
（2）はくさい ………………………………… 23
（3）レタス，サラダ菜，ちしゃ類 ………… 23
（4）ほうれんそう …………………………… 23
（5）ねぎ ……………………………………… 23
（6）たまねぎ ………………………………… 24
（7）にんにく ………………………………… 24
（8）にら ……………………………………… 24
（9）らっきょう ……………………………… 24
（10）しゅんぎく（きくな）………………… 24
（11）セロリー ………………………………… 24
（12）しそ ……………………………………… 24
（13）モロヘイヤ ……………………………… 24
（14）アスパラガス …………………………… 25
（15）たけのこ ………………………………… 25
（16）うど ……………………………………… 25
（17）豆もやし類 ……………………………… 25
（18）トマト …………………………………… 25

（19）とうがらし······25	（28）ごぼう······27
（20）かぼちゃ······26	（29）食用ビート（ビーツ）······28
（21）なすび······26	（30）れんこん······28
（22）きゅうり······26	（31）くわい······28
（23）オクラ······26	（32）ゆり根類······28
（24）未熟豆······27	（33）しょうが······28
（25）だいこん······27	（34）山菜類······28
（26）かぶら······27	（35）野菜類の加工品······28
（27）にんじん······27	

2.6 果物類······29

（1）りんご······30	（11）バナナ······32
（2）なし······30	（12）いちじく······32
（3）もも······30	（13）パインアップル······32
（4）すもも······30	（14）キウイフルーツ······32
（5）あんず······31	（15）うんしゅうみかん······32
（6）うめ······31	（16）各種柑橘類······32
（7）おうとう（さくらんぼ）······31	（17）すいか······33
（8）かき······31	（18）メロン，まくわ類······33
（9）ぶどう······31	（19）果実類の加工品······33
（10）いちご······31	

2.7 きのこ類······34

（1）しいたけ······34	（8）まいたけ······35
（2）まつたけ······34	（9）エリンギ······35
（3）えのきたけ······34	（10）きくらげ類······35
（4）ひらたけ······34	（11）トリュフ······35
（5）ぶなしめじ（しろたもぎたけ）······34	（12）あみがさたけ（モリーユ）······35
（6）なめこ······34	（13）その他······35
（7）マッシュルーム······35	

2.8 農産食品の加工原理······35

（1）デンプンの糊化と老化の原理とその応用······35	（3）ジャム類の製造原理······36
（2）こんにゃくの製造原理······36	（4）あん（餡）の種類と製造原理······37

● 「なすび」と「かぶら」 26

練習問題······37

3 畜産食品

3.1 食肉類······39

（1）食肉の種類と特徴······39	（4）食肉の化学成分······45
（2）食肉の組織と構造······42	（5）食肉製品······47
（3）食肉の熟成と成分変化······43	

3.2　卵類 ··· 48
　（1）卵類の種類と特徴 ························ 48
　（2）鶏卵の構造 ·································· 48
　（3）鶏卵の成分 ·································· 49
　（4）卵の加工特性 ······························ 51
　（5）卵の貯蔵変化と鮮度判定 ············ 52
　（6）栄養強化卵 ·································· 53
　（7）卵の加工品 ·································· 54

3.3　乳類 ··· 55
　（1）乳類の特徴 ·································· 55
　（2）乳類の成分 ·································· 57
　（3）飲用乳および乳製品 ···················· 59

3.4　畜産食品に特徴的な加工の原理 ······························ 63
　（1）食肉加工法の特徴 ························ 63
　（2）乳加工法の特徴 ·························· 65
　（3）鶏卵加工法の特徴 ························ 66

　●古代にもチーズを食べていた！　60

　[練習問題] ·· 67

4　水産食品

4.1　水産食品 ··· 69
4.2　魚介類の種類と分類 ·· 69
4.3　魚類の構造と性状 ·· 69
　（1）皮膚の組織 ·································· 69
　（2）筋肉 ·· 71

4.4　魚介類の歩留まり ·· 72
4.5　魚介類の一般成分 ·· 73
　（1）一般成分組成 ······························ 73
　（2）水分 ·· 73
　（3）タンパク質 ·································· 73
　（4）脂質 ·· 75
　（5）糖質 ·· 76
　（6）無機質 ·· 76
　（7）ビタミン ···································· 76

4.6　魚介類のエキス成分 ·· 77
　（1）遊離アミノ酸 ······························ 77
　（2）ヌクレオチド類 ·························· 77
　（3）トリメチルアミンオキシド
　　　（TMAO） ·································· 77
　（4）ベタインと尿素 ·························· 78
　（5）有機酸 ·· 78

4.7　魚介類の特殊成分 ·· 78
　（1）色素成分 ···································· 78
　（2）臭気成分 ···································· 79
　（3）有毒成分 ···································· 79

4.8　魚介類の死後変化と鮮度 ·· 79
　（1）死後硬直と解硬 ·························· 79
　（2）鮮度の判定 ································ 80

4.9　魚介類の低温貯蔵と冷凍変性 …………………………………………………………… 81
　　　（1）低温貯蔵 ……………………… 81　　（2）冷凍変性 ……………………… 81
4.10　魚介類とその加工品 ………………………………………………………………… 81
　　　（1）魚類 …………………………… 81　　（3）えび，かに類 ………………… 85
　　　（2）いか，たこ，貝類 …………… 84　　（4）加工品 ………………………… 85
4.11　藻類 ………………………………………………………………………………… 86
　　　（1）藻類の分類 …………………… 86　　（3）藻類とその加工品 …………… 86
　　　（2）藻類の成分 …………………… 86
4.12　水産食品に特徴的な加工原理 ……………………………………………………… 88
　　　（1）魚介類冷凍品の製造 ………… 88　　（3）かまぼこの製造 ……………… 88
　　　（2）かつお節の製造 ……………… 88　　（4）水産塩蔵品の製造 …………… 89
　　　●赤身魚と白身魚，貯蔵によりどちらが魚臭を強く感じるようになるか　72
　　　練習問題 ……………………………………………………………………………… 89

5　微生物利用食品

5.1　アルコール飲料 ……………………………………………………………………… 91
　　　（1）醸造酒 ………………………… 91　　（3）混成酒（再製酒）…………… 95
　　　（2）蒸留酒 ………………………… 94
5.2　発酵調味料 …………………………………………………………………………… 95
　　　（1）みそ …………………………… 95　　（3）食酢 …………………………… 98
　　　（2）しょうゆ ……………………… 96　　（4）みりん ………………………… 98
5.3　漬け物 ………………………………………………………………………………… 98
5.4　その他の微生物利用食品 …………………………………………………………… 99
　　　●コウジ菌とこうじ（麹）　97
　　　練習問題 ……………………………………………………………………………… 99

6　加工食品とその素材

6.1　加工食品の素材（原材料）………………………………………………………… 101
　　　（1）製粉類 ………………………… 101　（4）糖類，甘味料類 …………… 108
　　　（2）油脂類 ………………………… 101　（5）タンパク質素材 …………… 111
　　　（3）でん粉類 ……………………… 106　（6）調味料，香辛料 …………… 112
6.2　加工食品 …………………………………………………………………………… 115
　　　（1）製粉加工食品 ………………… 115　（2）油脂加工食品 ……………… 118

CONTENTS

　　（3）嗜好食品 …………………………… 119
　　（4）乾燥食品 …………………………… 124
　　（5）冷凍，冷蔵食品 …………………… 124
　　（6）缶，びん詰，レトルト食品 ……… 125
　　（7）電子レンジ対応食品 ……………… 126
　　（8）調理済食品 ………………………… 127
　　● HMRとMSとは　127
　　練習問題 …………………………………………………………………………………… 128

7　機能性食品とその素材

7.1　健康食品と食品にかかわる制度について ……………………………………… 129
7.2　特別用途食品とその素材 ………………………………………………………… 130
7.3　保健機能食品とその素材 ………………………………………………………… 131
　　（1）保健機能食品の分類 ……………… 131
　　（2）特定保健用食品とその素材 ……… 131
　　（3）栄養機能食品の素材と機能表示 … 134
　　（4）機能性表示食品の素材と機能表示 … 136
7.4　健康食品とその素材 ……………………………………………………………… 136
7.5　遺伝子組換え食品 ………………………………………………………………… 138
　　（1）遺伝子組換え技術の歴史 ………… 138
　　（2）遺伝子組換え技術の開発 ………… 139
　　（3）畜産における遺伝子操作技術 …… 139
　　（4）遺伝子組換え食品の
　　　　　表示義務 ………………………… 140
7.6　オーガニック食品 ………………………………………………………………… 141
　　（1）有機農法による農産物 …………… 141
　　（2）有機農産物および有機農産物加工品
　　　　　の検査認証制度 ………………… 143
　　●「宇宙食」　144
　　練習問題 …………………………………………………………………………………… 145

8　食品の保存および加工技術

8.1　食品の保存原理 …………………………………………………………………… 147
　　（1）加熱 ………………………………… 147
　　（2）低温 ………………………………… 148
　　（3）pH …………………………………… 149
　　（4）水分活性 …………………………… 149
　　（5）空気組成 …………………………… 150
　　（6）食品添加物 ………………………… 151
　　（7）電磁波 ……………………………… 153
　　（8）燻煙 ………………………………… 153
　　（9）燻蒸 ………………………………… 154
8.2　食品の加工技術 …………………………………………………………………… 154
　　（1）乾燥技術 …………………………… 154
　　（2）殺菌技術 …………………………… 155
　　（3）分離技術 …………………………… 155
　　（4）粉砕技術 …………………………… 156
　　（5）濃縮技術 …………………………… 156
　　（6）化学反応の利用 …………………… 156
　　（7）酵素反応の利用 …………………… 157
　　練習問題 …………………………………………………………………………………… 158

9　21世紀の食品産業

9.1　食料需要と供給の予想 ································· 159
　　（1）日本の人口推移 ······················· 159
　　（2）農畜産物の需要と供給および
　　　　 自給率の推移 ··························· 159

9.2　21世紀における食品産業の役割 ······················· 160
　　（1）高齢化社会への対応 ··············· 160
　　（2）疾病予防への対応 ·················· 160
　　（3）地球環境への対応 ·················· 161
　　（4）食品産業の将来展望 ··············· 161

9.3　世界の人口推移と食料問題 ································· 163

参考書──もう少し詳しく学びたい人のために ································· 165
章末練習問題・解答 ································· 166
付表 1：食品成分一覧 ································· 167
付表 2：栄養素含有ベスト 15 ································· 173
索　引 ································· 175

1 序論

1.1 日本人の栄養と栄養素摂取量

　栄養的に長い間貧困状態にあった日本人は，1955年以降の経済の高度成長と国民所得の増大から，一挙に栄養素欠乏症から脱却した．反面，1965年頃から食生活の洋風化が進み，穀物摂取量の減少，肉類，卵，乳，油，果物，嗜好品摂取量の増加により，タンパク質，脂質摂取量が年々増加した（図1.1および図1.2）．現在では日本人の脂質エネルギーなどの摂取過剰と運動不足が問題となり，それらによる高血圧，虚血性心疾患などの疾病（生活習慣病）が増加している．そのため生活習慣病の予防が大きな社会的課題となり，国民の健康に対する関心が高まっている．

　日本人の栄養素摂取量変化の流れから，現在の問題点が以下のように整理される．

① 食生活の欧米化とともに，こめの消費量が減少し，それに対して肉類，牛乳，乳製品，油脂類の消費量が増加している．
② 食事内容は糖質（炭水化物）主体からタンパク質，脂質主体に変化している．
③ 1970年代の **PFC熱量比率**（PFC熱量比　P：タンパク質，F：脂質，C：糖質の摂取熱量割合）は，タンパク質12〜13%，脂質20〜25%，糖質57〜68%で理想的な比率であった．一時そのバランスが崩れたが，2012年にはタンパク質13.1%，脂質28.7%，糖質58.2%にまで回復した．脂質の過剰摂取がまだ認められるが，タンパク質，糖質の摂取量は理想値に近づいている．

　日本人の栄養素の摂り方に対し，5年に1度厚生労働省から日本人の栄養所要量が出されており，現在は「日本人の食事摂取基準（2015年版）」が用いられている．これは，健康な個人または集団を対象として，国民の健康の維持・増進，生活習慣病の予防を目的とし，エネルギーおよび各栄養素の摂取量の基準を示すものである．栄養素の摂取不足によって招来するエネルギー・栄養素欠乏症の予防にとどまらず，生活習慣病の一次予防，過剰摂取による健康障害の予防も目的とした．利用者は算定された数値にこだわらず，食事摂取基準の考

Plus One Point

「日本人の食事摂取基準（2015年版）」の設定指標

エネルギー摂取の過不足の回避を目的とする指標として，「推定平均必要量」と「推奨量」を設定する．栄養素の指標は，過剰摂取による健康障害の回避として「耐容上限量」，生活習慣病の予防として「目標量」を設定する．

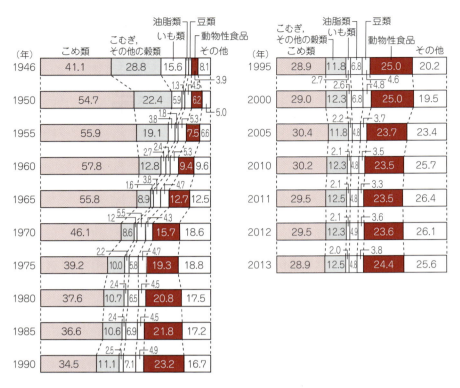

図1.1 エネルギーの食品群別摂取構成
厚生労働省,「国民栄養調査」.

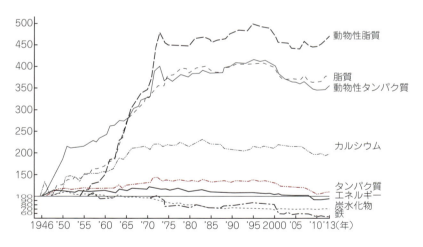

図1.2 栄養素など摂取量の推移(1946年 = 100)
(注) 動物性脂質については1952年 = 100,
鉄については1955年 = 100としている.

え方を十分に理解し,正しく用いることが望まれる.

1.2 食料の生産と需要

このように大きく変化しつつある国民の栄養摂取の仕方に対し，食料供給側はどのように動いてきたのだろうか．農林水産大臣官房食料安全保障課から毎年出される小冊子『食料需給表』を眺めるといろいろな点が読み取れる．図1.3に『国民1人・1日当たり供給熱量の推移』を示した．大きな特徴は日本人の主食，こめの問題である．こめの供給熱量は1965年の千数百kcalに対し，1985年，727 kcal，2001年には620 kcal，2012年には549 kcalにまで落ちている．国内生産量（図1.4）をみると，こめの生産量も供給熱量同様に低下し，1965年こめの国内生産量は1,240万トンであったものが，2012年には849万トンとなっている．『食料の自給率』（図1.5）によると，こめの自給率は1960年以降平均して102%の値を示し，2014年も97%でほぼ完全な自給率を保持している．一方，主要穀物の中で，めん，パンの原料であるこむぎの国民1人・1日

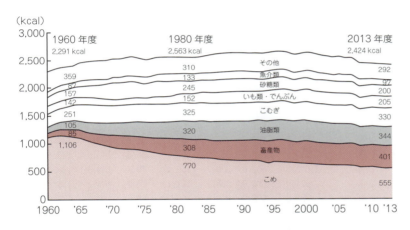

図1.3　国民1人・1日当たりの供給熱量の推移

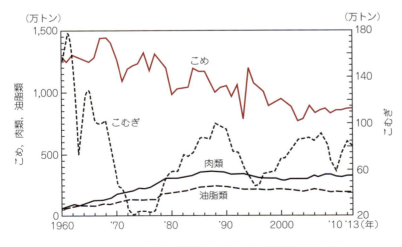

図1.4　こめ，肉類，油脂類およびこむぎの国内生産量

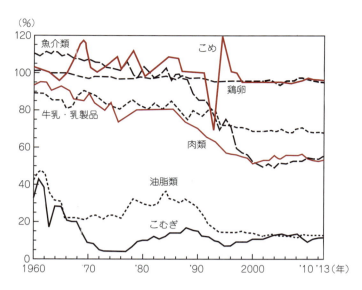

図1.5　わが国の食料の自給率

表1.1　国民1人・1日当たり供給熱量

		穀物	こめ	こむぎ	肉類	鶏卵	牛乳乳製品	魚介類	油脂類
実数(kcal)	1965(年)	1,422.0	1,089.7	292.3	52.3	50.1	61.7	98.5	159.0
	1975	1,191.4	856.4	316.8	108.4	60.7	87.9	119.3	274.5
	1985	1,062.5	727.3	319.7	134.1	60.1	123.9	136.0	353.8
	1990	1,019.9	683.0	319.9	153.4	66.6	145.9	143.1	359.8
	1995	1,003.3	659.6	329.7	169.4	70.8	159.5	148.4	367.6
	2000	971.9	630.0	328.3	171.1	70.2	165.2	135.8	382.9
	2005	933.3	598.9	319.9	166.7	68.6	160.9	137.0	368.3
	2006	929.9	595.4	320.4	164.2	69.1	161.7	130.9	367.7
	2007	935.1	596.9	324.5	164.8	70.6	163.1	126.7	362.9
	2008	902.7	575.6	313.7	167.1	69.4	151.3	127.8	349.8
	2009	903.9	570.5	321.0	167.7	68.4	148.8	120.6	331.3
	2010	922.1	580.4	329.5	169.8	68.5	151.5	110.3	340.5
	2011	906.2	562.5	329.6	172.5	68.8	154.9	107.3	341.3
	2012	894.5	548.7	332.2	174.5	68.9	156.9	105.6	343.2
	2013	899.5	555.0	329.8	174.9	69.6	156.0	97.3	344.2

「2013年度食料需給表」．

当たり供給熱量の推移を図1.3でみると，1965年から2012年まで，ほぼ332 kcalで大差は認められない．しかし『国民1人・1日当たり供給熱量』（表1.1）で詳細に検討すると，1985年供給熱量は320 kcalであったのが，1995年には330 kcalとその間漸増し，2012年には332 kcalに落ち着いている．それに伴い，『国民1人・1年当たりの供給純食料』（表1.2）では，こむぎは31.7 kg(1985年)から32.8 kg(1995年)へと同様に漸増し，その後2012年には33.0 kgと落ち着いている．しかし『国内生産量』（図1.4）をみると，1965年のこむぎは128.7万トンだったものが1995年には44.4万トンにまで低下し，

表 1.2 国民 1 人・1 年当たりの供給純食料

		穀物	こめ	こむぎ	肉類	鶏卵	牛乳乳製品	魚介類	油脂類
実数(kg)	1965(年)	145.0	111.7	29.0	9.2	11.3	37.5	28.1	6.3
	1975	121.5	88.0	31.5	17.9	13.7	53.6	34.9	10.9
	1985	107.9	74.6	31.7	22.9	14.5	70.6	35.3	14.0
	1990	103.5	70.0	31.7	26.0	16.1	83.2	37.5	14.2
	1995	102.0	67.8	32.8	28.5	17.2	91.2	39.3	14.6
	2000	98.5	64.6	32.6	28.8	17.0	94.2	37.2	15.1
	2005	94.6	61.4	31.7	28.5	16.6	91.8	34.6	14.6
	2006	94.2	61.0	31.8	28.1	16.7	92.2	32.8	14.5
	2007	95.0	61.4	32.3	28.2	17.1	93.3	32.0	14.4
	2008	91.5	59.0	31.1	28.6	16.8	86.3	31.5	13.8
	2009	91.6	58.5	31.8	28.6	16.5	84.8	30.0	13.1
	2010	93.4	59.5	32.7	29.1	16.5	86.4	29.4	13.5
	2011	92.0	57.8	32.8	29.6	16.7	88.6	28.5	13.5
	2012	90.6	56.3	32.9	30.0	16.7	89.5	28.9	13.6
	2013	91.1	56.9	32.7	30.1	16.8	89.0	27.0	13.6

「2013 年度食料需給表」．

2010 年には 57.1 万トンにまで回復している．すなわち，1965 年のこむぎ自給率が 28 % であったものが 1995 年にはわずか 7 % にまで落ち込み，2012 年には 12 % になった（図 1.5）．食事の欧米化がますます進むのに伴ってパン食が増加すると思われるが，原料のこむぎを海外からの輸入に頼らざるをえない現状は，何とも頼りないことである．

1965 年から 2012 年の間に供給熱量の顕著に増加したものとして油脂類，畜産物が認められる（図 1.3）．表 1.1 によると，1985 年，油脂類，畜産物（肉類，鶏卵，牛乳・乳製品）の国民 1 人・1 日当たり供給熱量はそれぞれ 353.8 kcal，318.1（各 134.1，60.1，123.9）kcal であったものが，2012 年には 343.2 kcal，400.4（各 174.5，69.0，156.9）kcal となっている．油脂類，畜産物は 1965 年から 1985 年までの間に大きく増加し，その後さらにわずかずつ増加している．『国民 1 人・1 年当たりの供給純食料』（表 1.2）によると，1985 年，畜産物（肉類，鶏卵類，牛乳・乳製品）108.0（各 22.9，14.5，70.6）kg が 2012 年には 136.2（各 30.0，16.7，89.5）kg に増加している．この増加は肉類，鶏卵，牛乳・乳製品のいずれもが年を追うごとに増加し続けたものであり，それに対し，『国内生産量』（図 1.4）を眺めてみると 1960 年油脂類は 58 万トンだったものが，2012 年には 195 万トンに増加し，肉類は 1960 年 58 万トンに対し，2012 年は 327 万トンに増加した．しかし，これを『食料の自給率』（図 1.5）で眺めてみると，油脂類は 1960 年の自給率が 42 % であったものが，2012 年は 13 % に，肉類は同様に 93 % が 55 % に大きく低下している．鶏卵は 101 % が 95 % に，牛乳・乳製品は 89 % が 65 % に低下している．酪農のための飼料用穀物（食用穀物以外の粗粒穀物）の自給率はわずか 1 % で（『品目別自給率』のデータは示さ

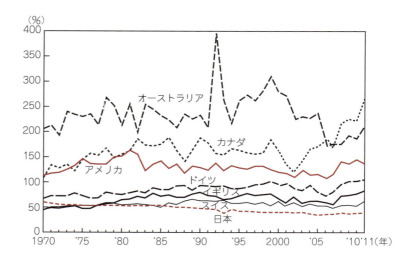

図1.6 供給熱量自給率の推移
ドイツについては，統合前の東西ドイツを合わせた形で遡及．

ず），ほとんどは輸入に頼っている現状を考えると，畜産物の自給率の数値は実質的にはさらに低いものである．食生活の洋風化に伴って国民が必要とする油脂，畜産物などの国内における供給体制はあまり考慮されておらず，ますます外国からの輸入に依存するようになってきている．魚介類からの供給熱量には大きな差はないが（図1.3），自給率の低下（1960年の111％から2012年の58％）が認められる（図1.5）．

ちなみに日本における食料の『供給熱量自給率の推移』をみると（図1.6），1970年には60％であったものが1989年には49％と50％を切り，その後2012年には39％にまで漸減している．途中1993年には37％という低い値もあったが，これは日本の異常気象による影響である．これに比べ欧米諸国では2011年のデータからみるとオーストラリア205％，カナダ258％，ドイツ92％，スイス57％，イギリス72％，アメリカ127％を示し，日本の自給率の低さには驚かされる．このようなわが国の食料の生産，供給のあり方に対する国民意識調査（内閣府，「食料・農業・農村に対する国民の意識と行動」，2009年）を行ったところ，図1.7のような結果が得られた．将来のわが国の食料事情に

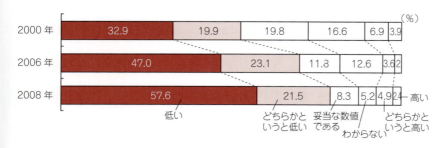

図1.7 現在の食料自給率に関する意識調査
食料自給率が低いと考える人が，近年，増加傾向にある．「食料・農業・農村に対する国民の意識と行動」，平成21（2009）年2月，農林水産省．

対して，多くのひとびとは不安を抱いている．

1.3　食品産業の構成

　農林水産省の「農業・食料関連産業の経済計算」によると，食品産業(農業，食料関連産業)の2012年度国内生産額は約79兆円で，全産業911兆円の9％強を占め，わが国経済の中で一大産業分野を形成している．食品産業は農業，漁業などの食品素材供給部門，外食部門，それに食品工業から構成されており，この産業により食品が消費者の口に入るのには大きくは3つの流れがある．第一の流れは，生鮮食品(野菜，果物，精肉，鮮魚)のような素材形態で消費者の口に入るもの，第二の流れは，加工食品として材料に加工を施して消費者の口に入るもの，第三の流れは，外食で消費者が飲食施設，給食施設，あるいは宿泊施設などで口にするものである．この中で最大のものが加工食品で50％，これに次いで多いのが外食で26％，生鮮食品は24％である．さらに外食は利用方式によって飲食施設(食堂，レストラン，そば，うどん店，すし店など)，宿泊施設(ホテル，旅館などで宿泊しながら食事をするケース)，給食施設(学校，事業所に加えて，病院，社会福祉施設など)とに区分されている．

　食品産業のうち，食品工業は農業，漁業部門から供給される農産物，水産物を取り入れて，これを加工，調理して直接消費者に，あるいは外食産業を通じて消費者に提供しており，食品産業の中で中核をなしている．ただし食品工業は，経済産業省の「工業統計調査」によると食品製造業と飲料，たばこ，飼料製造業の2つの部門からなっている．2008年，食品工業(約35.3兆円)はわが国の工業界の中では第4位の位置にあり(最大は電気機械器具工業)，全産業のうちわずか4％であるが，産業を資本財(20％)，建設財(8％)，生産財(44％)，消費財(28％)などの用途分類で区分すると，消費財部門では食品工業はわが国最大の産業である．食品工業はきわめて多くの製造業種(56業種)から構成されている点が特徴的である．その理由は，第一にわが国には四季があり，多

表1.3　主要国の将来人口　　　　　　　　　　　　　　　　（単位：千人，％）

国	2010 (平成22)	2020	2030	2050	65歳以上の割合			
					2010	2020	2030	2050
世　　　界	6,908,688	7,674,833　(11.1)	8,308,895　(8.3)	9,149,984　(10.1)	7.6	9.3	11.7	16.2
先　進　国	1,237,228	1,268,343　(2.5)	1,281,628　(1.0)	1,275,243　(▲0.5)	15.9	19.1	22.5	26.2
開発途上国	5,671,460	6,406,489　(13.0)	7,027,267　(9.7)	7,874,742　(12.1)	5.8	7.4	9.7	14.6
日　　　本	127,176	122,735　(▲3.5)	115,224　(▲6.1)	95,152　(▲17.4)	23.1	29.2	31.8	39.6
中　　　国	1,354,146	1,431,155　(5.7)	1,462,468　(2.2)	1,417,045　(▲3.1)	8.2	11.7	15.9	23.3
イ ン ド	1,214,464	1,367,225　(12.6)	1,484,598　(8.6)	1,613,800　(8.7)	4.9	6.3	8.4	13.7
アメリカ合衆国	317,641	346,153　(9.0)	369,981　(6.9)	403,932　(9.2)	13.0	16.1	19.8	21.6
イ ギ リ ス	61,899	65,090　(5.2)	67,956　(4.4)	72,365　(6.5)	16.6	18.5	20.9	22.9
ド イ ツ	82,057	80,422　(▲2.0)	77,854　(▲3.2)	70,504　(▲9.4)	20.5	23.0	28.2	32.5
フ ラ ン ス	62,637	64,931　(3.7)	66,474　(2.4)	67,668　(1.8)	17.0	20.9	24.3	26.9

資料：総務省，「世界の統計2010」に一部加筆．

品種の食物の栽培採集が可能であり，海産物も日本近海の暖流，寒流の関係から品種が多く，利用材料が多岐にわたっているためである．第二に食品工業は畜産，水産，野菜のような原料による分類と，精穀，製粉，パン，菓子のような加工方法の違いによる分類，さらに清涼飲料，酒類，茶，コーヒーのような需要面での分類から形成されているためである．これに加えて最近では消費面での多様化により業種分類がさらに多様化する可能性がある．このような消費者のニーズに応えるために，食品産業はますます多様化し，複雑化している．そのため豊かな日本の経済力を頼りに諸外国から多量の食料を輸入している．

国連などの推計によると，世界の人口は2009年の68億人が漸増して，2050年には91億人に達すると予測されている（表1.3）．日本の人口は2005年を境に減少過程に入ったとみられ，長期にわたって減少をつづけることは確実である．2050年には，ほぼ9,000万人，2100年には4,500万人と予想される．経済力を頼りに諸外国から多量の食料を輸入し，自らの国内の食料自給率を低下させているのが現状であるが，このように世界の急激な**人口増加**が迫ってきた現在，そしてまた，世界中がこれまで以上に自国で食料を必要としてくる時代に，従来どおり日本人の栄養素を輸入食料に頼ることができるであろうか．何としてもバランスのとれた栄養素を自給できる食料の自給体制確立が必須であると思われる．

練習問題

次の文を読み，正しいものには○，誤っているものには×をつけなさい．

（1）PFC熱量比率が，タンパク質9～10%，脂質25～30%，糖質57～68%のとき，これは理想的な比率である．

（2）「日本人の食事摂取基準（2015年版）」が発表されたが，指標に関する基本的事項はエネルギーのみである．

（3）日本人の栄養所要量は厚生労働省から5年に1度出される．

重要 ➡ （4）こめは，現在ほぼ完全な自給率を保持している．

（5）油脂，肉類の2012年の自給率はそれぞれ13%，58%である．

（6）魚介類からの熱量供給熱量の自給率は100%である．

重要 ➡ （7）日本の供給熱量自給率は1970年には60%であったが，2012年には39%まで減った．

（8）食品産業の中で最も大きいのは加工食品，次いで外食，生鮮食品と続く．

重要 ➡ （9）日本の供給熱量自給率（2012年）は，オーストラリア，アメリカより低いが，イギリス，スイスより高い．

（10）2009年の国民意識調査によると，食料自給率が"低い"，"どちらかというと低い"という人が50%ほどだった．

2 農産食品

2.1 穀類

日本で利用されるおもな穀類は,そば(タデ科)を除きすべてイネ科に属する.穀類の食品学的特徴を以下にまとめる.

① デンプンに富み,エネルギー源として重要で,生産性や貯蔵性が良いため,こめ,こむぎ,とうもろこし,もろこしなどは多くの民族の主食となっている.
② タンパク質は10％程度含まれる.脂質は胚(胚芽)の部分に多く含まれる.
③ ビタミンA,D,Cはほとんど含まれないが,胚(胚芽)にはB$_1$,ナイアシン,Eなどが比較的多く含まれる.
④ 無機質ではリン,カリウムが比較的多い.

(1) こめ

(a) 種類,性状

世界で年間,約8億トン生産されている.イネには,**日本型(ジャポニカタイプ)**と**インド型(インディカタイプ)**がある.一般に,日本型はこめ粒が丸みを帯び,長軸に対し直角の断面はだ円形で粘性が強い.コシヒカリ,ひとめぼれ,ヒノヒカリなどの品種がある.インド型はこめ粒が長細く,断面は丸く,

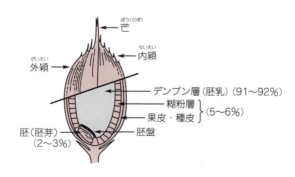

図2.1 こめの構造

アミロースとアミロペクチン

デンプンには，右図のようにブドウ糖が α-1,4 グルコシド結合で連なった直鎖状のアミロースと，α-1,4 グルコシド結合鎖から α-1,6 グルコシド結合で分岐して複雑な分子になったアミロペクチンがある．

アミロース

アミロペクチン

粘性が弱い．また，両型ともにうるち(粳)ともち(糯)の品種がある．うるち米のデンプンはアミロース 20～30 ％，アミロペクチン 70～80 ％からなり，ヨウ素デンプン反応で青紫色を呈する．もち米はアミロペクチン 100 ％からなる．ヨウ素デンプン反応で赤褐色を呈する．

（b）構造，精白

こめの構造を図 2.1 に示す．稲穂からもみを外すことを脱穀という．こめはもみがらに覆われた状態で収穫される．**玄米**はもみがらを機械的に外したもので，それからぬか層を取って精白米にすることをとう(搗)精，精白，精米などという．精白して得られたこめ重量の，元の玄米重量に対する割合を，**とう精歩留り(精白歩留り，歩留り)** という．通常の**白米(精白米)** は歩留り 92 ％のこめである．また，七分つき米や五分つき(半つき)米もある．日本酒原料にはとう精歩留り 90 ％以下，極端な場合には歩留り 50 ％以下のこめが使われる．

ぬか層には果皮，種皮のほかに胚芽や糊粉層が含まれる．玄米の栄養価は高いが，その果皮や種皮が硬く，煮えても硬くて消化性に劣り，独特のにおいがある．通常，精白米はとう精により胚芽に含まれるビタミン B_1 などが失われるので，胚芽が取れないような精白米(胚芽米)が開発され，市販されている．

（c）成　分

こめのタンパク質の約 80 ％はオリゼニン(グルテリン系タンパク質)である．アミノ酸組成ではリシンが少ない．脂質ではリノール酸，パルミチン酸，オレイン酸が多い．無機質ではリンが最も多く，ビタミンでは B 群が比較的多いが，精白による損失が大きい*．

（d）貯　蔵

通常，玄米の状態で包装して常温貯蔵される．貯蔵期間が長くなると**古米化**が進行する．米は古くなると，脂質から遊離した脂肪酸が増える．古米臭は，リノール酸などの自動酸化によってできる n-バレルアルデヒド(ペンタナール)，n-カプロアルデヒド(ヘキサナール)などのアルデヒドなどによって生じ，

Plus One Point

五分つき米，七分つき米

外穎と内穎からなるもみがらを玄米からはずすことをもみずりという．昔はもみを臼に入れ，きね(杵)でつ(搗)いてもみずりをし，さらについてもみがらと玄米を擦りあわせて精白した．それで精白することをつくと表現する．五分，七分というのは五割，七割ということで，歩留り 92 ％の白米を十割精白したものとみなし，歩留り 100 ％の玄米との中間の 96 ％まで精白したものを五分つき米，歩留り 94 ％程度まで精白したものを七分つき米という．

Plus One Point

胚芽米

胚芽米は B_1 含量を確保するため，胚芽の保有率を 80 ％以上とする規定がある．精白時の研削速度を落としたり，精白途中で冷却したりするなどの方法で胚芽が取れないように精米する．

*日本食品標準成分表 2020 年版(八訂)参照．

物性も悪くなる．古米化を遅らせる目的で 10〜15℃，湿度 70〜80 % による低温貯蔵，炭酸ガス封入貯蔵などが行われている．

（e）こめの加工と利用

こめは精白し，研ぎ洗いして，ご飯として食べるほか，日本酒やお菓子の原料としての利用がある．もち米はもちやおこわにする．おもな加工形態は次のとおりである．

① おかき，あられ：精白もち米を水に浸漬，蒸し，もちつき，練り出し，整形，硬化，切断・整形，乾燥，焼き上げ，調味，乾燥してつくる．

② せんべい（煎餅）：精白うるち米を水洗，乾燥，製粉，蒸し，練り出し，冷却，型抜き，乾燥，焼き上げ，調味，乾燥してつくる．

③ 白玉粉（寒晒し粉）：もち精白米を水洗，浸漬，石臼で摩砕，脱水乾燥してつくる．白玉だんご，ぎゅうひ（求肥）などに使われる．

④ 上新粉：うるち精白米を水洗，浸漬，水切り，粉砕，乾燥してつくる．柏もちの原料になる．

⑤ 道明寺糒：もち精白米を水洗，浸漬，蒸し，乾燥，粗砕してつくる．桜もち，みぞれまんじゅうなどの原料にされる．粉砕した道明寺粉（上南粉）もおこしやおし菓子に使われる．うるち米でつくったものを並早粉（なみはやこ）という．

⑥ 寒梅粉（焼きみじん粉）：蒸しもちを焼き上げ，粉砕してつくる．和菓子や豆菓子の原料にされる．

⑦ ビーフン：精白うるち米を水に浸漬して水挽きし，塊状で半煮え程度に蒸し，練り上げ，細い穴からめん状に押し出し，放置して硬化し，熱湯でゆでるか，蒸してデンプンを糊化し，冷水中で冷却し，天日乾燥してつくる．中国や東南アジアでつくられ，油いためや煮込み料理に使われる．

⑧ その他：米の加工品として，アルファ（α）化米，米飯缶詰，レトルト米，こめパンなどの商品がある（6 章参照）．

（2）こむぎ

（a）種類，性状

世界で年間，およそ 8 億トン生産されている．こむぎには分類学的に複数の種が含まれ，**一粒系こむぎ**，**二粒系こむぎ**，**普通系こむぎ**がある．一粒系は最近あまり栽培されていない．二粒系にはデュラムこむぎ（マカロニこむぎ）などがあり，普通系にはパンこむぎなどがある．種皮・果皮のフラボノイド色素などにより，白，黄，赤こむぎの区別がある．また，穀粒の硬さにより，**ガラス質**，**中間質**，**粉状質**の区別があり，それぞれタンパク質含量と関係がある．ガラス質こむぎは硬質こむぎともいわれ，タンパク質が多く，強力粉が得られる．中間質こむぎからは中力粉，薄力粉が得られる．粉状質こむぎは軟質こむぎともいわれ，タンパク質が少なく，薄力粉が得られる．

小麦粉はタンパク質含量や用途によって，**強力粉**，**準強力粉**，**中力粉**，**薄力粉**に分けられ，さらに無機質含量の違いから 1 等粉，2 等粉，3 等粉などの等

こむぎの種類

こむぎには一粒系，二粒系，普通系の3グループがある．こむぎの穂は小穂が穂軸に交互についてできているが，一粒系は1つの小穂に1〜2粒，二粒系は2〜3粒，普通系は3〜5粒の種子がつく．

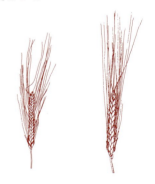

一粒系こむぎ　二粒系こむぎ

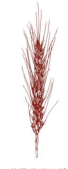

普通系こむぎ

表 2.1 小麦粉の種類と用途

種類	等級	タンパク質含量	無機質含量	用途
強力粉	1等粉	11.8%程度	0.4%程度	食パン,バターロール,マカロニ,スパゲッティ,中華めん
強力粉	2等粉	12.6%程度	0.5%程度	菓子パン,そば混合用,焼きふ
準強力粉	1等粉	11.5%程度	0.4%程度	食パン,フランスパン,中華めん,そば混合用
準強力粉	2等粉	12.0%程度	0.5%程度	菓子パン
中力粉	1等粉	9.0%程度	0.4%程度	うどん,ひやむぎ,そうめん,ビスケット,クッキー,そば混合用
中力粉	2等粉	9.7%程度	0.5%程度	うどん,そうめん,そば混合用,ビスケット,クッキー,てんぷら粉
薄力粉	1等粉	8.3%程度	0.4%程度	ビスケット,クッキー,ケーキ類,まんじゅう,せんべい,てんぷら粉
薄力粉	2等粉	9.3%程度	0.5%程度	ビスケット,クッキー,ケーキ類,カステラ

メッシュ

網篩の目の大きさを表す単位.長さ1インチについての孔の数で示すので,メッシュの数の大きいものほど目が細かい.10メッシュの標準篩は孔径0.065インチ,針金直径0.035インチ,100メッシュの標準篩は孔径0.0058インチ,針金直径0.0042インチである.

かん水

中華めんをつくるときに用いられるアルカリ性の水である.本来,天然のもので,産地により成分に差があるが,良品は炭酸カリウムが主成分である.現在使用されているものは炭酸カリウムのほか炭酸ナトリウム,リン酸カリウム,リン酸ナトリウムも一部混合されたものである.タンパク質を変性させ,粘性を増すはたらきがある.

ドウとバッター

パンやめんや菓子をつくるとき,小麦粉など材料と水を混合した状態のものを生地というが,粉に対して50〜60%前後の重量の水を加えてつくり,硬く,成形に大きな力を必要とする生地をドウ,粉に対して等量から1.5倍の水分を加えてつくり,ドロドロしていて,流動性をもつ状態のものをバッターという.ドウはパンや麺,パスタなどに,バッターはケーキや天ぷらの衣などになる.

級に分けられる(表2.1).マカロニやスパゲッティはガラス質のデュラムこむぎのセモリナ粉からつくられる.デュラムこむぎの粉で20メッシュの篩を通過したもののうち,100メッシュの通過物が7%以下のものをセモリナ粉という.

(b) 成　分

タンパク質は水不溶性のグルテニンとグリアジンがおもで,ほかにアルブミン,グロブリンなどがある.アミノ酸組成ではリシンが不足している.アミラーゼ,リパーゼ,ホスファターゼなどの酵素も含まれている.脂質は2%程度含まれる.糖質の大部分はデンプンであるが,ペントザンも含まれる.小麦粉の色はカロテノイドとフラボノイドによる.フラボノイドはアルカリ性で黄色が濃くなるので,かん水を用いる中華めんは黄色くなる.

(c) 生地の性質と用途

小麦粉を水や副材料と混合し,こねたものをドウ(生地)という.ドウは粘着性(粘性)や伸展性(展性),弾力性(弾性)をもつ.これらの性質はおもに小麦粉に含まれるタンパク質のグルテン(麩質)と関係がある.グルテンは,アルコール可溶性のグリアジンとアルコール不溶性,アルカリ可溶性のグルテニンから形成される.グリアジンはおもに粘着性や伸展性に関係し,グルテニンは弾力性に関係するといわれている(図2.2).生地をこねることによって,グルテンが網状構造を形成し,デンプン粒を包み込んで独特の粘着性や伸展性や弾力性を帯びるようになる.これらのグルテンの性質は,タンパク質含量が高いほど強くなる.

パンはイーストのアルコール発酵で発生する炭酸ガスによって膨らむが,き

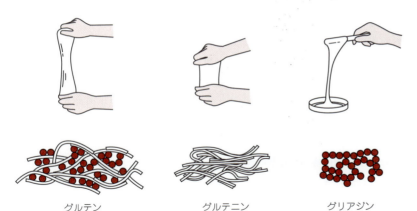

図2.2 グルテンの成分とその模式図

めの細かい小さい泡が多数できるためには，生地の伸びる性質が強く，また長時間持続する必要があり，強力粉が使われる．めん類の場合，こしの強さはグルテン含量と比例的である．こしの強さが要求されるマカロニやスパゲッティは，さらにタンパク質含量の高いデュラムこむぎのセモリナ粉が使われる．伸びる性質もグルテン含量に比例的であるが，滑らかさは反比例的である．したがって，適度なこしの強さと滑らかさが要求されるうどんやそうめんには中力粉が適している．パウンドケーキやカステラはベーキングパウダーによる炭酸ガスの発生や卵などの起泡力を利用するので，ドウの伸展性がとくに必要でなく，薄力粉が利用される．ビスケット，クッキー，てんぷら粉も，グルテンの伸展性などが必要でないので薄力粉が使われる．

（d）こむぎの加工品

① パンには食パン（日本のパンの半分は食パン），菓子パン（あんパン，クリームパンなど），フランスパン，そのほかのパン（ライ麦パン，ハンバーガー用のバンズ，蒸しパン，中華まんじゅう），ふすま入りのブラウンブレッド，クロワッサン，デーニッシュペーストリーなどがあり，さらにパン粉にもされる．

② めんには生めん（うどん，中華めん），乾めん〔うどん，ひやむぎ，そうめん，手延べそうめん（加工法，6章参照），日本そば，中華めんなど〕，即席めん（袋ものとカップもの），冷凍うどん，パスタ（スパゲッティ，マカロニ，バーミセリー），ラビオリなどがある．さらにぎょうざ，春巻きの皮，わんたんにもされる．

③ プレミックスにはホットケーキミックス，ドーナッツミックス，パンミックス，お好み焼き粉，てんぷら粉などがある（6章参照）．

④ そのほか，植物性タンパク質として，活性グルテンと変性グルテンがある．また，こむぎのデンプンが食品原料として利用されている（6章参照）．

めんの加工法

うどん，きしめん，ひやむぎ，そうめんは，小麦粉に食塩水を加えて混ぜて捏ね，平らに引き延ばしためん帯を切ったもので，太さのみが違う．中華めんは原料にかん水を使用する点が，うどんなどと異なる．

（3）おおむぎ

おおむぎには二条おおむぎと六条おおむぎがある．また，皮麦と裸麦の区別があり，六条おおむぎには裸麦がある．裸麦は脱穀するだけで，ふ(麬)が離れ，穀粒が簡単に裸になる．二条おおむぎはビールやウイスキーの原料として用いられる．そのほか，おおむぎを精白後，加圧圧扁した押し麦を白米と混ぜて炊飯し，麦飯として利用する．おおむぎをいって粉にしたものを「麦こがし」，「香煎」，「はったい粉」といい，砂糖と混ぜて湯で練って食べる．麦らくがんの原料にもなる．金山寺(径山寺)みそや麦みその麦こうじはおおむぎが原料である．麦茶もおおむぎからつくられる．最近はパンやめんとしての利用もされるようになった．おおむぎの成分にはリン，カリウム，ビタミンB_1が比較的多い*．

（4）とうもろこし

（a）種類，性状

世界で年間およそ11億トン生産されている．日本では飼料としての利用が多く，そのほとんどを輸入に頼っている(表2.2)．馬歯種(デントコーン)，硬粒種(フリントコーン)，軟粒種(ソフトコーン)，甘味種(スイートコーン)，もち種(ワキシーコーン)，爆裂種(ポップコーン)などの品種がある(図2.3)．いずれも，胚の占める割合(12 %)が大きい．未熟なスイートコーンは野菜類として取り扱われる．

（b）成　分

タンパク質は，全粒中で9 %程度を占めるが，そのうち，プロラミンの一種であるゼインが約45 %前後，グルテリンが約35 %含まれる．ゼインはリシン，

> **Plus One Point**
>
> **金山寺(径山寺)みそ**
> 中国浙江省の径山寺から唐僧の湛誉が伝えたものとされる．江戸時代に，紀州(和歌山県)でつくられるようになり，広まった．
> 現在のものは，いっただいずを粗く割り，精麦(精白したおおむぎ)と混ぜて蒸し，種こうじと混ぜて全体をこうじにし，食塩と混ぜ，半年ほど熟成させてつくる．砂糖や水あめを加えて短期間で仕上げたものもある．和歌山のものはうり，なすび，しょうがなどが混ぜてある．京都のものは野菜を混ぜず，赤く着色してある．
>
> **麦茶**
> 高級品は裸麦を蒸して乾燥し，焙煎してつくるが，普及品は皮麦をそのまま焙煎してつくる．

*日本食品標準成分表2020年版(八訂)参照．

表2.2　穀類・豆類・いも類の国内生産量および輸入量

作　物	国内生産量(万トン)	輸入量(万トン)
こめ	815.4	87.0
こむぎ	103.7	531.2
おおむぎ	22.2	172.8
雑穀(とうもろこし，こうりゃんなど)	4.3	1,685.9
そば	4.3	4.7
だいず	21.8	339.2
あずき	5.9	3.2
さつまいも	74.9	5.5
じゃがいも	239.9	112.3
でん粉	250.8	15.5
砂糖	77.4	118.4
植物油脂類	6.6	271.4

2019年(令和元年)統計．ただし，でん粉，砂糖は平成30年の数量である．「ポケット農林水産統計(令和2年版)」による．

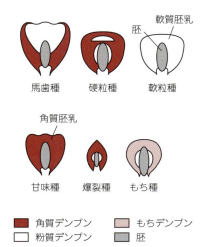

図2.3　とうもろこしの品種と構造

トリプトファンが少なくロイシンが多い．とうもろこしを常食にしている中南米やアフリカの人びとにはこのことに起因する**ペラグラ**という病気が問題になる．脂質は胚乳部では1％程度であるが，胚では約35％含まれる．脂肪酸の組成はリノール酸が50％，オレイン酸が25％，パルミチン酸が20％程度である．糖質は大部分がデンプンで，アミロース25％，アミロペクチン75％程度であるが，もち種ではほとんどすべてがアミロペクチンである．ハイアミロースコーンではアミロース含量が80％以上のものもある．黄色い色は**クリプトキサンチン**（ビタミンA効力あり），**ゼアキサンチン**などのキサントフィル系色素である．

ペラグラ
ナイアシン不足による一種の栄養失調である．ナイアシンを摂取しなくても，十分なトリプトファンがあれば体内で生合成される．高ロイシンもナイアシンの正常な利用を妨げる．

（c）とうもろこしの加工品

① コーングリッツ：胚乳部をドライミリングによって破砕した粒度の大きいもの．製菓，コーンフレーク，ビール・ウイスキー醸造の原料として利用される．

② コーンミール：脱胚芽コーンミールが多い．これはドライミリングの過程で得られる粒度の中程度のものである．お菓子やコーンフレークの原料として利用される．

③ コーンフラワー：ドライミリングの過程で得られる最小粒度のもの．ドーナツやパンやケーキの材料，ソーセージやかまぼこの結着剤として利用される．

④ コーンフレーク：コーングリッツに水あめ，麦芽，食塩などを加え，加熱・圧扁して焼きあげたもので，朝食用シリアルとして利用される．

⑤ コーンスターチ：ウエットミリングにより胚を取り除いて摩砕し，外皮とタンパク質を分離して得られたデンプン液をろ過・乾燥してつくる．糖化原料，製菓，水産練り製品，ビール・ウイスキー，料理用に使われる．

⑥ とうもろこし油：ミリング工程で分離された胚を乾燥・破砕し，有機溶媒で抽出し，溶媒を除き，精製して得られる．

⑦ ポップコーン：爆裂種（はぜ種）の穀粒は胚乳組織の大部分が角質（硬質）で，胚の付近がわずかに粉状質部（軟質）で水分が多いため，加熱するとその水分が水蒸気になり，圧力を増し，角質部がその圧力に耐え切れなくなると，爆裂・膨化・反転して，いわゆるポップコーンになる．

（5）そ ば

（a）特 性

日本で利用される穀類のなかで唯一イネ科ではなく，双子葉植物のタデ科に属する．果実（痩果）は果皮，種皮，胚乳，胚からなり，胚乳と胚を食用として利用する．

（b）成 分

タンパク質は12％程度含まれ，リシン，トレオニンが他の穀類に比べて多い．脂質は3％程度で，その脂肪酸組成はオレイン酸，リノール酸，パルミチ

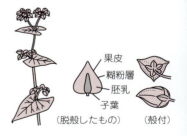

そばの構造

ン酸が多い．デンプンは70％程度である．無機質は1.8％程度，ビタミンB_1，B_2が比較的多い．毛細血管の透過性を良くし，高血圧に効果のあるとされるフラボノイドの**ルチン**（ビタミンPの一種）が含まれる（巻末付表1参照）．

（c）そばの加工品

① そば粉：種実を挽砕して果皮・種皮をふるい分けして得られる粉末である．そば粉は胚，糊粉層もひき込まれるためアミラーゼ，マルターゼ，リパーゼ，プロテアーゼ，オキシダーゼなどの酵素が多く含まれ，変質しやすく貯蔵性に劣る．

② そばがき：そば粉をお湯でこねて，しょうゆ味などで食べる．

③ そばきり：そば粉をめん状にしたものであるが，最近は単に**そば**（**蕎麦**）という．そば粉だけの生地は粘性に乏しいので，小麦粉を30〜70％（普通は35％程度）混ぜる．小麦粉を加えない，いわゆる十割そばもあるが，つなぎとしてやまのいもや卵白が用いられている．

（6）えんばく（からすむぎ，オート）

精白後，いってひき割りした**オートミール**は牛乳などと煮て，朝食用シリアルあるいは病人食として利用される．

（7）ライ（ライむぎ）

製粉して独特の酸味と風味のある**黒パン**（ライむぎパン）にする．そのほか，ビール，ウイスキー，ウオッカなどにも使われる．

（8）雑穀類

もろこしは，こうりゃん，あるいはソルガムともいわれ，穀粒は3〜4mmの扁球形で白，黄，赤，褐色の品種がある．昔は精白してこめと混炊したり，粉にしてだんごにしたりした．あわ，きびはおもにあわもち，あわおこし，きびもち，きびだんごなどの製菓材料として用いられる．ひえはだんごやかゆにされたり，こうじ原料，ひえみそ，ひえしょうゆなどとして利用された．

2.2 いも類

いも類には根が肥大したものと茎が肥大したものがある．一般的ないも類の特徴を以下にまとめる．

① 根（さつまいも，やまのいも，キャッサバなど）や地下茎（じゃがいも，さといも，こんにゃくいも，きくいもなど）の一部が肥大して，塊茎，球茎，塊根などになり，デンプン，その他の多糖類を蓄えている．

② ビタミンC，カロテンをかなり含むものもあり，無機質ではカリウム，カルシウムが比較的多くアルカリ性食品となる．

③ 収量が多く，単位面積当たりの生産エネルギーは穀類より大である．

④ 水分含量が高く（60％以上），貯蔵性，輸送性に劣る．

⑤ 栽培が容易で，豊凶の差が少なく，収量が安定している．

ビタミンP

現在ではビタミン様作用物質あるいはビタミン様物質という扱いになった．

Plus One Point

アルカリ性食品と酸性食品

食品を完全に灰化して水溶液にしたとき，その水溶液がアルカリ性を示すものがアルカリ性食品で，酸性を示す食品が酸性食品である．無機質のNa, K, Ca, Mgなどが多い食品はアルカリ性食品で，Cl, S, Pなどが多い食品が酸性食品になる．これらの無機質はそれぞれ，体液をアルカリ性，酸性にする可能性があるからであるが，体内には緩衝作用があり，簡単には体液のpHは変化しない．

（1）さつまいも

さつまいもは，皮の色が白いものから，赤色，褐色，紫色のものまで，中身も白色，黄色，橙黄色，赤紫色のものと多数の品種（安納いも，高系14号，紅はるか，鳴門金時，紅あずまなど）がある．カリウム，ビタミンCが比較的多く，可食部の黄色，橙黄色はカロテノイド系の色である．また，皮や可食部の紫色はアントシアン系の色である．さつまいもを切断すると，断面から白い乳液が出るが，この成分は樹脂配糖体の**ヤラピン**（ヤラピン酸カルシウム）といわれるものである．さつまいもは17℃以上では発芽し，9℃以下では壊死するので，12～13℃，湿度90～95％で貯蔵するのがよいとされる．貯蔵すると内在するアミラーゼの作用でデンプンの糖化が進み甘味が増す．蒸し切干し（いもするめ）として間食に用いたり，ブドウ糖，水あめ，アルコールの原料にもなる．

（2）じゃがいも

じゃがいもは男爵（アイリッシュ・コブラー）とメイクイーンがおもなものである．カリウム，ビタミンCが比較的多い．0～8℃，湿度80～90％で貯蔵するのがよい．芽や，光が当たって緑色になった皮部には**ソラニン**といわれる有毒配糖体が多く含まれ，普通の人で30 mg以上摂取すると中毒を起こすといわれている．マッシュポテト，コロッケや各種料理に使われ，ポテトチップス，でん粉などの原料にもなる．

（3）やまのいも

やまのいもにはながいも類（古く中国から伝わったとされる）とじねんじょ（日本に自生している）といわれる2つの種類がある．**じねんじょ**は木の根や石の多い山に自生するので細長い不定形となる．葉腋（ようえき）にできるむかごも食べる．糖質を13～25％程度含む．タンパク質も2～4％といも類としては多く，カリウムも多い．特有の粘質物はムチンまたは**ムシン**といわれ，一種の糖タンパク質で，グロブリン様タンパク質にマンナンが結合したものである．すりおろしたときに褐色に変色するが，ポリフェノールがポリフェノラーゼ（ポリフェノールオキシダーゼ）により酸化されて起こる．とろろ汁，鹿児島のかるかん，まんじゅう（上用まんじゅう）に使われるほか，はんぺん，がんもどき，そばなどの「つなぎ」として用いられる．

（4）さといも

さといもには**親いも**（頭いも：かしらいも），**子いも**，孫いもの区別がある．いもの上部に葉がついているのが親いもである．親いもについてできるいもが子いもで，子いもについてできるいもが孫いもである．茎のように見えるずいきは葉柄である．糖質を11％程度含むほか，カリウムに富む．炭水化物として，デンプン以外にペントザン，ガラクタン，デキストリンなどの多糖類が含まれ，さといもを煮たときの粘質はガラクタンによるとされる．**えぐ味**は**ホモゲンチジン酸**とシュウ酸カルシウムによる．

作物の単位面積（10アール）当たりの収量および扶養人数

作　物	収量 (kg/10 アール)[1]	扶養人数[2]
こめ	533	2.5
こむぎ	424	1.9
おおむぎ	319	1.4
とうもろこし	266	1.3
だいず	159	0.8
さつまいも	2,258	3.9
じゃがいも	3,097	2.2

1）とうもろこしは1972～1976年，ほかは2015～2019年の年平均収量である．
2）10アール当たりの作物可食部がもつエネルギーを基にして，1人1日2,000 kcal摂取するとして，1年間に何人が生きていけるかを求めた．

アイリッシュ・コブラー（男爵）　　メイクイーン

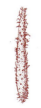

ながいも　　いちょういも

つくねいも

上用まんじゅう

やまのいもをすってあんを包んだまんじゅうを薯蕷（しょよ，またはじょよ）まんじゅうといったが，なまって上用まんじゅうというようになった．

こんにゃくの色

こんにゃくの中にあたかもこんにゃくいもの皮を入れたかのような黒い破片が混じっているものがあるが，これは海藻（ひじきなどの粉）であって，芋の皮ではない．

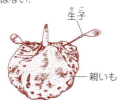

こんにゃくいも

荒粉と精粉

荒粉はあらこん，精粉はせいこん，こなこんともいう．

タピオカ

キャッサバのでん粉をタピオカまたはタピオカでん粉という．球状のタピオカパールや薄片状のタピオカフレークにされることが多い．

（5）こんにゃくいも

こんにゃくには，生子（きご：子芋）を2～4年栽培して得られる親芋が利用される．主成分は**コンニャクマンナン**またはグルコマンナンといわれる多糖類で，グルコースとマンノースが1：2の割合で結合したものである．収穫したいもを水洗，日干しした後，約5mmの厚さに縦切りにし，乾燥したものを**荒粉**という．荒粉をつきうすで粉砕したものを**精粉**という．食用こんにゃくは，精粉を水と混ぜ，膨潤して糊状になったら石灰乳（水酸化カルシウム）を混ぜ，型枠に入れ固め，沸騰水で加熱して凝固させ，冷水中にさらしてつくる．コンニャクマンナンはほとんど消化されないので，低エネルギーの食品として，あるいは食物繊維源として価値がある．

（6）きくいも

きくいもはおもに漬け物として利用される．主成分として果糖のポリマーである**イヌリン**を15％程度含む．

（7）キャッサバ（マンジョカ，マニオカ，タピオカ）

ブラジル原産の植物で，南アメリカ，アフリカ，東南アジアの熱帯で栽培される．良質のでん粉がとれるので，日本では毎年15万トン程度輸入している．特殊成分として**リナマリン**という配糖体を含み，酵素で加水分解されると青酸を生成するので，青酸の多い品種は毒抜きが必要である．

2.3　種実類

種実類は，糖質に富むもの（くり，ぎんなん，しいの実など）と，タンパク質・脂質に富むもの（アーモンド，カシューナッツ，くるみ，ココナッツ，ごま，ひまわりの実，落花生，ヘーゼルナッツ，マカダミアナッツ，松の種子など）がある．その特徴は，水分含量は少なく，エネルギーに富み，ビタミンB_1，B_2，ナイアシンを比較的多く含む，などである．

（1）アーモンド

ももの仲間で，核の中の仁（種子）を利用する．スイートアーモンドとビターアーモンドがあるが，日本で利用されるのはスイートアーモンドで，おもにアメリカから輸入される．ビターアーモンドは**苦扁桃油**をとるのに利用される．乾燥品で糖質6％，タンパク質20％，脂質52％程度である．カリウム，カルシウム，リン，ビタミンB_2に富む．

（2）ぎんなん

裸子植物のいちょうの種子であり，食用部は胚乳組織である．糖質33％，タンパク質5％，脂質2％程度で，カリウムやビタミンCが比較的多い．

（3）くり

日本で自生のシバグリから改良されたニホングリと中国から天津甘栗として輸入されるチュウゴクグリがある．ニホングリは粒が大きいが，渋皮（種皮）が剥がしにくいのが特徴で，チュウゴクグリは小粒であるが，甘味が強く，渋皮

離れがよい．そのほか，マロングラッセにされるヨーロッパグリやアメリカグリがある．くり（生）でタンパク質 3 ％，脂質 0.5 ％，糖質 34 ％程度を含む．ビタミン C が比較的多い．

（4）らっかせい

マメ科の植物であるが，成分的にも利用の仕方も本来の豆類とは少し異なり，食品成分表では種実類に入れられている．大粒種，小粒種の区別があり，渋皮（種皮）の色も赤褐色のものと黄褐色のものがある．一般に小粒種のほうが脂質含量が多い．乾燥品でタンパク質 25 ％，脂質 48 ％，糖質 11 ％程度を含む．

（5）カシューナッツ

ブラジル原産で，すべて輸入に頼っている．いったもので，タンパク質 20 ％，脂質 48 ％，糖質 19 ％程度を含む．

（6）ご　ま

黒ごま，白ごま，黄ごま，茶ごまなどの区別がある．東南アジアやアフリカから輸入される．ごま塩，ごまあえ，ごま豆腐などに利用されるほか，ごま油の原料になる．乾燥品でタンパク質 20 ％，脂質 54 ％，糖質 1 ％程度含まれ，カルシウム，鉄，ビタミン B_1，B_2，E も多い．

（7）その他

くるみ，マカダミアナッツ，ヘーゼルナッツ，ピスタチオなどがある．

2.4　豆　類

マメ科に属するもので，食用部分は種子である．胚乳は発達せず，子葉に養分を蓄えている．成分的にタンパク質と脂質に富むもの（だいず），タンパク質と糖質に富むもの（そのほかの豆類）があり，未熟種子で食べる場合，未熟なさやごと食べる場合，もやしにして食べる場合は野菜扱いになる．糖質とタンパク質に富むものは，デンプン粒の表面をタンパク質が覆った形になっており，さらに細胞壁も丈夫なので，デンプンを糊化させて，つき砕いても穀類やいも類ほどの粘性が出ず，いわゆる**あん**（餡）にすることができる．

豆類の食品学的特徴を以下にまとめる．

① 20 ％以上のタンパク質を含有し，**タンパク質供給源**として重要である．
② だいずは脂質にも富み（約 20 ％），植物油脂原料としても重要である．
③ ビタミン B 群は比較的多い．無機質では，リン，カリウムが多い．
④ 一般に**ヘミセルロース**の含量が高く，消化が悪いので，調理・加工に注意が必要である．
⑤ 水分含量が低く（15 ％以下），貯蔵性，輸送性が良い．
⑥ 比較的生育期間が短い．

（1）だいず

（a）種類，性状

種皮および子葉の色は黄白色が普通であるが，緑，茶，黒（黒豆），斑入りな

根粒菌
マメ科の植物は根に共生する根粒菌が窒素を固定するのでやせ地にもよく生育できる．また，植物体にも窒素分が多いので植物体を土中にすき込むと緑肥としても役に立つ．

どもあり，球形または楕円球形である．

(b) 成　分

成分としてはタンパク質含量が33〜35％，脂質含量約20％，炭水化物含量約30％，無機質含量約5％である*．タンパク質はグリシニン(約40％)，β-コングリシニン(約20％)，リポタンパク質(約40％)がおもなもので，大部分が水溶性，熱水可溶性，塩類溶液可溶性であるので，だいずをすりつぶした場合，だいず中のリン酸カリウムやレシチンの存在により，タンパク質の90％近くは溶出する．この性質を利用して豆乳や豆腐がつくられる．

脂質としてはリノール酸，オレイン酸，パルミチン酸，リノレン酸，ステアリン酸，アラキジン酸を脂肪酸とするトリグリセリドのほか，レシチン，ケファリンなどのリン脂質1.5％，シトステロール，スティグマステロールのステロール類，カロテン，トコフェロールなどを含む．炭水化物はデンプンがほとんど含まれず，ショ糖，ガラクタン，アラバン，スタキオース，セルロースなどである．

無機質はリンとカリウムが多い．ビタミンはB_1，B_2，Eなどが比較的多い．そのほか，血球凝集性のタンパク質のヘマグルチニン，トリプシン阻害性のソイインなどのトリプシンインヒビター，甲状腺肥大をひき起こすゴイトロゲンがあるが，いずれも加熱で失活する．におい物質としてn-ヘキサナール，n-ヘキサノール，イソペンタノール，各種フェノールなどがあり，だいず特有の生臭いにおいの原因となっている．

(c) だいずの加工品

だいずはタンパク質と脂質が多く，優れた食品であるが，消化性が悪いのが難点である．消化率はいり豆で60％，煮豆で65％という数字がある．これは，細胞壁などの構造に起因するので，細胞を破壊したり，発酵させたり，タンパク質だけを凝固させると消化率は良くなる．古来，いろいろな工夫がなされ，納豆，みそでは80％以上，きな粉では83％，豆腐では95％の消化率になっている．

① 豆乳類：だいずを吸水後摩砕し，可溶成分を熱水抽出して繊維を除いたもので，日本農林規格(JAS)ではだいず固形分8％以上の豆乳，6％以上で植物性油脂，糖類，食塩などを添加できる調製豆乳，4％以上で果汁，乳製品，コーヒーなどを添加できる豆乳飲料に区分される．

② 豆腐：豆乳を硫酸カルシウム，塩化マグネシウムやグルコノデルタラクトンなどで凝固させてつくる．木綿豆腐は濃度の低い豆乳(だいず：水＝1：9程度)を凝固させ，布でこし，重しをして固めたもので，絹ごし豆腐は濃度の高い豆乳(だいず：水＝1：5程度)を凝固させたものである．

③ 豆腐関連食品：豆腐を薄く切って油で揚げた油揚げ，厚揚げ，豆腐を凍らせて乾燥させた凍り豆腐(高野豆腐)，豆腐にぎんなん，ゆり根，ごまなどを加え，丸めて油で揚げたがんもどき(ひりょうず)などがある．

*日本食品標準成分表2020年版(八訂)参照．

2.4 豆　類

④ 湯葉：豆乳を加熱すると表面に膜が張る．これをすくいとったものが生湯葉で，それを乾燥させたものが湯葉である．タンパク質，脂質に富み，消化もよい．

⑤ 納豆：蒸煮だいずに納豆菌を接種して保温し，発酵させてつくる．納豆菌により繊維などがある程度分解され，消化性が良くなるとともに，ビタミン B_2 などが生合成されて栄養価が高くなる．納豆の粘質物はグルタミン酸のポリマーであるポリグルタミン酸と果糖のポリマーであるフラクタンの混合物である．

⑥ 大豆発酵食品：だいずとこうじと食塩を混ぜて発酵させたみそ，いって割砕したこむぎとだいずを混ぜたものに種こうじを接種し，全体をこうじの状態にしてから食塩水を加えて発酵させ，粕を搾り取ったしょうゆ，大豆こうじを塩水に漬け込んだものを乾燥させてつくる塩納豆（大徳寺納豆，浜納豆）などがある．

⑦ その他：テンペ，いり豆，きな粉，甘納豆，大豆もやし，大豆油，大豆タンパク質製品などの利用がある．

（2）あずき

日本で栽培されている品種には円筒形，球形，楕円球形のものがあり，種皮の色は濃赤色が普通である．おもな品種に大納言，中納言，小納言，備中白，金時，早生大粒などがある．成分は，炭水化物60％，タンパク質20％，脂質2％，無機質3％程度である．炭水化物の80％以上はデンプンである．デンプン粒は比較的大きい．無機質ではリンとカリウムが多い．おもにあん（粒あん，こしあん），甘納豆，赤飯に利用される．

（3）いんげんまめ

赤色の金時，白色の手芒，大福，福白金時，斑入りのものにとら豆，うずら豆，紅しぼりなどがある．そのほか，未熟なさやごと食べる品種もあり，菜豆や三度豆といわれるが，野菜として扱われる．炭水化物の70％程度はデンプンである．無機質ではリンとカリウムが多い．煮豆，甘納豆，あんとして利用される．

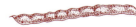

いんげんまめ

（4）えんどう

種子は球形であるが，成熟したとき，しわのあるものとないものがある．色は黄白色のほか，緑色，赤褐色などがある．ほかに未熟なさやごと食べるさやえんどう，未熟な実をグリンピースあるいは豆ご飯などにして食べる実えんどう用の品種がある．炭水化物の主体はデンプンで約70％を占める．カリウム，リンが多く，ビタミンでは B_1 が比較的多い．いり豆，煮豆，あん，フライドビーンズなどに用いる．

（5）その他の豆類

① そらまめ：いり豆，フライドビーンズ，煮豆，豆ご飯などに利用される．

② ささげ：あずきの代用にされるほか，さやごと食べられる．

みつ豆

みつ豆の中に赤い豆が入っている．たいていの人はあずきと思っているが，実際はえんどうの赤褐色品種である．

③ りょくとう：あずきの代用にされるほか，はるさめ（豆めん）の原料になる．この一種のブラックマッペはもやしにされる．
④ なたまめ：南九州から沖縄にかけて，未熟なさやごとを福神漬やみそ漬などに使われる．

2.5　野菜類

一般に水分が多く，エネルギー，タンパク質，脂質，糖質は少ないが，ビタミン源〔カロテン（緑黄色野菜），B_1，B_2，C，葉酸など〕，無機質源（カリウム，カルシウム，鉄など），繊維源として重要なものである．無機質に富むためアルカリ性食品で，繊維に富み，整腸作用がある．「緑黄色野菜」は，可食部 100 g 当たりカロテン含量が 600 μg 以上のものである．緑黄色野菜にはにんじん，とうがらし，かぼちゃ，ほうれんそう，しゅんぎく，たいさい，たかな，ふだんそう，こまつな，みずな，みぶな，しそ，だいこん葉，かぶら葉などがあり，「淡色野菜」には，はくさい，キャベツ，レタス，なすび，きゅうり，ご

カロテン
カロテンは橙黄色をしている．にんじんやかぼちゃの色がそうであるが，葉緑素は必ずカロテンを伴っており，葉緑素の多い緑色野菜もカロテンを多く含む．トマトの赤い色の主成分はリコペンといい，カロテノイドではあるが，ビタミン A 効力はない．

表 2.3　野菜類の食用部分による分類

食用部分による分類		例
葉菜類	葉を利用する野菜	キャベツ，はくさい，ほうれんそう，レタス，ちしゃ，サラダ菜，ふだんそう，ひろしまな，たいさい，たかな，からしな，みずな，みぶな，チンゲンツァイ，ねぎなど
花菜類	花，つぼみを利用する野菜	りょうりぎく，なばな，ブロッコリー，カリフラワー，アーティチョークなど
茎菜類	茎，嫩茎[1]を利用する野菜	コールラビ，球茎レタス，うど，アスパラガス，たけのこ類など
	地中の鱗茎，葉鞘を利用する野菜	たまねぎ，らっきょう，にんにくなど
果菜類	完熟果実を利用する野菜	かぼちゃ，トマト，きゅうりなど
	未熟果実を利用する野菜	なすび，とうがらし，ピーマン，きゅうり，オクラ，かんぴょう，しろうり，ズッキーニなど
	未熟種子あるいは未熟種子を含む果実を利用する野菜	えんどう（グリンピース，実えんどう，さやえんどう），さやいんげん（三度豆，菜豆），その他のさやごと食べる豆，とうもろこし（スイートコーン）など
根菜類	肥大した根を利用する野菜	だいこん，にんじん，ごぼう，かぶら，食用ビートなど
	肥大した地下茎を利用する野菜	れんこん，くわい[2]，チョロギ，しょうがなど
	地中の鱗葉を利用する野菜	ゆり根類[2]

1）株元から伸び出した未熟な茎．
2）くわい，ゆり根類は成分的にもいも類に入れるほうがよいと思われるが，ここでは食品成分表の分類にしたがって野菜として扱うことにする．

ぼう，だいこん，かぶら，たまねぎ，たけのこ，トマト，豆もやし類，オクラ，ビートなどがある．

食用部分により，葉菜類，花菜類，茎菜類，果菜類，根菜類に分類される（表2.3）．

（1）キャベツ

キャベツ類には，葉が結球しないケール，結球するキャベツ，ちりめん（縮緬）状に縮れた葉が巻くちりめんキャベツ，葉腋や茎の周りに多数の小型のキャベツがつく子持ちかんらん（芽キャベツ），茎の基部が肥大するコールラビ，生長点が帯化して多肉化した茎と未熟なつぼみ（蕾）の集まりを食べるカリフラワー，かなり大きくなったつぼみの集まりを食べるブロッコリーなどがある．芽キャベツ，ブロッコリーにはビタミンCが100g中それぞれ160mg，150mgときわめて多く，カロテンもある．そのほか，抗潰瘍性ビタミン様物質（かつてビタミンUとされた）を含む．その機能性成分はメチルメチオニンスルホニウム塩酸である．食塩で漬けて乳酸発酵させたザウエルクラウトなどの漬け物にもする．

（2）はくさい

半結球型と結球型がある．カリウムとビタミンCが比較的多いほかは成分的にはとくに優れた点はない．煮物に使われるほか，キムチなどの漬け物の材料としての利用が多い．

（3）レタス，サラダ菜，ちしゃ類

もともと日本には古く（1000年以上前）からちしゃが伝来し，苦味が強いものであった．江戸時代末から西洋のレタス（玉ちしゃ），立ちしゃ，葉ちしゃ（サラダ菜）系統のものが導入され，広く利用されている．成分の特徴は，カリウムが比較的多く，サラダ菜ではカロテンがある．特有の苦味はラクタコピクリン（ラクツコピクリン），ラクタシン（ラクツシン）といわれ，乳液に含まれる．そのほか，クロロゲン酸などのフェノール類を含み，褐変の原因になる．

（4）ほうれんそう

東洋種と西洋種に大別できる．東洋種は17世紀に中国から伝来したもので，葉の切れ込みが深く，根元の赤色が強い．歯切れが良く，淡白な味がする．西洋種は明治以降導入されたもので，葉の切れ込みが少なく厚い．とうがたちにくいので春，夏まきに適している．最近は両種の一代雑種の栽培が増えている．カロテン，カリウム，鉄が多い．また，カルシウムの吸収を阻害するシュウ酸が多いのが特徴であるが，ゆでる時間を少し長くすることで，ある程度減らすことができる．

（5）ね　ぎ

ねぎは古く中国から伝わったもので，葉ねぎ（青ねぎ）と白ねぎ（根深）などがある．葉ねぎはおもに緑色の葉身部を利用する．白ねぎは土寄せして軟白した葉鞘部を利用する．また，ねぎ類として，わけぎ，あさつき，リーキ（洋ねぎ）などがある．

はなやさい（花椰菜）

キャベツのことを中国では甘藍または椰菜という．カリフラワーは全体が萼に覆われた花のように見えるので花椰菜（花野菜ではない）という．

芽キャベツ

ビタミンの定義

人体内で必要量がつくれないため微量に摂取する必要があり，不足すると欠乏症を起こす有機化合物．ビタミンUは体内でかなりの量が合成されるので，現在はビタミン様物質として分類されている．

ほうれんそう（西洋種）

ほうれんそう（東洋種）

葉ねぎにはビタミンCが比較的多い．ねぎ類特有の臭気はアリインがアリナーゼ（アリイナーゼ）により加水分解され，**アリシン**となって強い刺激臭を発することによる．そのほか硫化アリルも関係する．

（6）たまねぎ

甘たまねぎと辛たまねぎがあるが，日本では辛たまねぎが普通である．食用部は葉鞘部と考えられるが，鱗茎と表現されることが多い．白色（黄色種）のほかシアニジン系色素により紫色（赤色種）になったものもある．たまねぎ特有の揮発性成分には，硫化水素，硫化メチル，プロピルメルカプタン，二硫化メチルプロピルなどがある．**催涙性**成分はチオプロパナール-S-オキシドである．

（7）にんにく

にんにく

リン，カリウムが比較的多い．特有のにおいと辛さはアリイン，アリシン，二硫化アリルなどによる．アリインはアリナーゼにより加水分解され，アリシンとなる．アリシンはビタミンB_1と結合し，**アリチアミン**となる．アリチアミンはビタミンB_1分解酵素（アノイリナーゼ）で分解されない，体内滞留性が良いなどの特徴がある．香辛料として用いられ，肉料理に用いると風味を向上させる．直接または乾燥粉末（ガーリックパウダー）として料理に使われるほか，しょうゆ漬けにされたりする．

（8）に ら

葉はねぎのように中空ではなく扁平で，葉および花茎を利用する．緑葉はカロテンが多い．多数のアリル硫化物による香りがある．

（9）らっきょう

夏に掘って鱗茎をとり，漬け物に利用される．塩漬け後，塩抜きして甘酢漬け，しょうゆ漬けにされる．

（10）しゅんぎく（きくな）

カリウム，カロテンが多い．独特の香りはピネン，ベンズアルデヒド，カンフェン，ミルセンなどによる．

（11）セロリー

葉柄を食用とする．白，緑，黄，赤などの品種がある．生食されるほか，漬け物や肉料理に利用される．

（12）し そ

普通の赤紫の赤じそと緑色の青じそがある．赤じその色はアントシアン系のシソニンである．**酸性**で鮮赤紫色になる．カロテン，ビタミンC，カルシウム，カリウムに富む．香りの主体はペリルアルデヒド（ペリラルデヒド）である．梅干しに使われるほか，穂じそ，芽じそ，あおじそ（青葉：おおば）は薬味に使われる．実も佃煮などに利用される．

（13）モロヘイヤ

エジプトの野菜である．近年伝わり，消費が増えている．葉を利用する．独特の粘りがある．カロテン，ビタミンB群，Cが豊富で，カルシウムも多い．

Plus One Point

アリチアミン

藤原元典らはにんにくの抽出液をビタミンB_1と作用させ，B_1効果を有し，しかもB_1塩酸塩と比較して，体内に迅速かつ多量に吸収される未知の誘導体が生成されることを見いだし，1952年にアリサイアミン（アリチアミン）と命名した．同年，松川泰三らはアリサイアミンの結晶を分離して化学構造を決定し，にんにくのアリシンがチオール型B_1と反応してアリサイアミンが生成されることを明らかにした．以後，各種のビタミンB_1誘導体が合成され，ビタミン剤として販売されるようになった．

(14) アスパラガス

軟白したホワイトアスパラガスは土寄せして若芽(嫩茎)が地上に出る前に収穫したものである．一方，グリーンアスパラガスは土寄せせずに緑色化した若芽を収穫する．アミノ酸組成はアスパラギンが多い特徴がある．

(15) たけのこ

たけのこを食用として利用するタケ類にはモウソウチク，ハチク，マダケなどがある．野生のネマガリザサのたけのこも山菜として利用される．そのほか，中国のマチクのたけのこを塩漬けにして発酵させ，天日乾燥したものがしなちくである．えぐ味はホモゲンチジン酸によるとされ，シュウ酸も多いので，ゆでてあく抜きをする．そのとき米ぬかを入れるとよくあくが取れるといわれる．

(16) うど

日本に自生しており，独特の香りと歯ざわりを賞味する．軟白化したものが酢の物，吸い物などに利用される．香りはピネン，サビネンなどによるとされる．ポリフェノールが多く，褐変しやすい．

(17) 豆もやし類

りょくとう，ブラックマッペ(りょくとうの一種)，だいず，アルファルファなどの完熟豆を吸水させ，暗所で発芽させたものである．

(18) トマト

以前はイギリス赤色系のベスト・オブ・オールやアメリカ桃色系のポンテローザから育種された品種が多かったが，最近，生食用に桃太郎と称する品種が育成され，比較的熟した果実が完熟トマトとして出荷されるようになり，甘味や風味が良くなった．そのほかケチャップ，ジュース用にはイタリア系のサン・マルツァーノなどから改良された加工用品種が用いられる．小型の球形，楕円球形，洋なし形のミニトマト(プチトマト，ペアトマト，ピコトマト)の利用も増えている．いずれも赤色が主体であるが，黄色の品種もある．最近は受粉しないで，植物ホルモンで果実を肥大させた種子がないものが多い．成分はカリウム，ビタミンCが比較的多い．赤い色はカロテノイドのリコペンとカロテンである．トマト加工品としては，100％果汁のトマトジュース，トマトミックスジュース(野菜ジュース)，トマトジュースを50％以上含むトマト果汁飲料，トマトピューレ，トマトペースト，トマトケチャップなどがある．

(19) とうがらし

甘味種には安土・桃山時代に導入されたものから発達したししとうがらし(ししとう)や伏見甘などの在来種と，明治以降に導入された欧米系のとうがらし(大果甘味種)のピーマンがある．辛味種には在来系の鷹の爪，八房や朝鮮半島のキムチ用のとうがらし，タバスコなどがある．ししとうがらしはカリウムが多く，ビタミンCも多い．熟したとうがらしはカロテンが多い．ピーマンはビタミンCが多い．香辛料の辛味成分はカプサイシンとよばれ，種子や胎座部に多く，果皮に少ない．熟した果実の赤色はカロテン，カプサンチン，カ

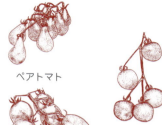

ミニトマトのいろいろ

トマトの単為結果

トマトをビニールハウスなどで栽培すると花粉媒介昆虫がいないので実を結ばない．それで，トマトトーンといわれる植物ホルモンなどを散布して実を肥大させる．受粉・受精なしで果実が肥大することを単為結果という．単為結果では種子はできない．

リコペン

リコピンともよばれる．カロテノイドの一種の赤い色素であるが，体内でレチノールを生成できないので，ビタミンA効力はない．トマト，すいか，にんじん(金時)などに存在している．活性酸素消去能が高く，抗がん性があるとされ，注目をあびるようになった．

伏見甘　ししとうがらし　ピーマン

とうがらしのいろいろ

カプサイシン

食欲を増進させるほか，血行を良くし，体を温める効果がある．

プソルビンで，カプサンチンは脂肪酸と結合して存在し，赤味が濃い．

(20) かぼちゃ

かぼちゃには日本かぼちゃ，西洋かぼちゃ，ペポかぼちゃの3種がある．日本かぼちゃは江戸時代に伝来し，へた（果梗）の断面が五角形で，果形は扁球形かひょうたん形で稜があり，果肉は水分が多く，粘質で煮物に適している．西洋かぼちゃは明治に入って導入され，へたの断面が丸く，果皮が緑色のものと橙色のものがある．水分が少なく，デンプン質で甘味が強い．日本かぼちゃとの雑種もある．ペポかぼちゃは明治以降伝来したもので，日本で利用されているのはそうめんかぼちゃ（金糸瓜）とズッキーニである．そうめんかぼちゃは果肉がそうめん状にほぐれる．ズッキーニはきゅうり形をしている．かぼちゃはカリウム，カロテン，ビタミンCが比較的多い．

日本かぼちゃ

西洋かぼちゃ

ペポかぼちゃ（そうめんかぼちゃ）

ペポかぼちゃ（ズッキーニ）

かぼちゃのいろいろ

(21) なすび

果皮もへたも紫黒色のものが多いが，一部緑色のもの（青なす）もある．外国には，白色，青色のものもある．最近は紫黒色でへたが緑色の米なすも利用される．皮の紫色はアントシアン系のナスニンとヒヤシンが主体で，鉄などの金属イオンと安定な青色の錯塩を形成する．ぬかみそ漬けのときに鉄（「ぬかみそに釘」）や鉄みょうばんを入れるのはこのためである．

(22) きゅうり

長円柱状のものから，短円柱状のものまであり，果皮の色は濃緑色のものが多いが，下部が白い（半白）もの，黒いぼ，白いぼ，白粉（ブルーム）の有無などいろいろある．そのほか，ピクルス用の小卵形のものがある．苦味があることがあるが，これはククルビタシン（ククルビタチン）による．未熟なものをサラダや料理の彩りに用いるほか，酢の物，漬け物，ピクルスなどに用いる．

きゅうり（黄瓜）
きゅうりは熟すと皮が黄色くなることからきゅうり（黄瓜）といわれたが，なまってきゅうりというようになった．

(23) オクラ

未熟果を利用する．ペクチン，アラバン，ガラクタンなどの多糖類が多く，

「なすび」と「かぶら」

「なすび」と「かぶら」はよく「なす」，「かぶ」といわれる．京都を中心とした関西地方では，「なすび」，「かぶら」ということのほうが圧倒的に多く，そのいい方のほうが由緒正しい表現で，「なす」，「かぶ」は正しい表現ではないと思われる．

京言葉には，女房詞（言葉）由来と思われる「お」付き言葉ともいうべき表現がある．たとえば，大根，田楽，こたつを「おだい」，「おでん」，「おこた」といい，名詞に「お」が付いて後ろ部分が省略されるのである．同様に「おなす」，「おかぶ」といわれる．しかし，この表現はあくまで「お」が付いたときの表現で，「お」が取れれば必ず省略部分は復活させなければならない．すなわち，「だい」，「でん」，「こた」が存在しないように，「なす」，「かぶ」も本来は存在しないのである．

「なす」，「かぶ」という言葉は，この京言葉の仕組みがわからない地方の人が，「おなす」，「おかぶ」の「お」は丁寧ないい方の「お」だから，これらは普通には「お」を取って，「なす」，「かぶ」といえばよいのだなと思ってしまった結果できた表現であろうというのが，筆者の意見である．

独特の粘性がある.

(24) 未熟豆

未熟な種子(豆)を利用するものに，えんどう，そらまめ，だいず(えだまめ)などがあり，未熟な豆をさやごと利用するものにえんどう，いんげんまめ(三度豆，菜豆)，じゅうろくささげ(大角豆)，ふじまめ(味豆，千石豆)，なたまめ，しかくまめなどがある.

(25) だいこん

日本のだいこんは根が白いものばかりであるが，根の上部の胚軸部が緑色の青首になっているものがある．宮重，練馬，方領，美濃早生などの品種がある．そのほか，球形の聖護院，桜島，細長い守口などがある．桜島は重さが20 kgに達するものがあり，守口は長さが150 cmを超えるものがある．そのほか，西洋系のはつかだいこんや中国だいこんがある．はつかだいこんはラディッシュともいわれ，紅，白や黒だいこんもある．成分はカリウムがやや多い．葉も利用され，カロテン，ビタミンCが多く，カルシウム，カリウムがやや多い．おろしにしたときの辛味はイソチオシアネートの配糖体である**シニグリン**が，細胞が破壊されて出てくる酵素ミロシナーゼにより分解されて遊離してきた**イソチオシアネート**による．

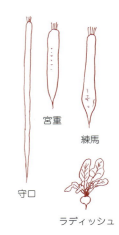

だいこんのいろいろ

(26) かぶら

古く日本に伝わった東洋系(アジア型)のものと比較的新しくシベリア経由で伝わった西洋系(ヨーロッパ型)のものがある．西日本にはアジア型が多く，天王寺，大野紅，聖護院，近江，今市，津田，寄井などの品種がある．日野菜，すぐき菜もこの系統のものである．東日本にはヨーロッパ型のものが多く，山内，金町小かぶ，温海，長かぶなどがある．野沢菜もこの系統である．成分としては，根にカリウムが比較的多い．葉はカリウム，カルシウム，カロテン，ビタミンCが多い．含め煮のような煮物，甘酢漬，千枚漬，こうじ漬，かす漬，からし漬のような漬け物にされる．そのほか，すぐき漬，日野菜のさくら漬など地域の特産品も多い．

(27) にんじん

東洋系の金時にんじんはカロテンのほかリコペンが多く赤い．西洋系のにんじんには橙黄色のものが多いが橙赤色のものもある．世界的には白色のものもある．成分はカリウムとカロテンが多い．ビタミンCは少ない．リポキシゲナーゼを含み，おろしにして放置すると，カロテンが酸化されてA効力が低下する．また，**アスコルビン酸酸化酵素**(アスコルビナーゼ)を含むので，ビタミンCを含む野菜とおろして混和すると，ビタミンCは酸化分解される．

(28) ごぼう

成分はカリウムがやや多い．糖質は果糖のポリマーである**イヌリン**が多く，ほかにセルロース，ヘミセルロース，リグニンなどの繊維も多い．イヌリンはヒトの消化酵素では消化されないことになっているが，成分表では58 kcalの

エネルギーがある．フェノール類のタンニン，カフェー酸，クロロゲン酸，イソクロロゲン酸が多く，切って放置すると，ポリフェノールオキシダーゼ，ペルオキシダーゼなどにより酸化されて黒変するが，酢で防止できる．

(29) 食用ビート（ビーツ）

砂糖をとる砂糖だいこん（甜菜）の仲間である．赤く，輪切りにすると，同心円状の紋がある．糖質が7％前後含まれ，カリウムが多い．赤色はベタシアニンによる．

(30) れんこん

はすの地下茎をれんこんといい，食用とする．糖質ではデンプンが多い．カリウムが比較的多い．ポリフェノールが多く，褐変しやすい．

(31) くわい

水田で栽培されるオモダカ科の植物で，球茎の上部に芽がついた独特の形をしている．白ぐわいと青ぐわいの2系統がある．炭水化物を27％程度含み，リン，カリウムも比較的多い．独特のほろ苦さがある．煮物，きんとん，揚げ物にする．黒ぐわいはカヤツリグサ科の別植物である．

(32) ゆり根類

ゆり根

日本原産のオニユリ，コオニユリ，ヤマユリなどの地下の鱗葉をゆり根といって食用とする．デンプンが多く，粘質物のグルコマンナンを含む．カリウムが多い．苦味があることがある．ポリフェノールの酸化で褐変しやすい．茶わん蒸しの具にされるほか，きんとんや茶きんしぼりにされる．

(33) しょうが

しょうがはジンゲロン，ショウガオールを含み辛味を呈する．地下茎を利用する．ひねしょうが（土しょうが）はすりおろして薬味に使われ，新しょうがは酢漬けにしたりする．そのほか筆しょうがとしても利用する．

(34) 山菜類

わらび，ぜんまい，くさそてつ（こごみ），たら，うこぎ，うど，せり，じゅんさい，モリアザミ（やまごぼう），つくし，よめな，ふき，せり，みつば，わさび，よもぎ，つりがねにんじん，はまぢしゃ，のびる，なずな，かんぞうなどがある．このうち，うど，ふき，せり，みつば，じゅんさい，わさびなどは栽培もされている．

やまごぼう

ごぼうのような根の漬け物がやまごぼうとして売られている．山にあるごぼうというのでやまごぼうというのだが，ヤマゴボウという植物はまったく別の植物である．売られているやまごぼうはモリアザミのような根が太くなるあざみ類を栽培して，収穫した根を漬け物にしたものである．

(35) 野菜類の加工品

野菜類の加工品は，以下のように整理される．

i）漬け物

当座漬け，こうじ漬け，しょうゆ漬け（福神漬け），かす漬け，みそ漬け，からし漬け，らっきょう漬け，ザウエルクラウト，ピクルス，千枚漬け，たくあん漬け，ぬかみそ漬けなど．

ii）乾燥野菜

切り干しだいこん，かんぴょう，しなちくなど．

ⅲ）冷凍野菜

えだまめ，グリンピース，さやいんげん，さやえんどう，スイートコーン，そらまめ，アスパラガス，ほうれんそう，ブロッコリー，かぼちゃ，にんじん，ミックス野菜など．

2.6 果物類

　一般に**糖質**〔ブドウ糖（グルコース），果糖（フルクトース），ショ糖（スクロース）〕が多く，エネルギーは少なくない．ビタミンではCが多く（カロテンの多いものもある），無機質ではカリウムが多い．甘味のほかに**有機酸**（クエン酸，リンゴ酸，酒石酸など）による爽快な酸味を有し，芳香（エステル類，アルデヒド類），色彩（アントシアン，カロテノイド，フラボノイド），食感などにより嗜好的食品となる．繊維として**ペクチン**を多く含み，**ジャム**にすることができる．

　被子植物の子房部が受粉・受精によって肥大したものを**真果**といい，通常内部に種子をもつ．子房壁は果皮となり，一般に外果皮，中果皮，内果皮の3層に区別される．真果で食用にしている部分は肥大してみずみずしくなった中・内果皮である．

　しかし，食品として利用している果物類には子房部以外の部分，たとえば果托（花托）部が肥大したり，花の集まりである花序が肥大したものも含まれる．これらを**偽果**といって真果と区別する．

　果物類はその構造により次の6種類に分類できる．

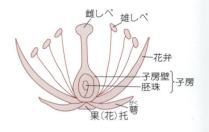

被子植物の構造

（a）仁果類
　子房は中に取り込まれ（仁という），周囲の肥大した果托を食べる．これは偽果である．りんご，なし，かりん，マルメロなどがある．びわもこれに含めることがある．

（b）核果類
　肥大した中果皮を食べるもので，内果皮は石のように硬い核となる．中にある種子を仁という．これは真果である．もも，すもも，あんず，うめ，さくらんぼ（おうとう），ゆすらうめなどがある．なつめもこれに含めることがある．

（c）柿果類
　中，内果皮が肥大したもので，これは真果である．かきのみである．

（d）漿果類
　本来の漿果は中，内果皮が多汁質で，小さい種子を多数含み，真果である．ぶどう，ブルーベリー，グズベリー，ラズベリー（きいちご），いちご，マルベリー（くわの実）などがある．いちじく，バナナ，パパイア，パインアップル，パッションフルーツ，キウイフルーツなどを含めることがある．いちご（果托），くわの実（花序），いちじく（花序），パインアップル（花序）は偽果である．

（e）柑橘類
　内果皮が袋状に分かれ（**じょうのう**という），その中を多汁質の多細胞の毛

(砂じょうという)が占めているもので，これは真果である．うんしゅうみかん，はっさく，いよかん，さんぼうかん，なつみかん，オレンジ類，グレープフルーツ，ぶんたん・ざぼん類，レモンなどがある．

（f）瓜果類

すいか，メロン，まくわなどのウリ科に属するもので甘味の強いものを果物として扱う．

（1）りんご

品種にふじ，つがる，王林，ジョナゴールド，陸奥，デリシャス，ゴールデンデリシャス，世界一，紅玉，国光，祝などがある．糖質は果糖，ブドウ糖，ショ糖がおもで，有機酸としてリンゴ酸とクエン酸を含む．香りはイソアミルアルコール，ギ酸アミル，酢酸イソアミル，酪酸メチルなどによる．果皮の紅色系色素はアントシアン色素である．完熟果実の果心部周辺が蜜入りになるものがあるが，これは一種の生理障害によりソルビトールが異常蓄積したものである．皮をむいたりジュースにしたとき褐変が起こるが，これはポリフェノールのクロロゲン酸がポリフェノールオキシダーゼにより酸化するためである．ジュースの場合の褐変はビタミンCの添加で酸化防止をはかり防げる．また，剥皮の場合は1％の食塩水に浸すことで酵素活性を抑制し，褐変を防ぐことができる．

（2）な　し

なしには日本なし(幸水，豊水，新高，二十世紀，あきづき，南水，晩三吉，長十郎など)，中国なし〔鴨梨(ヤーリー)，慈梨(ツーリー)，紅梨(ホンリー)など〕，西洋なし(ラ・フランス，バートレット，プレコースなど)の3種類がある．日本なしは日本の野生種であるニホンヤマナシ，イワテヤマナシから栽培化されたもので，赤なしと青なしの区別がある．糖質はショ糖が最も多く，果糖，ソルビトール，ブドウ糖が含まれ，とくに糖アルコールであるソルビトールが多いのが特徴である．なしにはざらざらした食感があるが，リグニンおよびペントザンからなる細胞壁が極端に厚くなった石細胞の集合体が点在しているからである．

（3）も　も

普通のもものほかに，果皮表面に毛がなく果肉が黄色い油桃(ネクタリン)や果形が扁平なぜんもも(蟠桃)などがある．さらに，果肉が固く煮崩れしない缶詰用の品種(缶桃という)もつくられた．糖質が8％程度含まれ，ショ糖が多い．有機酸としてリンゴ酸，クエン酸などが含まれる．

（4）すもも

すももには東亜系(トウヨウスモモ，ニホンスモモ)，欧亜系(セイヨウスモモ)，アメリカスモモの3系統がある．西洋すももおよびその乾果をプルーンという．乾果では糖質が多いほか，カリウム，カロテンが比較的多い．

2.6 果物類

(5) あんず
糖質が5％前後で，ショ糖のほか果糖，グルコース，ソルビトールを含む．リンゴ酸，クエン酸などの有機酸を2％程度含み酸味が強い．果肉の黄色はカロテンで果物中では露地メロン（赤肉種）に次いでビタミンA効力が高い．

(6) うめ
中国原産で日本へは古く鑑賞用として渡来し，やがて梅干しとして利用されるようになった．5％程度の有機酸を含みきわめて酸味が強い．クエン酸，リンゴ酸のほかシュウ酸，コハク酸なども含まれる．うめやあんずの未熟果実の核内の仁（種子）には青酸配糖体アミグダリンが含まれ，細胞を破壊すると酵素エムルシン（エムルジン）が働いて青酸（シアン化水素），ブドウ糖，ベンズアルデヒドになり，青酸中毒の原因になる．

(7) おうとう（さくらんぼ）
日本ではヨーロッパ系のナポレオン，佐藤錦，高砂などの品種が栽培される．アメリカ，ニュージーランドからビングなどの品種が輸入される．

(8) かき
渋がきは完熟果でもタンニン細胞中にシブオールを可溶性の状態で含み，渋いが，甘がきでは成熟すると，タンニンが重合して高分子となり，不溶性となるので渋味を感じなくなる．糖質を13％程度含み，ブドウ糖，果糖が主体で，ショ糖，マンニットも含まれる．ビタミンCも多い．果肉の橙黄色はカロテン類による．渋がきの脱渋法には，炭酸ガス脱渋，アルコール脱渋，温湯脱渋などがある．いずれも嫌気的呼吸を盛んにして，それによって生じたアセトアルデヒドがシブオールを不溶化すると考えられている．渋がきを干しがきにしないで脱渋することを「醂す」という．アルコール脱渋などで醂しがきにする．また，そのまま軒下などにぶら下げておくと果肉が軟化して脱渋される．そのようなかきを熟しがきという．干しがきの場合も醂しがきの場合も，タンニンの重合による不溶化を利用している．干しがきの表面の白粉はマンニット，ブドウ糖，果糖が結晶化したものである．

(9) ぶどう
ぶどうにはヨーロッパぶどう（欧州種）とアメリカぶどう（アメリカ種）およびそれらの雑種がある．干しぶどう用のトムソン・シードレスのような種なし種があるが，日本では栽培が困難で，デラウエア，巨峰，シャインマスカットなどがジベレリン処理で種なしにされる．17％程度の糖質を含み，そのほとんどがブドウ糖と果糖である．有機酸として酒石酸，リンゴ酸などを含む．ぶどう酒の渋味は種子および果皮のタンニンによる．赤ワインの色は果皮のアントシアン系色素であるエニン（オエニン；メチルデルフィニジン配糖体），エニジン（オエニジン）が溶け出したものである．

(10) いちご
江戸時代にオランダ人が伝えたのでオランダいちごという．種々の品種改良

Plus One Point

ジベレリン処理

ジベレリンは植物ホルモンの一種である．ぶどうの場合，開花前に花房をジベレリン溶液に浸して花粉を失活させ，開花後もう一度ジベレリン処理して子房を肥大させ，単為結果を促すことで種子ができなくなるようにする．

が進み，現在，とちおとめ，あまおう，スカイベリー，さちのか，紅ほっぺなどの品種がある．糖質を6％程度含み，ビタミンCが多い．

(11) バナナ

日本に輸入されるのはいずれも三倍体で種子がない．果物中アボカドに次いでエネルギーが高い．未熟果で収穫し，輸出されるが，そのままでは硬く，デンプンが多く，タンニンによる渋味が強いのでエチレンガスで**追熟**させる．タンニンの不溶化による渋味の消失，プロトペクチンの分解による組織の軟化，デンプンの糖化，香気の生成が起こる．香りの成分は酢酸イソアミル，酢酸アミル，酪酸アミル，プロピオン酸アミルなどのエステル類である．

(12) いちじく

日本で栽培されるいちじくは受粉できず，種子ができない．果皮から出る乳液にはタンパク質分解酵素のフィシンが含まれる．

(13) パインアップル

沖縄で栽培されるほか，ほとんどが輸入される．食用部分は花序であるが，三倍体で種子ができない．タンパク質分解酵素のブロメラインが含まれ，とくに若い果実に多い．

(14) キウイフルーツ

中国原産であるが，ニュージーランドで品種改良が進んだ．当初は輸入に頼っていたが，最近は国産も増えた．ビタミンCが多い．

(15) うんしゅうみかん

うんしゅうみかんは，中国から伝わった蜜柑から偶発実生として江戸時代に鹿児島県の長島で生まれたとされている．ビタミンC含量は100g中35mg程度である．うんしゅうみかんの果皮や果肉にフラボノイド系色素のヘスペリジンが含まれ，缶詰液汁の白濁の原因になることがある．

(16) 各種柑橘類

ⅰ）なつみかん

江戸時代に山口県で発見された．ぶんたんの系統の雑種と考えられている．酸味が強い．苦味成分として**ナリンギン（ナリンジン）**を含むが，果肉より果皮に多い．

ⅱ）グレープフルーツ

果肉が白色の品種と赤肉の品種がある．赤色はリコペンである．ナリンギンを含み少し苦いが，さわやかな酸味がある．

ⅲ）きんかん

果実は小さく，1〜30gと大きさに幅がある．外果皮が甘く，おもに外果皮を食べる．生食するほか，砂糖煮やマーマレードにされる．

ⅳ）香酸柑橘類

果肉は酸味が強く，生食には向かないが，搾り汁を酢や酸味料として用いたり，香りのよい果皮を薬味として用いるものである．レモン，ライム，ゆず，

だいだい，すだち，かぼす，シークヮーサーなどがある．

　ⅴ）その他の柑橘類

　いよかん，さんぼうかん，ぽんかん，はっさく，ぶんたん，ざぼんなどが栽培・利用されている．最近はバレンシアオレンジ，ワシントン・ネーブルオレンジ，ブラッドオレンジ，セミノールオレンジなどが輸入されるほか，清見（きよみ）タンゴールオレンジ，不知火，紅まどんな，せとかなどの新しい種類が育種され，栽培されるようになった．

(17) すいか

　球形か枕形で，果皮は淡緑か黄色に黒い縦縞や網目のもの，皮全体が黒いもの，中身が赤，橙，黄といろいろある．果肉の赤い色はカロテノイドでリコペンが多く，β-カロテンなどA効力のあるカロテンは多くない．アミノ酸としては利尿作用と関係するシトルリンがある．

(18) メロン，まくわ類

　外来品種や日本在来品種と外来品種の雑種が露地あるいはハウス栽培されるようになった．温室メロンではカリウムとビタミンCがやや多い．露地ものはビタミンCが多くなる．果肉の橙色のものはβ-カロテンなどを含みビタミンA効力がある．

(19) 果実類の加工品

　果実類の加工品は，以下のように整理される．

　ⅰ）ジャム類

　いちごやりんごのジャムやプレザーブ類，オレンジマーマレードなど．

　ⅱ）果実飲料

　JAS法では果実の搾汁を使用したジュースと果汁入り飲料の二通りに分類される．「生」や「天然」などという表現は使えなくなった．オレンジ，うんしゅうみかん，グレープフルーツ，りんご，ぶどう，パインアップル，ももなどを原料にした濃縮果汁，果実ジュース，果実ミックスジュース，果粒入り果実ジュース，果実・野菜ミックスジュース，果汁入り飲料などがある．

　ⅲ）果実缶詰

　みかん，もも，パインアップルの缶詰など．そのほかりんご，おうとう（さくらんぼ），びわ，ぶどう，混合果実（2種以上），フルーツカクテル（4種以上混合）などの缶詰．

　ⅳ）乾燥果実

　ぶどう，かき，りんご，あんず，パインアップルなどの果肉乾燥物．

　ⅴ）醂（さわ）しがき

　渋がきをアルコールで渋抜きしたもの．

　ⅵ）果実酒

　うめ，りんご，なし，びわ，いちご，おうとう（さくらんぼ），マルメロ，もも，あんずなどの果実酒．

2.7 きのこ類

きのこ類は，水分含量が多く，エネルギーは少ない．乾燥品ではビタミンB_1，ナイアシン，ビタミンDの多いものもある．きのことよんでいるものはかびの担子菌と子嚢菌の子実体である．子実体とは菌糸が集合して有性胞子をつくる器官となったもので，無毒，美味なものを食用としている．子嚢菌で利用されるのはあみがさたけとトリュフくらいで，ほかはすべて担子菌である．

かびは死んだ生物から栄養を得る腐生菌と，生きた植物の根と共生体(菌根という)をつくり，栄養を得る菌根菌(活物寄生菌)の2つがある．しいたけ，えのきたけ，なめこ，ひらたけ，ぶなしめじ(しろたもぎたけ)，まいたけ，マッシュルーム，エリンギなどは腐生菌で，人工培養物が売られている．まつたけ，トリュフ，あみがさたけ(モリーユ，モレル)などは菌根菌で，天然物しか売られていない．しめじは最近，人工栽培に成功し，販売されるようになった．現在，販売・利用されている食用きのこの種は，しいたけ，なめこ，ひらたけ，えのきたけなど約22種で，野生種まで入れると，おそらく300種を超える．しかし，きのこのなかにはドクツルタケ，シロタマゴテングタケ，フクロツルタケ，ドクササコ，ニガクリタケ，テングタケ，ツキヨタケ，ワライタケなど猛毒のものもあり，食用きのこと判別が難しいものも多いので，柄が縦に裂けると食べられるなどという素人判断はたいへん危険である．

(1) しいたけ

榾木(ほだぎ)かおがくずで人工栽培する．プロビタミンDであるエルゴステロールを比較的多く含む．干ししいたけはだしをとるが，うま味成分の主体は$5'$-グアニル酸である．特有の香りはレンチオニンである．血中コレステロール低減作用物質のレンシテン(エリタデニン)や抗がん物質の存在が知られている．

(2) まつたけ

おもにアカマツに菌根共生し，人工栽培できない．国内産は著しく減少し，最近は韓国，北朝鮮，中国，アルジェリア，アメリカ，カナダなどから同種またはごく近縁種が輸入される．特有の香りはケイ皮酸メチル(エステル)と1-オクテン-3-オール(オクテノール，俗称マツタケオール)による．

(3) えのきたけ

おがくずで栽培される．栽培品は遮光栽培するため，軸が伸び，傘が小さく，色も薄い．天然品は傘が数cm以上にもなり，色も暗黄褐色である．

(4) ひらたけ

灰色で傘がややいびつで柄も片寄ってついていることが多い．ひだが柄の上部までつく．

(5) ぶなしめじ(しろたもぎたけ)

褐色で整った形をしている．しめじの仲間であるが，人工栽培できる．

(6) なめこ

傘が開かない若いものが好まれる．表面が粘質物(ペクチン質やムコ多糖類)

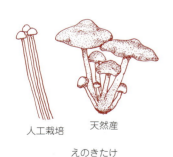

人工栽培　天然産
えのきたけ

で覆われる．

（7）マッシュルーム
堆肥を砂，土で覆って栽培される．ブラウン，クリーム，ホワイトの3系統がある．

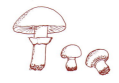

マッシュルーム

（8）まいたけ
さるのこしかけのような硬質菌の仲間であるが，硬くならず食べられる．大きな集合体となる．歯ざわりが良い．多糖類（β-1,6-グルカン）を含み，抗腫瘍性がある．数種のプロテアーゼ酵素を含み卵白中のアルブミンを分解するので，茶碗蒸しに生で使うと凝固しなくなる．

（9）エリンギ
最近売られるようになった．ラッパ形をしている．いため物などに使われる．

（10）きくらげ類
くろきくらげ，しろきくらげ，あらげきくらげなどがある．ほとんどが輸入乾燥品である．中華料理などに使われる．ビタミンDがきわめて多い．

（11）トリュフ
世界の三大珍味の一つ．コナラ属などの樹木の根と菌根をつくり，地中に生育する塊状のきのこで，フランス料理などによく利用される．特有の芳香成分はα-アンドロステロールで，雄ぶたから分泌される性ホルモンの一種と同じものである．雌ぶたやいぬを訓練して地中のトリュフを探させる話は有名である．

（12）あみがさたけ（モリーユ）
日本ではあまり食べられないが，西洋料理に使われる．生食すると中毒を起こす可能性があるので，十分ゆでこぼすなどの処理をする必要がある．

（13）その他
そのほか，はたけしめじ，はつたけ，あみたけ，こうたけ，ほうきたけ，あんずたけ，しょうろ，たまごたけなど多数のきのこが利用される．

> **Plus One Point**
>
> **世界の三大珍味**
>
> トリュフと，強制的に飼料を食べさせて脂肪肝にしたがちょうの肝臓（フォアグラ）およびちょうざめの卵（キャビア）の3つが世界の三大珍味として有名である．

2.8　農産食品の加工原理

（1）デンプンの糊化と老化の原理とその応用

デンプンは穀類，いも類などから得られるが，植物細胞内ではそれぞれ特有の大きさと形のデンプン粒として存在している．たとえば，じゃがいもデンプンは大きく，楕円球形をしており，年輪状の輪層がある．こめデンプンは小さく，多面体の形をしている．これらのデンプン粒内では，デンプン分子であるアミロースとアミロペクチンが比較的規則正しく配列しており，結晶的な性質をもつ．その証拠として偏光顕微鏡で**偏光十字**が観察されており，また結晶特有のX線回折像を示す．この結晶的構造を**ミセル構造**という．すなわち**生デンプン**は，デンプン粒の形をとっており，ミセル構造があり，消化性が良くない．β-デンプンともいわれる．この生デンプンを水とともに加熱すると，分子運動が活発になり，ミセル構造がゆるんでその間隙に水分子が入り，ある温

度以上でデンプン分子のミセル構造が破壊され，水和・膨潤して半透明になり，粘性を帯びるようになる．その変化を**糊化**またはα化といい，糊化が始まる温度を**糊化開始温度**という．糊化開始温度はデンプンの種類により異なる（表6.2参照）．

糊化デンプンはα-デンプンまたはα化デンプンともいわれるが，ミセル構造はなくなり，粘性を帯び，消化性も良くなる．糊化デンプンを水を含んだまま放置すると，ミセル構造がある程度復活し，粘性がなくなり，消化性も悪くなる．この変化をデンプンの**老化**という．**老化デンプン**はβ化デンプンともいう．老化は水分30～60％，温度0～4℃の条件で起こりやすい．酸の存在は老化を促進する．酢めしを冷蔵庫に保存するとパサパサになるのはそのためである．アルカリ性および糖の存在は老化を遅らせる．アルカリ性でデンプンの老化を防いでいる例に，南九州のあく巻きがある．デンプンの老化を防ぐには，70℃以上に保温するか，80℃以上か0℃以下で水分を15％以下にするとよい．前者の原理を利用したものにご飯の保温ジャーがあり，後者の原理を利用したものにアルファ化米，インスタントめん，ポン菓子，ビスケットなどがある．

あく巻き（灰汁巻き）
洗ったもち米を一夜灰汁に浸すともち米は茶色に染まる．このもち米を竹の皮で包み，灰汁で炊き上げ米粒を溶かしてもち状にしたもの．

（2）こんにゃくの製造原理

こんにゃくはこんにゃくいもからつくる．いもから直接こんにゃくをつくることもあるが，**精粉**からつくることが多い．精粉1に対して水37以下の割合で混ぜると，**マンナン粒子**が著しく膨潤し，容積を増し，コロイド化する．これを練り機にかけ，よく練り合わせながら水酸化カルシウムを加え，手早く型枠に流し込むと，マンナン分子にカルシウムの架橋ができて凝固し，不溶化する．凝固した後，熱湯でゆでることにより，さらに凝固が促進され，硬さも増し，あくやよぶんなアルカリが流し出される．

（3）ジャム類の製造原理

ジャムは果物の組織と糖類を加熱・濃縮して**ゼリー化**したものである．ゼリー化には**ペクチン**と糖と有機酸が必要である．ペクチン，有機酸，糖，水の混合物で糖濃度が50％以上のとき，水素結合を介してゲル化が起こり，粘性を帯びたゼリー状になるとされる．ゲル形成は酸性でよく起こる．糖濃度は65％以上，pHは2.8～3.2程度，ペクチンは0.5％以上が望ましい．糖は果物自身のものだけでは不足するので，砂糖，異性化糖，水あめなどを加える．ペクチンは細胞壁と細胞壁を結びつける役目をしており，果物の組織に多く含まれる．また，有機酸も果物自身に含まれているが，これらが不足するときはペクチンの粉末製品，レモン汁などを加える．いちご，りんご，あんず，ブルーベリーなどの果物に限らず，かぼちゃ，トマトなどの野菜でもつくられる．類似のものに，果実の原形をとどめた**プレザーブ**，果汁でつくった**ゼリー**，柑橘類の果皮を含んだゼリーである**マーマレード**などがある．

（4）あん(餡)の種類と製造原理

　あんは，あずきをはじめとして，いんげんまめ，えんどう，そらまめなど，デンプンを多く含むタイプの豆からつくられ，だいず，らっかせいといったタンパク質と脂質を主成分とする豆類からはつくられない．原料豆を水煮してつぶし，水さらしした生あん，生あんを篩でこしわけ，皮をのぞいたこしあん，生あんを乾燥して粉末状にしたさらしあん(乾燥あん)，生あんに砂糖を加え，加熱しながら練り上げた練りあん，豆粒をつぶさない粒あんなどの種類がある．あずきなどからつくった赤あん，白いいんげんまめなどからつくった白あんの区別をすることもある．また，あんにゆずの皮，抹茶，みそ，ごまなどを加えた加合（かごう）あんがある．

　あんには独特の粘性を帯びたサラサラとした食感(ホコホコ感ともいう)があるが，これは，豆の細胞中のデンプン粒のまわりをタンパク質が取り囲んだ形になっており，また細胞壁も丈夫なので，デンプン粒が加熱により糊化しても，タンパク質や細胞壁に隔てられてデンプン粒どうしがくっつかないため，のり状にならず，独特のホコホコ感を示すと考えられる．豆以外の材料からつくったいもあん，くりあん，かぼちゃあんなどもあるが，細胞中のデンプン粒のまわりをタンパク質が包んだ形になっていないために豆のあんのような独特の食感は示さない．

練習問題

次の文を読み，正しいものには○，誤っているものには×をつけなさい．
（1）たまねぎに含まれる催涙性の物質はプロピルメルカプタンなどの含硫化合物である．　←重要
（2）トマトやすいかの果肉の赤色はカロテノイド系色素のリコペンであるが，この色素にはビタミンAとしての効果がある．　←重要
（3）なすびの皮の紫色色素はナスニンなどのアントシアン系の色素で，酸化されると褐色になるが，鉄やアルミニウムなどのイオンと結合すると安定な青紫色となる．
（4）ごぼうにはイヌリンが含まれ，これが酵素的に酸化されて褐変の原因になる．　←重要
（5）ちしゃ類の切り口から出る乳液にはラクタシンやラクタコピクリンなどの苦味物質が含まれる．
（6）小麦粉に含まれるグルテンは生地の粘性や展性，弾性に関係するが，めん類の滑らかさやこしの強さには関係ない．　←重要
（7）日本型のこめにはもち米とうるち米とがあるが，インド型のこめにはもち米はなく，粘性が弱くパサパサしている．
（8）麦みそのこうじには大麦が使われ，しょうゆには小麦が使われる．
（9）とうもろこしに含まれるタンパク質のアミノ酸組成はリシンやトリプトファン

が少なく，ロイシンが多いのが特徴で，ペラグラの原因になる．
(10) そばにはルチンというアルカロイドが含まれ，高血圧に効果がある．

重要 ➡ (11) うめやあんずなどの仁に含まれるアミグダリンに酵素のエムルシンが作用すると青酸が生じる．

(12) うんしゅうみかんの缶詰の白点（白濁物質）の主成分はヘスペリジンである．
(13) グレープフルーツやなつみかんにある主要な苦味物質はナリンギンである．

重要 ➡ (14) りんごの切り口が短時間で褐変するのは，クロロゲン酸がポリフェノールオキシダーゼの作用により酸化し，褐色色素になるためである．

(15) りんごの貯蔵中に生じるエチレンは果実類の熟化を促進する．

重要 ➡ (16) 豆腐は豆乳のタンパク質の熱凝固反応を利用してつくる．

(17) さといものえぐ味はホモゲンチジン酸とシュウ酸カルシウムによる．

重要 ➡ (18) こんにゃくいもの主成分コンニャクマンナンは加熱で凝固して不溶性となる．

(19) さつまいもの切り口から出る白い乳液にはソラニンが含まれ，便通を良くする働きがあるとされる．

重要 ➡ (20) じゃがいもの芽に含まれるヤラピンは有毒配糖体で，多量の摂取は危険である．

(21) まつたけの香りはケイ皮酸メチルエステルとオクテノールによるとされる．

重要 ➡ (22) しいたけにはエリタデニンまたはレンチニンとよばれるコレステロール低減作用物質がある．

(23) しいたけのうま味成分はエルゴステロールでビタミンD効果がある．
(24) 腐生菌であるしいたけ，えのきたけ，なめこ，ひらたけ，マッシュルームなどは人工培養が可能で，多量に市場に出回るが，活物寄生菌であるまつたけ，トリュフなどは人工培養が困難で自然採集品しかない．
(25) 毒きのこは柄が縦に裂けないというのは俗説で，素人判断は危険である．
(26) デンプンの老化は，水分が比較的多く，低温でアルカリ性のときに起こりやすい．
(27) あんはタンパク質を多く含むタイプの豆からつくられるが，これはデンプン粒のまわりをタンパク質が取り囲んだ形になっているからである．

3 畜産食品

畜産食品は食肉類，卵類，乳類に分類される．いずれも良質なタンパク質の供給源で，2013(平成25)年度の食料需給表によると，国民1人当たりの供給エネルギーの16.5%，供給エネルギー動物性タンパク質の66.2%が畜産食品に由来している．

3.1 食肉類
(1) 食肉の種類と特徴

食肉とは，うし，ぶた，ひつじなどの家畜やにわとり，あひるなどの家禽の骨格筋を食用に適するように加工したものである．また，可食内臓(もつ)およびその加工品も一般に食肉に含まれる．種々の食肉の一般成分は日本食品標準成分表2015年版(七訂)に示されている．

(a) う　し

肉用としては，国内種の黒毛和種，褐色和種，日本短角種，無角和種，外来種のショートホーン種，アバディーンアンカス種，ヘレフォード種などがある．また，生後約18か月のホルスタイン種(乳用種)の雄を去勢して肥育したものが食用となり，国産牛肉として国内生産される食用肉の多くを占めている．輸入牛肉としては，アメリカ産やオーストラリア産が多く，冷凍やチルドの状態(冷凍肉は−18℃以下，チルド肉は−1〜1℃で流通保存)で輸入，消費されている．

牛肉の肉質は部位によって特徴がある(図3.1，表3.1)．一般成分値は，品種や部位によって変動が大きく，水分18〜74%，タンパク質3.7〜30%，脂

> **もつ**
> 可食内臓の総称であり，レバー(肝臓)，ハツ(心臓)，タン(舌)，マメ(腎臓)，テッポウ(直腸)などがある．

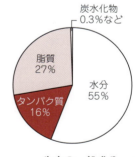

牛肉の一般成分

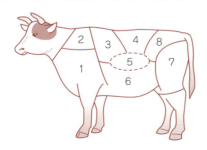

図3.1　牛肉の部位と名称
1 かた，2 かたロース，3 リブロース，4 サーロイン，5 ヒレ，6 ばら，7 もも(うち，そと)，8 ランプ．

表3.1 牛肉の各部位の特色と用途

部 位	特 色	用 途
1. かた	筋が多く，硬くて粗い肉質	カレー，シチュー，すき焼き，ひき肉
2. かたロース	脂肪交雑が入りやすく，形や風味も良く，筋肉からなるので，薄切りの料理に適する	すき焼き，しゃぶしゃぶ，ステーキ
3. リブロース	肉のきめが細かく，風味が良く，軟らかい	ステーキ，ローストビーフ，すき焼き，バター焼き
4. サーロイン	霜降りが入りやすく，風味は最高の部位である	ステーキ，ローストビーフ，すき焼き，しゃぶしゃぶ
5. ヒレ	肉のきめが細かく，脂肪が少なく，最も軟らかい部位である	ステーキ，ローストビーフ
6. ばら	肉のきめは粗く，少し硬いが赤身への脂肪の交雑が多く，味は濃厚である	煮込み料理，すきやき，牛丼，焼き肉
7. もも（うち）	赤身が多く，軟らかく，脂肪が少ない	ステーキ，オイル焼き
（そと）	赤身が多く，脂肪が少ないが，硬く弾力性に富む	ステーキ，ローストビーフ，焼き肉，煮込み料理
8. ランプ	肉のきめが細かく，軟らかで，鮮明な色である（ヒレの代用になる）	ステーキ，ローストビーフ

狂牛病

牛の脳の中に空洞ができ，スポンジ（海綿）状になる病気であり，牛海綿状脳症の一般的名称である．発症当初は痙攣を起す程度であるが，やがて音や接触に対して過敏になり，病状が進むと運動機能の部位も冒され立てなくなる．家畜伝染病予防法によって指定されている監視伝染病の一つである．

日本のトレーサビリティ法

2003年にアメリカで発生した乳牛の狂牛病（BSE）問題により，わが国でも，2004年12月から「牛の個体識別のための情報管理及び伝達に関する特別措置法」（牛肉のトレーサビリティ法），2010年10月より米のトレーサビリティ法が施行されている．

トレーサビリティ

「生産，加工および流通の特定の一つまたは複数の段階を通じて，食品の移動を把握できること」が目的の仕組みである．問題が発生した際に，商品を特定し迅速に回収する，問題の発生箇所を速やかに特定し，安全なほかの流通ルートを確保して安定な供給ができる，という効果がある．

黒豚とは

1999年，農水省は染色体上の遺伝子から純粋バークシャー種を識別する検査法を開発し，「黒豚の表示は純粋なバークシャー種に限る」という通達を出した．

質3.0～78％，炭水化物0～0.6％，無機質0.2～1.3％である*．

和牛とは国内種（4種類）の肉用牛の肉であり，肥育によって鮮紅色の筋肉組織に白い脂肪が網目状に交雑する（霜降り）遺伝的特質があり，これを利用して**霜降り肉**の生産が行われる．また，幼齢牛の肉は，生後10か月未満の仔牛肉，6か月未満のビール（veal），6か月以上9か月未満のカーフ（calf beef）に分類される．

（b）ぶ　た

ぶたは利用法によって，ミートタイプ（生肉型），ベーコンタイプ（加工型），ラードタイプ（脂肪型）に分類される．ミートタイプはもも肉が張り，肉付きが良く，きめ細かな**ヨークシャー種**（白豚）が用いられる．また，ベーコンタイプは肉質が水っぽい**ランドレース種**が加工に用いられる．ラードタイプは，脂肪が多くつき，成長が早い大型のポーランドチャイナ種やデュロック種があり，これらは品種改良されてベーコンの原料にも用いられる．

日本では，黒豚（中型のバークシャー種）や白豚（中型のヨークシャー種），および肉質の良い三元交雑豚（ランドレース種と大ヨークシャー種とデュロック種の三元交雑豚が多い）の飼育が多い．最近，抗生物質などの投薬を控え，病原菌の感染がない状態で飼育する**SPF豚**（specific pathogen free pig：特定病原菌不在豚）が食品安全性の点から注目されている．

豚肉の部位名と特徴を図3.2と表3.2に示す．一般成分は部位によって異なるが，通常，水分17～74％，タンパク質5～46％，脂質3.5～78％，炭水化物0～0.3％，無機質0.3～1.3％である．また，豚肉の成分で特筆すべきはビタミンB_1含量が多いことである*．

---

*日本食品標準成分表2015年版（七訂）参照．

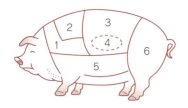

図 3.2　豚肉の部位と名称
1　かた，2　かたロース，3　ロース
4　ヒレ，5　ばら，6　もも（うち，そと）．

表 3.2　豚肉の各部位の特色と用途

部 位	特 色	用 途
1．かた	きめがやや粗く硬いので，薄切りや角切りにする	シチュー，ポークビーンズ，スープ
2．かたロース	ややきめが粗く，やや硬い	ほとんどの豚肉料理
3．ロース	表面が厚い脂肪層で囲まれ，肉質が軟らかく，風味が良い	トンカツ，ポークソテー
4．ヒレ	最も軟らかい筋肉で，脂肪が少ないが，味は淡白である	一口カツ，ポークソテー
5．ばら	三枚肉ともよばれ，脂肪を多く含み，肉質が硬いが濃厚なうま味がある	角煮，酢豚，ベーコン
6．もも（うち）	きめが粗いが，赤身	いため物，煮込み料理，カレー，シチュー
（そと）	きめがやや粗く，筋が少しあるが赤身で味も良い	トンカツ，焼き豚，しょうが焼き

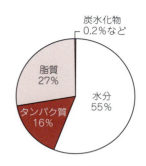

豚肉の一般成分

地鶏の定義（特定 JAS）

ひなの在来種由来血液が 50 ％以上で，出生証明ができるものを 80 日間以上飼育したもの．28 日齢から，1 m² 当たり 10 羽以下で平飼いしたもの．

（c）にわとり

　にわとりは卵用種，卵肉兼用種，肉用種に分類される．鶏肉はおもに<u>ブロイラー</u>，および日本在来種（<u>コーチン種</u>，<u>シャモ種</u>などの地鶏）の肉が用いられる．ブロイラーは種雄（<u>白色コーニッシュ種</u>）と雌（白色プリマスロック種やニューハンプシャー種）の 1 代雑種（異なる系統品種間の交配によって生じた仔で，親の優勢形質が均質に現れる）を飼育したものである．地鶏の多くは飼育期間が長く（3～5 か月），肉質は硬いがうま味がある．一方，ブロイラーは成長が早く，平均 8 週齢の若鶏が出荷され，肉付きは良好であるが肉質が軟らかく水っぽい．鶏肉の部位名と特徴を図 3.3 と表 3.3 に示す．鶏肉の一般成分は，水分 41～75 ％，タンパク質 17～39 ％，脂質 0.8～19 ％，炭水化物 0～0.1 ％，無機質 0.6～1.1 ％である〔日本食品標準成分表 2015 年版（七訂）参照〕．

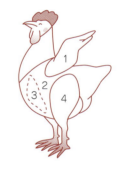

図 3.3　鶏肉の部位と名称
1　手羽，2　むね，3　ささ身，
4　もも．

表 3.3　鶏肉の各部位の特色と用途

部 位	特 色	用 途
1．手羽	肉は少ないが，軟らかい	焼き物，揚げ物，煮込み
2．むね	脂肪が少なくて軟らかく，味はやや淡白	揚げ物，煮込み，焼き鳥，水たき
3．ささ身	白身で軟らかく，味も淡白である	てんぷら，揚げ物，焼き鳥，刺身
4．もも	赤身肉でやや硬いが，脂肪が多く，こくがある	煮込み，揚げ物，焼き鳥，水たき

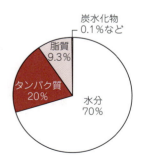

鶏肉の一般成分

（d）うま，めんよう

馬肉は脂肪が少なく，グリコーゲンが多く甘味がある．肉質は結合線維が多く硬い．羊肉は，1年未満の仔羊肉がラム，1年以上たった成羊肉がマトンとよばれる．マトンは羊特有のくさみがあるが，ラムはくさみがなく風味が良好で，その肉質はきめが細かくて軟らかい．

（e）その他

やぎ，しか，うさぎ，あひる，しちめんちょう，きじ，かも，あいがも，かえるなどが食用として用いられる．

（2）食肉の組織と構造

家畜や家禽の**筋肉**は**横紋筋**と**平滑筋**に大別される．横紋筋は**骨格筋**および心筋を構成し，平滑筋は消化器官，血管，子宮などの中空の器官壁を構成する．食肉はおもに骨格筋であり，骨格筋を構成している細胞は，多核をもつ**筋線維**とよばれる直径20〜150 μmの円筒形の細胞である．筋線維の中には筋線維細胞の長軸に平行して**筋原線維**が多数存在し，筋原線維の隙間をぬうように内部を横切る横行小管（T小管）と，網目状に発達した筋小胞体が膜状に存在する

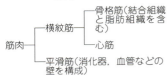

筋肉の分類図

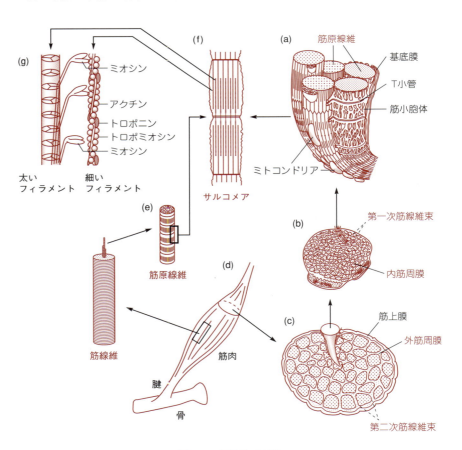

図3.4　骨格筋の構造

（図3.4a）．筋線維の形質膜は，その外側を基底膜で覆われ，この両者を合わせて筋鞘という．骨格筋の横断面を見ると，50〜150本の筋線維が結合組織の**内筋周膜**（第一次筋周膜，図3.4b）によって**第一次筋線維束**を形成し，さらに数十本の第一次筋線維束を結合組織の**外筋周膜**（第二次筋周膜）が束ねて**第二次筋線維束**を形成している（図3.4c）．第一次および第二次筋線維束の断面積の大小は肉質判定基準の一つであり，肉のきめ粗密さに関係する．とくに運動量が多い部位では，これらの断面積が大きくなり，きめが粗くなる．筋周膜は，コラーゲン線維が集合して束となり，その束がさらに集合して厚い層を形成している．ここには血管や神経組織が存在する．肥育された和牛の**霜降り肉**では，この結合組織（内および外筋周膜）に脂肪が沈着している．第二次筋線維束は筋上膜で覆われ，筋肉がつくられる（図3.4c）．筋肉は紡錘型であり，その両端は結合組織の腱に連なり，これが骨格に連結している（図3.4d）．筋肉の縦断面から筋原線維をみると，横に縞がみえるので横紋筋とよばれる（図3.4e）．このように骨格筋組織は，多数の筋線維とその間にある少量の結合組織，血管，神経，脂肪組織から構成されている．筋原線維は2〜3μmの周期構造をとり，その構造単位がサルコメアである（図3.4f）．**サルコメア**は太いフィラメント（ミオシン）と細いフィラメント（アクチン，トロポニンなど）からなる（図3.4g）．両フィラメントが互いに滑り込み，サルコメアの縮んだ状態が筋肉収縮である．

（3）食肉の熟成と成分変化

屠殺した家畜の筋肉は収縮して硬直する．したがって，屠殺直後の筋肉は硬く食肉として適さない．通常，屠殺後の筋肉は一定の熟成期間を経て食用および加工用肉となる．

（a）筋肉の死後硬直

筋肉は収縮時のみならず，休止時も細胞の恒常性を維持するため，ATPを消費し続ける．個体は死んでも一定期間は細胞が生きているため，エネルギー源としてATPが必要である．まず，死直後から筋肉中のクレアチンリン酸がATPを供給する．クレアチンリン酸が減少すると，次いで，筋肉中のグリコーゲンが嫌気的条件で解糖系を流れATPを供給する．しかし，屠殺後の家畜は呼吸停止により，細胞への酸素供給がなくなり，TCAサイクルが回らず十分量のATPを供給できない．そして，ATP量が減少するとともに解糖系により産生された乳酸が蓄積し，筋肉のpHは低下する．

通常，筋肉のpHは7.0付近であるが，解糖系の乳酸蓄積により，筋肉のpHは徐々に最低到達pHまで低下する．最低到達pHは，うし，ぶたでpH5.5付近，にわとりではpH6.0付近である．次いで，pHの低下とATP濃度の減少により筋小胞体からCa^{2+}が漏出する．このCa^{2+}は，アクチンとミオシンの相互作用を阻害するトロポニンの作用を打ち消し，筋肉はさらに残存ATPを消費して収縮する．収縮筋肉はATPがないとアクチンとミオシンが結合したままになり伸びることができず硬い状態になる．これを**死後硬直**とい

ミオシン

2本のH鎖と4本のL鎖からなるタンパク質であり，重合することにより太いフィラメントを形成する．筋肉タンパク質の43％を占める．

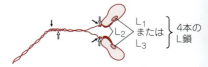

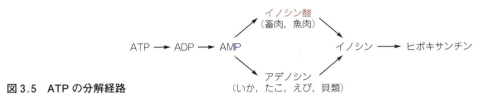

図 3.5　ATP の分解経路

う．最も収縮した状態を最大硬直期といい，うしは 24 〜 48 時間，ぶたは 12 時間，にわとりは 6 〜 12 時間である．死後硬直中の食肉は硬く，保水力も悪く食肉として適さない．

（b）食肉の熟成

死後硬直が完了した筋肉をさらに放置すると時間とともに軟化する．この現象を**硬直解除**，または**解硬**という．解硬現象は自己消化（細胞や組織が自己の酵素によって分解すること）による筋原線維の小片化がおもな要因であると考えられている．また，ATP も酵素分解され，うま味成分のイノシン酸（IMP）が蓄積する（図 3.5）．自己消化の進行に伴って，食肉内で**ペプチド，遊離アミノ酸，ヌクレオチド**，糖質，有機酸などが生成し，味，風味，コクが生じるとともに肉質も軟らかくなる．硬直解除に要する時間は，2 〜 4 ℃の場合では，うしで 7 〜 10 日間，ぶたやうまで 3 〜 5 日間，にわとりで 1 〜 2 日間である．このように，屠殺後の筋肉を低温で一定期間保存し，死後硬直，硬直解除，自己消化を進める過程を**食肉の熟成**という．

（c）食肉の色

生肉の赤色は**ミオグロビン**に由来し，その含量が高い肉は濃い赤色を示す．通常，牛肉のミオグロビン含量は約 0.5 ％で，豚肉は約 0.06 ％である．したがって，牛肉は濃赤色であるが，豚肉は淡赤色を示す．ミオグロビンは，グロビン（タンパク質）1 分子とヘム色素（ポルフィリンと二価鉄の錯体）1 分子が

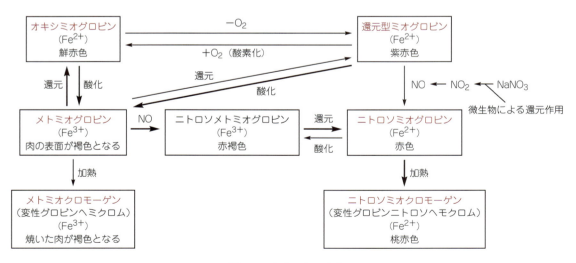

図 3.6　食肉の色の変化

結合したものである．ヘムタンパク質のヘム鉄が二価(Fe^{2+})のものをヘモクロム，三価(Fe^{3+})のものをヘミクロムといい，それぞれ赤色および褐色を示し，肉および肉製品の色調に重要な関係がある(図3.6)．屠殺直後の新鮮な食肉では，ミオグロビンのヘム鉄は還元型(Fe^{2+})で紫がかった赤色であるが，しばらく放置するとヘム鉄が二価のまま空気中の酸素分子と結合してオキシミオグロビンに変化し新鮮な赤色を呈する．さらに，長時間空気にさらすと肉の表面が褐色に変化する．これは二価のヘム鉄が酸化されて三価となり，還元型ミオグロビンやオキシミオグロビンが**メトミオグロビン**に変化(メト化)するためである．

新鮮な赤色の生肉や少し変色した生肉を加熱すると褐色に変化する．これは，ミオグロビンのタンパク質部分であるグロビンが加熱変性すると同時に，ヘム色素の二価鉄が酸化されて三価鉄になり，褐色のメトミオクロモーゲンに変化するためである．以上のように，新鮮肉は空気に長時間さらしたり，加熱することにより褐色になる．とくに肉製品が褐色になった場合，古い肉という印象が強く，その商品価値が失われる．そこで，ハムやソーセージの製造では，原料肉に発色剤として硝酸塩や亜硝酸塩を添加し，それから生成するNOがミオグロビンに結合し，熱に安定な赤色を示す**ニトロソミオグロビン**に変化する．加熱により，そのグロビン部分が熱変性し，桃赤色の色素ニトロソミオクロモーゲンとなる．

(d) 食肉風味の変化

屠殺後の筋肉は，酸臭や血液臭が混ざった生臭みがあるが，熟成過程でかなり消失する．熟成後の牛肉は鼻先でも感知できるようなミルク臭に似た甘い香りがする．また，生肉は加熱すると動物種それぞれの好ましい香気を生じる．この香気生成には，次の二通りの要因が関与している．一つは，赤身肉の水溶性成分(アミノ酸，ペプチド，糖類)が加熱中に熱分解し，**アミノカルボニル反応**によって生じた香気であり，もう一つは，脂質や脂質中の微量成分が加熱中に酸化や分解を受け，アミノカルボニル反応によって生じたものである．前者は，動物種共通の風味で，後者は動物種特有の風味である．加熱肉の揮発性成分には，脂肪酸，アルコール，アルデヒド，ラクトン，エステル，フラン，ピラジン，含硫化合物がある．含硫化合物は加熱香気に必須の成分である．

食肉の呈味成分は，エキス中に含まれるアミノ酸，ペプチド，ヌクレオチド，糖，有機酸，無機質などであり，加熱時にはアミノ酸やペプチドが増加する．加熱によって肉が収縮すると肉汁が**ドリップ**として失われるため，呈味成分も失われる．したがって，肉の呈味を味わうにはできるだけ肉汁を失わない方法で加熱調理する必要がある．

(4) 食肉の化学成分

食肉化学成分の含有量は，家畜の種類，性別，年齢によって，また，食肉の部位および飼育飼料(栄養状態)によって変動する．食肉の主成分は，タンパク

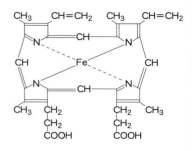

ヘムの構造

Plus One Point

アミノカルボニル反応

アミノ化合物(遊離アミノ酸，ペプチド，タンパク質など)とカルボニル化合物(還元糖，アルデヒド，ケトンなど)の反応である．食品中に含まれるこれらの成分が反応することにより，褐色色素のメラノイジンが生成される．この反応機構はきわめて複雑であり，メラノイジンの化学構造もまだ明らかではない．

肉エキス

肉を煮出したときに溶出してくる成分をいい，広義にはタンパク質，脂質，無機質も含まれるが，狭義にはこれらの成分を除いた有機物のことを肉エキスとよぶ．

呈味性ヌクレオチド

5'-イノシン酸(5'-IMP)および5'-グアニル酸(5'-GMP)がよく知られている．これは，エネルギー代謝に必須であるアデノシン系ヌクレオチド(ATP，ADP，AMPなど)が，動物の死後に酵素分解されて生じる(図3.5参照)．

質と脂質であり，糖質含量は低い．脂肪含量は種や部位によって著しく変動し，一般的に脂肪分が多くなると水分含量が少なくなる．

（a）タンパク質

食肉のタンパク質は，組織中の存在位置や塩溶液への溶解性から筋漿タンパク質，筋原線維タンパク質，肉基質タンパク質に分類され，それぞれ全タンパク質の30～40％，40～50％，20～30％を占める．**筋漿タンパク質**には，ミオグロビン，ミオゲン，ヘモグロビンなど約50種類のタンパク質があり，これらは筋漿（筋繊胞の細胞質）に溶けている．**筋原線維タンパク質**は，筋肉収縮に関与するタンパク質で，ミオシン，アクチンを主成分とするが，トロポニンやトロポミオシンのように筋原線維の構造を調節するタンパク質も含まれる．肉基質タンパク質は，コラーゲン，エラスチンなどの硬タンパク質であり，血管壁，筋内膜，筋周膜，筋上膜などの結合組織の成分である．食肉のアミノ酸組成は，いずれもアミノ酸スコアが100であり，きわめて優れた栄養価である*．

（b）脂　質

脂質は脂肪細胞で構成される脂肪組織に蓄積される．脂肪組織は幼若動物には存在せず，栄養分の吸収が成長を上回ると現れる．食肉の脂質は**蓄積脂肪**と**組織脂肪**に大別され，前者は皮下脂肪，腹腔内脂肪などで，後者は骨格筋組織や臓器組織に存在する．蓄積脂肪はほとんどが中性脂質からなるが，組織脂肪は中性脂質以外にリン脂質，糖脂質，ステロールを含む．霜降り肉を生産する和牛は，肥育によって骨格筋組織（組織脂肪）に中性脂肪が蓄積する．

畜肉の脂質に最も多く含まれる脂肪酸は一価不飽和脂肪酸のオレイン酸で，次いで飽和脂肪酸のパルミチン酸やステアリン酸が多い*．必須脂肪酸のリノール酸は，豚肉と鶏肉に多く，そのほかの食肉には少ない．脂質に含まれる飽和脂肪酸の割合が高いほど融点が高く，その口溶けが悪い．食肉脂肪の融点を比較すると，牛脂（ヘット）40～50℃，豚脂（ラード）33～46℃，羊脂44～55℃で，豚脂の舌ざわりが牛脂よりも良いのは，その融点がヒトの体温に近いためである．

（c）糖　質

食肉中の炭水化物含量は1％以下と少なく，そのほとんどが**グリコーゲン**である．グリコーゲンは，屠殺後の嫌気的解糖によって乳酸に分解され，肉のpHを下げる．そのほか，結合組織や軟骨の主成分であるコンドロイチン硫酸，関節や結合組織に存在するヒアルロン酸などがある．

（d）無機質

食肉中の無機質含量は約1～2％である．主要なものはカリウム，ナトリウム，マグネシウム，カルシウム，鉄，リン，硫黄などで，タンパク質や脂質，糖質と結合して存在する．カルシウムの含量は少ないが，生肉ではマグネシウムと共に筋肉の生理機能の維持に必須である．

---

*日本食品標準成分表2015年版（七訂）参照．

蓄積脂肪と組織脂肪の比較

	蓄積脂肪	組織脂肪
存在部位	皮下，胃，腎臓などの周囲	骨格筋組織，臓器組織
構成脂質	中性脂質	リン脂質，糖脂質，ステロール
変動要因	品種，年齢，栄養状態により変動する	栄養状態などの外的因子による変動がない

（e）ビタミン

食肉には水溶性ビタミンのB群が多い．とくに豚肉にはビタミン B_1 が 0.26〜1.5 mg/100 g と多く含まれる．また肝臓や内臓類には脂溶性ビタミン A，D，K が多く，これらの脂溶性ビタミンの優れた供給源である．

（5）食肉製品

食肉製品は，食肉を主原料とする加工食品の総称で，ハム，ベーコン，ソーセージ類，缶詰製品，乾燥肉，焼き豚，みそ漬けなどがある．

（a）ハム類

本来，ハムは骨付きの豚もも肉を塩漬および燻煙し，保存性を高めた肉製品である．日本のハム類は豚肉の各部位を成形し，塩漬，充填，乾燥，燻煙，加熱したものである．骨付きハム，ボンレスハム，ロースハム，ショルダーハム，プレスハムなどがある．プレスハムは，寄せハムともよばれ，肉塊をつなぎ合わせた日本独特の食肉製品である．

（b）ベーコン類

本来，ベーコンはぶたのばら肉を塩漬，燻煙したもので，加熱されていない．現在は，ばら以外の部位を原料としたものもベーコン類として，豚肉使用部位の違いによりベーコン，ロースベーコン，ショルダーベーコン，ミドルベーコンとして市販されている．

（c）ソーセージ

ソーセージは，塩漬肉のひき肉に，調味料，香辛料，結着材料を加えて練り合わせた後，うし，ぶた，ひつじなどの腸管やケーシングチューブに詰め，加熱，燻煙，乾燥したものである．原料肉の種類，魚肉（鯨肉を含む）の混合割合，水分含量などで規格分類されている．魚肉混合割合 15 % 未満のものがソーセージ，15 % 以上 50 % 未満は混合ソーセージ，50 % を超えるものは魚肉ソーセージと分類されている．また，水分含量 50〜60 % のドメスチックソーセージ，15〜35 % のドライソーセージに分類される．有名なものとして，フランクフルト，ウインナー，ボロニアソーセージなどがある．

（d）熟成ハム類，熟成ベーコン類，熟成ソーセージ類

熟成とは，原料肉を一定期間塩漬することにより，原料肉中の色素を固定し，特有の風味を十分に醸成させることである．熟成ハム類，熟成ベーコン類，熟成ソーセージ類が 1993（平成 5）年に JAS（日本農林規格）により規格化された．

（e）ハンバーガーパテ

ハンバーガーパテは畜肉の荒びきに，副原料（植物性タンパク質，調味料，香辛料，たまねぎ，つなぎなど）を加えて練り合わせ，円板状に成形し，急速凍結した製品で，ハンバーガーの肉部分として使用される．

（f）食肉缶詰，乾燥肉

食肉缶詰の代表的なものには，コンビーフと牛肉の大和煮がある．本来，コンビーフは塩漬牛肉をボイルしたもので，馬肉を加えたものはニューコンビー

Plus One Point

食肉の加工原理

生肉を天然の硝酸塩を含む岩塩に漬ける塩漬技術や，煙でいぶす燻煙技術が基本である．塩漬により保存性の向上，発色，結着保水性の増強および風味の熟成が起こる．

ソーセージ

ソーセージは原料を動物の腸に詰めたものである．本来「ケーシング」は「腸」の意味であるが，現在では「人工ケーシング」も含めて食肉加工に使用する皮膜全般をさしている．人工ケーシングには，不可食性の塩化ビニリデンやセルロース，天然タンパク質を原料とした可食性のコラーゲンケーシングなどがある．

ソーセージの特徴

品名	特徴
フランクフルト	豚腸に充填したもの，または製品の太さが 20〜36 mm のもの
ウインナー	羊腸に充填したもの，または製品の太さが 20 mm 未満のもの
ボロニアソーセージ	牛腸に充填したもの，または製品の太さが 36 mm 以上のもの

フとよばれている．乾燥肉にはインスタント食品の具材やビーフジャーキーなどがある．

3.2 卵類
(1) 卵類の種類と特徴

食用として流通している家禽類の卵には鶏卵，うずら卵，あひる卵がある．それぞれの一般成分は日本食品標準成分表2015年版(七訂)を参照してほしい．

(a) 鶏卵

日本では，おもに白色レグホン種が産卵鶏として飼育されている．年間産卵数は200～300個と多く，卵重は56～63gである．また，若干産卵数が少ないが，ロードアイランドレッド種や黄斑プリマスロック種も飼育され，その鶏卵は卵殻の色から赤玉とよばれている．

(b) うずら卵

家禽化された日本うずらの卵で，卵重8～10g，年間産卵数は150～250個である．タンパク質や脂質の含量は鶏卵と同等であるが，ビタミンA効力，ビタミンB_1，B_2および鉄分はうずら卵のほうが多い．

(c) あひる卵

卵重は約70g，年間産卵数150～180個で，中国料理に用いられるピータン(皮蛋)の原料である．加工特性は鶏卵と異なり，卵白の起泡性が悪く，熱凝固温度が低い．ビタミンB_1は鶏卵の1/2以下で，脂質や鉄分も少ない．

(2) 鶏卵の構造

鶏卵の構造を図3.7に示す．鶏卵は卵殻部，卵白部，卵黄部に大別され，卵重量に対するそれぞれの割合は約10%，60%，30%である．

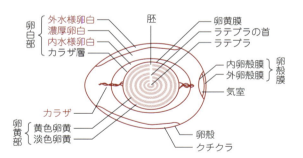

図3.7 鶏卵の構造

(a) 卵殻部

卵殻表面は，厚さ約10μmで，タンパク質85～87%，糖類3.5～3.7%，脂質2.5～3.5%，水分3.5～6.5%からなるクチクラで覆われている．これは産卵時に輸卵管から分泌された粘質物が卵殻表面で乾燥し薄膜化したもので，産卵直後には気孔を閉鎖して微生物の侵入を阻止する．しかし，クチクラははがれやすく，洗浄すると容易に消失する．卵殻は無機質約98%，タンパク質

約2％からなり，その主成分は炭酸カルシウムである．卵殻表面には1〜2万個の気孔が存在し，内部からは炭酸ガスや水分が散逸し，外部からは空気，水分，微生物などが侵入できる．卵殻の内側には卵殻膜が密着し，繊維状タンパク質が網目構造を形成している．卵殻膜はタンパク質約90％，脂質約3％，糖質約2％からなる．卵殻膜には，外膜(厚さ50〜70 μm)と内膜(厚さ15〜17 μm)があり，両膜は鈍端部で分離し，その間に気室がある．この気室は卵管内にある卵には存在しないが，放卵後の冷却に伴う体積減少により，鈍端部の気孔(鶏卵の卵殻表面の気孔は鈍端部に多い)から空気が侵入して形成される．卵が古くなると水分の蒸発に伴い気室はしだいに拡大する．

(b) 卵白部

卵白，カラザ，カラザ層からなる．卵白は，卵殻側から外水様卵白，濃厚卵白，内水様卵白に分けられ，構成比はおよそ1：2：1である．新鮮卵は粘性の高い濃厚卵白が多く，微生物の良好な栄養源となる卵黄を卵の中心に保持している．濃厚卵白と水様卵白の形状の違いは，それらの構成タンパク質であるオボムチンの違いによる．オボムチンは高分子の繊維状タンパク質で可溶型と不溶型が存在し，水様卵白は可溶型，濃厚卵白は可溶型と不溶型のオボムチンから構成されている．また卵白には，溶菌(抗菌)作用のあるリゾチームやプロテアーゼインヒビターが含まれ，卵の保存性に役立っている．カラザ層は卵黄膜を網目状に覆うものであり，卵黄の両端部近くでは繊維状になり，卵殻膜の方向へひも状のカラザを形成している．カラザは卵黄の位置を保持する役割を担っている．

(c) 卵黄部

卵黄膜，胚盤，卵黄から構成される．卵黄膜は3層構造で卵黄と卵白の大きな浸透圧差に耐えて両者を分離し，オボムチン様の不溶性タンパク質と塩基性タンパク質が結合して繊維構造を形成していると考えられている．卵黄は淡色卵黄と濃色卵黄が交互に同心円状の層を形成し，中心部のラテブラから細い柱状部分(白色卵黄)が胚盤へ連結している．

(3) 鶏卵の成分

卵白は水分約90％，タンパク質約10％で脂質は含まれない．一方，卵黄は水分約50％，タンパク質約17％，脂質約30％である*．

(a) タンパク質

卵白には，十数種類のタンパク質の存在が知られている(表3.4)．卵白タンパク質の54％を占めるオボアルブミンは，卵白の熱凝固性の主体となるタンパク質である．オボトランスフェリンは，コンアルブミンともいい，1分子当たり鉄やアルミニウムの二価金属イオンを2個結合する．このことは，鉄を必要とする微生物(赤痢菌など)の成育阻害に役立っている．オボムコイドはトリプシンインヒビターで，ウシやブタのトリプシン活性を阻害するが，ヒトのトリプシン活性は阻害しない．オボムチンは濃厚卵白の構造形成にかかわる巨大

*日本食品標準成分表2015年版(七訂)参照.

表3.4　卵白構成タンパク質

卵白構成タンパク質	組　成 (%)	分子サイズ (kDa)	等電点 (pH)	糖含量 (%)	熱変性温度 (℃)	その他の性質
オボアルブミン	54	44.5	4.5〜4.8	3	78	電気泳動によってリン酸基の異なるA1〜A3に分かれる
オボトランスフェリン	12〜13	77.7	6.1〜6.6	2	61	1分子当たりFeを2モル結合し，抗菌作用がある
オボムコイド	11	28	3.9	22	77	トリプシンの作用を阻害するが，ヒトのトリプシンは阻害しない
オボムチン	1.5〜2.9	200〜8,300	4.5〜5.0	α＝15 β＝50		濃厚卵白の構造形成に関与し，気泡安定性を高める
リゾチーム	3.4〜3.5	14.3	10.5〜11.0	0	75	グラム陽性菌の細胞壁構成糖鎖を加水分解し，溶菌作用がある
G2グロブリン	4	49	5.5	5.6	92.5	卵白の泡立ちに関与する
G3グロブリン	4	49	5.8	6.2		卵白の泡立ちに関与する
オボインヒビター	0.1〜1.5	49	5.1〜5.2	6		トリプシンやキモトリプシンなどの酵素作用を阻害する

な糖タンパク質であり，卵白の**泡沫安定性**に関与する．**リゾチーム**は塩基性アミノ酸含量が高く，一部のグラム陽性細菌に対して溶菌作用を有する．

　卵黄タンパク質には脂質と結合した**リポタンパク質**と水溶性タンパク質が存在する．前者は**低密度リポタンパク質**（LDL），**高密度リポタンパク質**（HDL），後者は**リベチン**，**ホスビチン**が主要成分である（表3.5）．LDLは卵黄タンパク質の65％を占め，卵黄の乳化性に寄与する．その脂質含量は高く（85〜89％），密度が0.98と低い．HDLは脂質含量が低く（21〜22％），α-およびβ-リポビテリンのリポタンパク質からなり，ホスビチンが結合している．ホスビチンはホスホセリンが多く，二価の金属イオンと結合する．とくに，鉄との結合力が強く，食品からの鉄吸収を阻害するといわれている．リベチンは，産卵鶏の血清タンパク質が卵黄に移行したものでα-，β-，γ-リベチンがあり，それぞれは血清アルブミン，α_2-グリコプロテイン，γ-グロブリン（抗体）に相当する．卵類のアミノ酸組成は，グルタミン酸，アスパラギン酸，ロイシン，リシンが多く，いずれも良質のタンパク質である*．

（b）脂　質

　卵黄の脂質（33.5 g/100 g）は中性脂質65％，リン脂質33％が主成分で，コレステロール（1,400 mg/100 g）とカロテノイドが含まれる．複合脂質の主要構成成分は，**ホスファチジルコリン（レシチン）**約70％，**ホスファチジルエタノールアミン（ケファリン）**約24％である．脂肪酸組成はオレイン酸43.6％，パルミチン酸25.1％，リノール酸13.4％，ステアリン酸8.6％の順に多く含まれる*．

＊日本食品標準成分表2015年版（七訂）参照．

表 3.5　卵黄構成タンパク質

卵黄構成タンパク質	組　成[1] (％)	タンパク質分布[2] (％)	脂質分布[3] (％)	分子サイズ (kDa)	その他の性質
低密度リポタンパク質 LDL_1, LDL_2	65	22	93	LDL_1 = 10,000 LDL_2 = 6,000	脂質含量が85〜89％の巨大なリポタンパク質．卵黄の乳化性の主体である
高密度リポタンパク質 α-, β-リポビテリン	16	36	7	400	脂質含量が約20％のリポタンパク質．アポタンパク質は分子サイズが35〜140 kDaの8種類ある
リベチン	10	30	0	α-リベチン = 80 β-リベチン = 45 γ-リベチン = 180	卵黄水溶性タンパク質で親鶏の血清成分が移行したもの．α-は血清アルブミン，β-はα_2-グリコプロテイン，γ-グロブリンと免疫化学的に同一のタンパク質である
ホスビチン α-, β-ホスビチン	4	12	0	35.5	卵黄中のリンの約70％が含まれ，構成アミノ酸の約50％がホスホセリン，鉄を強くキレートし，抗酸化作用がある
リボフラビン結合タンパク質	0.4	0.4	0	36	等モルのリボフラビンを結合する

1) 卵黄固形分中の卵黄構成タンパク質の重量比（リポタンパク質はリン脂質を含むので重量で計算する）．
2) 各卵黄タンパク質におけるタンパク質の存在割合．
3) 各卵黄タンパク質における卵黄脂質の存在割合．

（c）糖　質

卵白中に遊離の糖質（ほとんどがグルコース）が0.4〜0.5％，タンパク質に結合している糖が約0.5％含まれる．

（d）無機質

リン，カリウム，カルシウム，鉄，硫黄が含まれる．鉄は卵白よりも卵黄に局在しているが，卵黄に含まれる**ホスビチン**が鉄と強く結合するため，卵類の鉄の利用率は低いといわれている．また，ナトリウムと銅の含量は少なく，亜鉛の含量はかなり多い．

（e）ビタミン

水溶性ビタミンのうちビタミンB_1は卵黄に多く含まれ，B_2は卵白，卵黄ともに同程度含まれている．脂溶性ビタミンは，脂質を含まない卵白には極微量しか存在しないが，卵黄にはレチノール，カロテン，α-，およびγ-トコフェロールが含まれる．

（4）卵の加工特性

（a）熱凝固性

卵は加熱によって凝固するが，卵白と卵黄の凝固状態は加熱温度と時間によって異なる（表3.6）．一般にタンパク質の熱凝固性は，加熱温度と時間，タンパク質の濃度と性質，共存する塩や糖の種類と濃度，およびpHに影響を受ける．

卵白は60℃前後から凝固が始まり，62〜65℃で流動性を失ってゲル状になり，80℃以上で完全に固化する．しかし，オボムコイドは糖含量が22％と高く，100℃で1分加熱しても凝固しない．

表3.6　加熱温度と卵白および卵黄の凝固状態[1]

加熱温度 (℃)	凝固状態	
	卵　白	卵　黄
55	液状，半透明でほとんど変化ない	変化はない
59	乳白色半透明で，ややゼリー状	同上
65	白色やや半透明のゼリー状でやや揺れる．周囲に水様性のタンパク質が分離	粘りのある軟らかい糊状
70	軟らかい凝固，形ができる．周囲に水様性のタンパク質が分離	粘りのあるもち状の半熟
75	やや軟らかい凝固　形ができる．水様性のタンパク質も凝固	弾力のあるゴム状の硬い半熟．やや白っぽくなる
80	完全に凝固，硬い	黄白色で，やや粘りがあるがほぐれる
90	同上	白色を増し，非常によくほぐれる

1）加熱時間は8分間

　卵黄は，65℃前後で粘稠となりゲル化し始めるが，**ゲル化速度**が卵白よりも速く，70〜75℃で加熱すると固化するが，卵白は半透明のゼリー状で軟らかい．70〜75℃の加熱による熱凝固性の違いを利用して，卵黄は固まるが卵白は固まらない，いわゆる温泉卵ができる．

　卵白は酸性（pH 2.0以下）やアルカリ性（pH 12以上）においても凝固する．アルカリ性による凝固を利用したものがピータン（皮蛋）である．

（b）起泡性

　卵白と卵黄はいずれも強く撹拌すると泡立つが，卵白の起泡性がとくに強い．通常，**起泡性**は**起泡力**と**泡沫安定性**の2つの要因に分けられる．卵白に含まれているタンパク質，とくにオボトランスフェリンとグロブリンは起泡力が優れ，オボムチンの単独あるいはリゾチームとの複合体が卵白の泡沫安定性に大きく寄与すると考えられている．新鮮卵白は，濃厚卵白量が多く，起泡力および泡沫安定性が優れ，製菓や製パンの材料として利用される．また，卵白に砂糖を添加すると泡沫安定性が著しく増すことを利用してメレンゲがつくられる．

（c）乳化性

　卵白と卵黄ともに乳化性を示すが，卵黄の乳化性がきわめて良好である．一般的にタンパク質の乳化性は分子表面の構造，とくに表面疎水性が関与する．卵黄の構成タンパク質ではLDLの表面疎水性がきわめて大きく，卵黄の乳化性に大きく寄与している．また，LDL中のホスファチジルコリンは両親媒性（1分子中に親油性と親水性の部分をもつ物質）であり，界面活性剤として卵黄の乳化性に寄与する．

> **乳化（エマルション）**
> 水の中に小さな油滴，または油の中に水滴が安定に分散していること．前者を水中油滴型（O/W型）乳化，後者を油中水滴型（W/O型）乳化という．

（5）卵の貯蔵変化と鮮度判定

　卵は産卵直後から品質の低下が始まり，卵殻，卵殻膜，卵白，卵黄に変化が現れる．卵の品質判定は，外観，光，割卵検査などにより評価される．

（a）外観検査

　卵の重さ，形の異常や卵殻表面の亀裂やしわを目視検査する．

（b）透光検査

光を当てて卵内部の気室，卵黄の位置，血や肉の混在などを検査する．赤玉は卵殻が赤く，卵内部が透光検査しにくいため，卵割したときに血，肉が混じっていることが多い．

　（c）割卵検査

ⅰ）ハウユニット（HU）

卵重量（W g）を測定した卵を水平板上に卵割し，濃厚卵白の高さ（H mm）を測定する．ハウユニット（HU）は次式から算出される．

$$\mathrm{HU} = 100 \log(H - 1.7W^{0.37} + 7.6)$$

新鮮卵の HU は 80～90 で，鮮度が低下すると濃厚卵白が水様化して，その高さが低くなるため HU が低下する．

ⅱ）卵黄係数

卵割した卵黄を水平板状にのせ，卵黄の高さ（H mm）と卵黄の直径（D mm）から卵黄係数（H/D）を求める．新鮮卵の卵黄係数は 0.36～0.44 で，鮮度低下に伴い係数が低下する．

　（d）比重検査

貯蔵中に卵内の水分が気孔から徐々に蒸発し，卵内容物の容積が減少するため気室が拡大して卵の比重が低下する．新鮮卵の比重は 1.08～1.09 程度で，1.08～1.07 は少し古く，1.07～1.06 は古く，1.06 以下は腐敗卵である．通常，比重既知の食塩水（15 ℃で 8 ％濃度 = 1.059, 10 ％濃度 = 1.073, 12 ％濃度 = 1.089）に卵を入れ，浮き沈みの様子から鮮度を判定する．

　（e）卵白 pH

新鮮卵の卵白 pH は 7.5～7.6 であるが，保存中に二酸化炭素が気孔を通じて散逸し，卵白中の炭酸イオンが減少するので卵白 pH が上昇する．室温で 2～3 日貯蔵すると pH 9.0 以上になり，最終的には pH 9.5～9.7 に達する．

（6）栄養強化卵

栄養強化卵は，にわとりの産卵機能を利用して栄養成分を生体濃縮したものである．特定の栄養素を飼料に添加して栄養強化卵が生産されている．

　（a）ヨウ素強化卵

一般の鶏卵に含まれるヨウ素は検出限界の 0.2 mg/100 g であるが，強化卵は 1 個当たり約 0.8 mg のヨウ素を含んでいる．産卵鶏の飼料に海藻やそれから抽出したヨウ素を添加して生産される．

　（b）ビタミン A 強化卵

ビタミン A は鶏卵に移行しやすく，強化卵は配合飼料のビタミン A 濃度を高めてつくられる．産卵鶏用の配合飼料は約 2,000 μg ビタミン A/kg を含み，鶏卵 100 g 当たりには 140 μg のビタミン A が回収される．

　（c）ビタミン D 強化卵

ビタミン D 強化卵は，ビタミン D 強化しいたけを飼料に配合すると得られ

る．通常の鶏卵卵黄は100g当たり2.8μgのビタミンDを含むが，強化卵ではビタミンDを通常卵の2.5～10倍も含有する．

（d）ビタミンE強化卵

鶏卵中には1.1mg/100gのビタミンEが含まれる．配合飼料中のビタミンE量を800mg/kgにすると，ビタミンE含量が約9mg/100gの強化卵が得られる．

（e）α-リノレン酸強化卵

α-リノレン酸強化卵は，配合飼料に10％のあまに油を添加すると得られる．α-リノレン酸を通常卵の約12倍含む強化卵が得られる．

（f）EPA・DHA強化卵

EPA・DHA強化卵は，これらを多く含む魚粉や魚油を飼料に配合すると得られる．通常の卵はEPA（エイコサペンタエン酸）を含まず，DHA（ドコサヘキサエン酸）を約300mg/100g含む．飼料に魚油（EPA18％，DHA12％含有）を5％配合すると，鶏卵中のEPAが50～100mg，DHAが1,000～1,500mg/100gに強化される．

（7）卵の加工品

鶏卵加工品は，液卵（全卵，卵白，卵黄液）や乾燥粉末卵などの一次加工品と，鶏卵の加工特性（ゲル化性，起泡性，乳化性など）を利用したプリン，メレンゲ，マヨネーズなどの二次加工品がある．

（a）一次加工品

ⅰ）液　卵

卵を割って卵殻を除去し，全卵液，卵黄液，卵白液に分離したものや，液卵に加塩または加糖したものがある．生液卵は微生物の汚染を受けやすく，とくに衛生管理が重要である．1993（平成5）年8月に厚生省が通達した「液卵の製造等にかかわる衛生確保についての指導要領」には，原則として殺菌することが望ましいとしている．

ⅱ）凍結液卵

液卵を凍結し，−18℃以下で保存および流通するものをいう．凍結卵白はおもに水産練り製品（かまぼこ，ちくわなど）に利用される．卵黄を凍結するとLDLが変性してゲル化するため，凍結卵黄は10～30％の砂糖や食塩を添加して製造される．加塩卵黄はマヨネーズ，ドレッシングの原料，加糖卵黄はプリン，アイスクリームなどの原料として利用される．

ⅲ）粉末卵

全卵粉末または卵黄粉末は，全卵液あるいは卵黄液を殺菌した後，噴霧熱風乾燥により製造する．卵白粉末の製造では，卵白液中に含まれる遊離のグルコースがメイラード反応を起こして褐変することを防止するために，脱糖処理後に乾燥する．粉末卵は長期保存が可能で，水産練り製品，畜肉製品，製菓・製パンなどに利用されている

液卵の殺菌条件（連続式殺菌）

全卵液，卵黄液は60℃3.5分，卵白液は55～56℃3.5分，10％加糖卵黄液は63℃3.5分，10％加塩卵黄液は63.5℃3.5分．

Plus One Point

液卵の衛生確保

液卵は熱凝固性を有するので，サルモネラ菌と大腸菌を死滅させることを目的とした低温殺菌が行われる．鶏卵が関与しているサルモネラ菌による食中毒が1989年以降に増加したので，厚生省は1993年に「液卵の製造等にかかわる衛生確保についての指導要領」を通知した．

脱糖処理

脱糖処理には，細菌発酵法，酵母発酵法，酵素法がある．細菌発酵法は，グルコース資化能が強い細菌（*Aerobacter aerogenus* や *Streptococcus lactis* など）を純粋培養し，それを卵白液へ接種してグルコースを乳酸に変える脱糖法である．酵母発酵法はパン酵母を卵白に接種して，グルコースをエチルアルコールと二酸化炭素に変える脱糖法である．酵素法は卵白液にグルコースオキシダーゼとカタラーゼおよび過酸化水素を添加して，酵素的にグルコースをグルコン酸に変え脱糖する．

ⅳ）濃縮卵

　液卵に砂糖を添加して濃縮したもので，常温保存を可能にした製品である．全卵液に50％のショ糖を添加し，水分の約50％を減圧濃縮した加糖濃縮全卵が製菓用として利用されている．

　ⅴ）酵素処理卵

　液卵にタンパク質分解酵素を作用させ，熱凝固性を消失させた酵素処理卵黄や，タンパク質分解酵素と脂質分解酵素を作用させた酵素処理卵黄（全卵）がある．前者は加熱殺菌を必要とするプリンやレトルトソースなどに，後者は卵フレーバーの原料やマヨネーズの呈味性を強調するために利用されている．

（ｂ）二次加工品

　ⅰ）殻付き卵製品

　温泉卵やゆで卵，およびそれらを高濃度の食塩水や調味液に浸して製造する味つけ卵がある．また，あひるの卵を石灰などのペースト（強アルカリ）を用いて卵タンパク質を変性凝固させたピータンがある．

　ⅱ）シート状加工卵

　薄焼き卵やクレープなどシート状の卵加工品で，表面が加熱された円筒形のドラムにより製造する．全卵液，デンプン，調味料などの混合液をドラムに付着させ，ドラム内側からの電熱による加熱とドラム外側からの補助的加熱により，連続的に焼成する．次いで，熱風乾燥されシート状の卵製品となる．シート状加工卵はクレープのみならず錦糸卵などとして，総菜にも広く利用されている．

　ⅲ）凍結乾燥卵

　全卵液・デンプン・調味料などのミックスを加熱凝固した後に凍結乾燥したもので，**インスタント卵スープ**として利用されている．

　ⅳ）ロングエッグ

　卵液に硬さ調整のためにデンプンなどを添加し，20〜50 mmのソーセージ状に充填，加熱凝固させたもので，外食産業を中心に利用されている．

　ⅴ）マヨネーズ

　サラダ油と酢と卵から調製する水中油滴型乳化食品である．**卵黄リポタンパク質**の乳化性が利用される．製造法は，卵黄，食酢の一部，食塩，砂糖，香辛料を乳化機に入れ，サラダ油を添加しながら乳化させる．最後に食酢で風味を調整して，容器に充填され製品となる．JASでは，卵黄や卵白以外の乳化安定剤や着色料の使用が禁止されている．また，成分規格として，水分30％以下，油脂65％以上と設定されている．

3.3　乳　類

（1）乳類の特徴

　乳は哺乳類の乳腺より分泌され，幼動物の発育を目的として与えられる．し

たがって，乳は成長に必要なすべての栄養素をバランス良く含み，とくに良質のタンパク質，脂質，乳糖，カルシウム，リン，ビタミンなどの供給源である．哺乳類の乳の成分組成は，動物の種類によって異なり，成長の早い動物ほどタンパク質，およびカルシウム含量が高く，とくに海洋哺乳類は脂肪含量が高い特徴がある．乳用に利用される家畜はうし，やぎ，ひつじ，うまなどであるが，らくだ，水牛，やくの乳も利用される．

乳用牛にはホルスタイン種，ジャージー種，ガンジー種，ブラウン・スイス種，ショートホーン種などがある．牛乳の組成は個体差があり，品種，年齢，泌乳期，季節，飼料によっても異なり，脂肪含量と年間泌乳量によって特徴づけられる．日本ではホルスタイン種とその雑種が乳用牛として飼育されている．ホルスタイン種の乳はタンパク質と脂質含量が低いが，泌乳量が多い(表 3.7)．

表 3.7　乳用牛の分泌と脂肪含量

乳用牛	年間分泌量(kg)	脂肪含量(%)
ホルスタイン種	7,000～10,000	3.45
ジャージー種	約 4,000	5.14
ガンジー種	約 4,000	4.98
ブラウン・スイス種	約 4,800	3.85
ショートホーン種	3,600～4,500	3.80

うしが仔を出産(妊娠期間は 280 日)してから泌乳を止めるまでの期間を泌乳期間(約 300 日)といい，産後約 1 週間に分泌される乳を初乳，それから 15 日

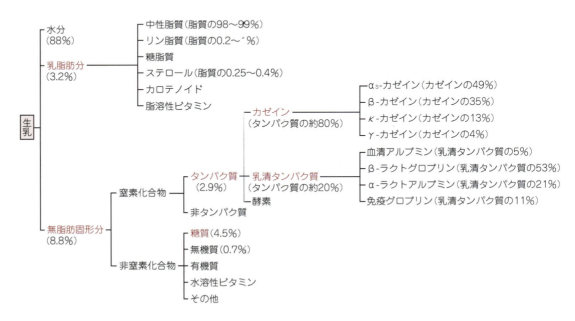

図 3.8　生乳の成分比率

までを移行乳，その後の乳を常乳という．初乳の組成は，常乳と著しく異なり，濃厚で，黄色く，異臭とわずかな苦味があり粘度が高い．初乳は乳糖含量が低く，仔ウシに必要な免疫グロブリンを高濃度に含むために加熱凝固しやすい．日本食品衛生法では出産後 5 日以内の乳の販売および乳製品原料としての利用を認めていない．通常，食品として利用される乳は初乳時期を過ぎた後の 8 日〜10 か月までの常乳であり，この時期は乳の組成に変動が少ない．

（2）乳類の成分

生乳とは一般的にウシの乳汁であり，仔ウシが離乳するまでに必要な栄養成分をすべて含んでいるので，人乳の代用または乳加工製品の原料として広く利用されている．生乳は水分 86〜88 %，固形分 12〜14 %で，全固形分は乳脂肪分と無脂固形分に，さらに無脂固形分は窒素化合物と非窒素化合物に分類される．それらの成分比率を図 3.8 に示す．

（a）タンパク質

ⅰ）カゼイン

牛乳の pH は約 6.6 であるが，pH 4.6 にすると白色の沈殿を生じる．この沈殿は乳タンパク質の約 80 %を占めるカゼインである．カゼインには α-，β-，γ-，および κ-カゼインがあり，これらのカゼインはリン酸基を含み会合しやすい．また，カルシウムとリン酸がコロイド性リン酸カルシウム〔$Ca_9(PO_4)_6$〕の形でカゼインのホスホセリン残基に結合し，安定な複合体（直径 40〜280 nm）として，乳中にコロイド分散している．これをカゼインミセルという（図 3.9）．カゼインミセルは，塩化カルシウムや酸の添加，凝乳酵素（キモシン）の作用により凝固する．この凝固物はカゼインと乳脂肪を主成分とし，カードとよばれチーズ製造に利用される．また，半透明の上清は乳清（ホエー）とよばれ，可溶性タンパク質，乳糖，無機質，水溶性ビタミンなどを含む（p.65 参照）．

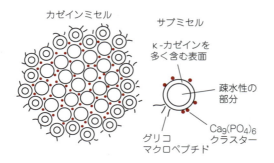

図 3.9 カゼインミセルの模式図

ⅱ）乳清タンパク質

脱脂乳を pH 4.6 にしたときに沈殿するタンパク質がカゼインであるが，乳清中に含まれるタンパク質を総称して乳清タンパク質とよぶ．乳清タンパク質は全牛乳タンパク質の約 20 %を占める（人乳では 70 %）．β-ラクトグロブリン，

α-ラクトアルブミン，ラクトフェリン，免疫グロブリン，酵素などから構成される．β-ラクトグロブリンは乳清タンパク質の約50％を占め，ウシなどの反芻動物の乳には共通して存在するが，人乳には含まれていない．β-ラクトグロブリンは1分子当たり1個のレチノール（ビタミンA）を結合する．この結合は胃内で離れず，酵素による分解を受けにくいために，小腸にまで移行することから，ビタミンAの吸収に寄与していると考えられている．α-ラクトアルブミンは，乳清タンパク質の20％を占め，1個のカルシウムを強く結合している金属結合タンパク質である．また，α-ラクトアルブミンは乳糖合成過程において酵素として作用する．**ラクトフェリン**は，鉄2個を結合できるタンパク質であり，鉄と結合すると赤色になることから，赤色タンパク質ともよばれていた．初乳に多く含まれており，人乳（2,000 mg/L）には牛乳（20〜200 mg/mL）よりも高濃度に含まれている．ラクトフェリンは，鉄を要求する細菌の生育に対して静菌性を示すが，これはラクトフェリンのもつ強い鉄結合能のためである．

（b）脂　質

主成分は中性脂質（トリアシルグリセロール）で乳脂質の97〜98％を占める．そのほか，少量のリン脂質，ステロール類，遊離脂肪酸などが含まれる．脂質の大部分はエマルションの形で，乳脂肪球膜に覆われた**脂肪球**（直径は0.1〜17 μm）が乳中に分散している．乳脂肪球膜は中性脂質約69％，リン脂質27％，コレステロール3％からなり，**両親媒性のリン脂質**が脂肪球の表面に存在して**エマルション**の安定化に寄与している．

牛乳の脂肪を構成している脂肪酸は，飽和脂肪酸のパルミチン酸，ステアリン酸，ミリスチン酸と不飽和脂肪酸のオレイン酸などである*．また，うしなどの反芻動物の乳脂肪には，炭素数の少ない酪酸，カプロン酸，カプリル酸などの揮発性の低級脂肪酸が含まれる．これらはバターが変敗したときの不快臭になる．牛乳の脂肪酸組成は一定ではなく，品種，個体，泌乳期，飼料，季節によって変動する．一般的に夏には不飽和脂肪酸が，冬には飽和脂肪酸が多くなる．また，人乳ではリノール酸やドコサヘキサエン酸などの高度不飽和脂肪酸が含まれる．

（c）糖　質

牛乳中に含まれる炭水化物の約99％は**ラクトース**（乳糖）である．そのほか微量ではあるがグルコースやガラクトースも含まれる．ラクトースは牛乳全体の約4.4％を占め，主要なエネルギー源である．ラクトースはβ-ガラクトシダーゼ（ラクターゼ）により加水分解され単糖として吸収される．ラクターゼ活性は乳幼児では高いが，成人になると低下する．また，その活性は人種によっても異なり，欧米の白色人種，インド人，パキスタン人は成人でも活性が高いが，黄色人種や黒色人種では活性が低くなる．ラクターゼ活性の低い人は，乳糖が消化管下部にたまり，腹痛や下痢などの症状を起こす．この症状を**乳糖不耐症**（ラクターゼ欠損症，低ラクターゼ症）という．

牛乳と人乳のタンパク質の比較（g/100mL）

	牛乳	人乳
総タンパク質	3.31	0.89
カゼイン	2.73	0.25
乳清タンパク質	0.58	0.64
α-ラクトアルブミン	0.11	0.26
ラクトフェリン	微量	0.17
β-ラクトグロブリン	0.36	−
リゾチーム	0.04	0.05
血清アルブミン	0.04	0.05
Ig-A	0.003	0.10
Ig-G	0.06	0.03
Ig-M	0.003	0.002

*日本食品標準成分表2015年版（七訂）参照．

乳　糖

D-グルコースとD-ガラクトースの1分子がβ-1,4結合した二糖類であり，α型とβ型の異性体がある．水中において両者は約3：5の割合で共存する．

牛乳と人乳の糖質の比較

	牛乳	人乳
ラクトース（g/100mL）	4.4	7.2
オリゴ糖（〃）	Tr	1〜3
D-グルコース（mg/100mL）	13.8	Tr
D-ガラクトース（〃）	11.70	Tr
N-アセチルグルコサミン（〃）	11.2	Tr

Tr：微量．

牛乳と人乳の無機質の比較（mg/100mL）

	牛乳	人乳
ナトリウム	41	15
カリウム	150	48
カルシウム	110	27
マグネシウム	10	3
リン	93	14
亜鉛	0.4	0.3
銅	0.01	0.04

（d）無機質

乳の無機質含量は，ウシでは0.7％，ヒトでは0.2％，ヤギでは0.8％，ウサギでは2％である．おもにカルシウム，リン，カリウム，マグネシウム，ナトリウムが含まれる．とくに牛乳はカルシウム（100 mg/100 mL）とリン（90 mg/100 mL）含量が高く，成長の早い乳幼児期における骨格成分として重要な供給源である．カルシウムの約30％，リンの約35％は可溶型として，乳中に飽和状態で存在する．それらの不溶型のものは，カゼインと結合したカゼインミセルとして分散している（図3.9参照）．そのほかの微量元素としては，鉄，銅，亜鉛，マンガンなどが含まれている．

（e）ビタミン

牛乳中には，すべてのビタミンが含まれる．脂溶性のビタミンA，D，Eおよび水溶性のB_2，ナイアシン，パントテン酸，ビオチンは熱に安定で加熱の影響を受けないが，B_1，B_6，B_{12}，葉酸，およびCは熱に弱く，加熱殺菌により減少する．また，牛乳はプロビタミンAとして$β$-カロテンを含み，これが牛乳の色（黄色み）に関係する．

（3）飲用乳および乳製品

飲用牛乳および乳製品については厚生労働省の「乳および乳製品の成分規格等に関する省令」（略称：乳等省令）による成分規格，製造方法などの規格基準がある．一部の乳製品には日本農林規格（JAS）の規格基準もある．日本で市販されている飲用乳は，牛乳，特別牛乳，成分調整牛乳（低脂肪牛乳，無脂肪牛乳），加工乳，乳飲料がある．

（a）牛　乳

牛乳は成分無調整で，水などを加えることは禁じられており，生乳のみを均質化（ホモジナイズ）し，殺菌，容器充填したものであり，乳脂肪分3.0％以上，無脂乳固形分8.0％以上の成分規格がある．また，生乳から水分，乳脂肪分，ミネラルなどの一部を除去し，成分を調整した成分調整牛乳，低脂肪牛乳，無脂肪牛乳がある（表3.8，p.61）．牛乳は微生物が繁殖しやすいため加熱殺菌工程が必須である．殺菌方法には，低温長時間殺菌方法（LTLT法，63～65℃，30分），高温短時間殺菌法（HTST法，72～85℃，2～15秒），高温長時間殺菌法（HTLT法，72℃以上，15分以上），超高温殺菌法（UHT法，120～130℃または135～150℃，1～4秒）がある．日本ではほとんどUHT殺菌が行われている．**LL（long life）牛乳**は常温（25～30℃）でも長期保存（3か月間）が可能である．これは80～85℃の予備加熱後，最終的に超高温滅菌を行い，アルミ箔とポリエチレンでコーティングされた多層紙容器に無菌充填されたものである．牛乳や乳製品は加熱によって品質を低下させる化学変化（被膜形成，褐色化，加熱臭の生成など）が問題となる．牛乳を40℃以上で加熱すると表面に薄い皮膜を形成する．この被膜は空気と液層の界面で，タンパク質が不可逆的に凝縮するために形成され，加熱時に撹拌すると防止できる．褐色化は牛乳を

牛乳の殺菌

乳等省令では「保持式により63℃で30分間加熱殺菌するか，又はこれと同等以上の殺菌効果を有する方法で加熱殺菌すること」と規定されている．

100℃以上の高温で長時間加熱したときにアミノ基をもつ化合物とカルボニル基をもつ乳糖（ラクトース）との間に生じるアミノカルボニル反応によって褐色のメラノイジンが生成する好ましくない反応である．牛乳の加熱臭は，74℃，15秒の加熱により生じ始め，加熱温度が高くなると揮発性硫化物や硫化水素を発生し，加熱処理がさらに長くなると，加熱臭からカラメル臭に変化する．

（b）加工乳

加工乳は，生乳に脱脂粉乳，クリーム，バターなどを加えて乳成分の一部を調整したもので，無脂乳固形分は 8.0％以上という規格がある．生乳使用割合を表示しなければならない．乳脂肪分 0.5％以上 1.5％以下の加工乳には「低脂肪乳」，または「ローファットミルク」と表示される．乳脂肪分 0.5％未満の加工乳には，「無脂肪乳」または「ノンファットミルク」と表示される．

（c）乳飲料

乳飲料は，乳，乳製品，糖類，色素，香料などを添加して調整され，生乳使用割合を表示しなければならない．無脂乳固形分 8.0％以上および乳脂肪分 0.5％以上 1.5％以下の乳飲料には，「低脂肪乳」または「ローファットミルク」と表示される．無脂乳固形分 8.0％以上および乳脂肪分 0.5％未満の乳飲料には，「無脂肪乳」または「ノンファットミルク」と表示される．

（d）発酵乳，乳酸菌飲料

発酵乳は，牛乳や脱脂乳などを乳酸菌または酵母で発酵させた半ゲル状の乳製品で，代表的なものにヨーグルトがある．ヨーグルトはその形状から，ゲル化剤として寒天やゼラチンで固めたハードタイプ（固形），ゲル化剤を用いないソフトタイプ（糊状），発酵乳を液状にしたドリンクタイプがある．

Plus One Point

飲用乳公正競走規約

昭和 54(1979) 年 12 月 25 日公正取引委員会告示第 61 号「乳飲料の表示に関する公正競争規約」

乳等省令による飲用乳の名称変更に伴って，飲用乳公正競争規約による表示基準が改正された．

古代にもチーズを食べていた！

　一番最初に牛乳を利用したのはエジプト人であり，飲むだけではなくて，女性たちは牛乳で肌をみがき，化粧用や外傷用にも利用していた．釈迦が，山にこもって修行中に餓死しそうになったときに，1杯のミルクを乙女からもらい命を救われ，元気に回復したともいわれている．日本では，孝徳天皇(在位 645～654 年)にしぼった牛乳が薬餌として献上されたことが乳文化の始まりである．天智天皇(在位 661～671 年)の時代には，各地に牧を設けさせ，牛を飼い，牛乳を献上させていた．古代といえども，生乳を飲むことはなく，絹で一度濾してから煮沸消毒した後に飲用していた．しかし，遠方から牛乳を献上することは困難であるので，加工品として運ばせていた．この加工品は，「蘇」とよばれるものである．ま

た，その形状については，かごに納めて運んだことから，固形物と考えられる．つくり方は牛乳を煮詰め，「乳の粥」といわれた「酪」（練乳のようなもの）をつくり，これをさらに煮詰め，固形化した「蘇」をつくる．古書によると，「一斗の乳を煎じて，一升の蘇を造る」と記されている．つまり，水分をほとんど除去した 10％の固形物にしたものが「蘇」であり，現在のチーズと似ていたであろう．

　貴族社会において，全国から蘇を献上することが命じられ，庶民が口にすることはできなかったが，宮中での消費量はかなり多かったと考えられる．しかし，貴族社会の没落と武士勢力の成長によって，日本の乳文化は崩壊した．

表 3.8 飲用乳の成分規格

分類	種類	乳固形分		衛生基準	
		無脂乳固形分（％）	乳脂肪分（％）	細菌数（mL 中）	大腸菌群
牛乳	牛乳	8.0 ％以上	3.0 ％以上	5 万以下	陰性
	特別牛乳	8.5 ％以上	3.3 ％以上	3 万以下	陰性
	成分調整牛乳	8.0 ％以上		5 万以下	陰性
	低脂肪牛乳	8.0 ％以上	0.5 以上 1.5 ％以下	5 万以下	陰性
	無脂肪牛乳	8.0 ％以上	0.5 ％未満	5 万以下	陰性
乳	加工乳	8.0 ％以上		5 万以下	陰性
	乳飲料	3.0 ％以上		3 万以下	陰性

表 3.9 発酵乳，乳酸菌飲料の成分規格

種類	成分	衛生基準
	無脂乳固形分（％）	乳酸菌数または酵母菌数（1 mL 中）
発酵乳	8.0 以上	1,000 万以上
乳製品乳酸菌飲料	3.0 以上	1,000 万以上
乳酸菌飲料	3.0 未満	100 万以上

乳酸菌飲料は，牛乳や脱脂乳を乳酸菌または酵母で発酵させた後，飲用に適するようにしたものである．
表 3.9 に発酵乳および乳酸菌飲料の成分規格を示す．

（e）練　乳

練乳は牛乳を濃縮したものであり，砂糖を添加して約 1/3 に減圧濃縮した加糖練乳（コンデンスミルク），および砂糖を加えないで約 1/2.5 に濃縮した無糖練乳（エバミルク）がある．

（f）粉　乳

原料乳を殺菌，予備濃縮後，噴霧乾燥したもので，牛乳から製造される**全粉乳**，**脱脂粉乳**，インスタント粉乳，インスタント粉末クリーム，調製粉乳などがある．

（g）ナチュラルチーズ

ナチュラルチーズは，加熱殺菌した原料乳に乳酸菌（スターター）やレンネット（p.65 参照）を添加し，タンパク質を凝固させたカードを成型後，熟成したものである．原料乳，スターター，熟成期間などの違いにより，風味や食感の異なるナチュラルチーズが製造されている（表 3.10）．

（h）プロセスチーズ

プロセスチーズはゴーダチーズ，チェダーチーズ，エダムチーズなど，温和な風味のナチュラルチーズを原料として，粉砕，乳化，加熱溶融（80 〜 120 ℃），充填包装，冷却して得られる．通常，乳化剤として重合リン酸塩やクエン酸を添加し，滑らかで均質な組織の製品が得られる．

（i）バター

原料乳から脂肪率 35 ％前後のクリームを分離し，激しく撹拌（**チャーニング**）することによって塊状になった乳脂肪がバターである．原料クリームの乳酸発酵の有無により，発酵バターと非発酵バターに分類され，また，食塩添加の有無により加塩バターと無塩バターに分類される．

（j）クリーム

クリームは生乳や牛乳から乳脂肪分以外の成分を除去したものであり，脂肪

Plus One Point

バターの加工原理（チャーニング）
クリームに撹拌や振盪操作を加えると，相転換が起こり，クリーム中に安定化している O/W 型乳化物に乳化破壊が起こる．そして 3 〜 13 ℃の低温にすると乳脂肪が融合して，W/O 型のバター粒子として分離される．この操作は，樽（チャーン）を使って撹拌していたことからチャーニングとよばれる．

表3.10　ナチュラルチーズの分類

分類	水分含量と熟成微生物	代表的なチーズ	特徴
超硬質チーズ	30〜35%　細菌熟成	スプリンツ	ローマ時代からあるスイス最古のチーズ．20〜40 kgのひき臼形円筒形をしている．熟成期間が1.5〜3年と長く，紙のように薄く削るか粉にして食す．
		パルメザン	1000年以上前からイタリアでつくられている．部分脱脂乳を原料とし，約30 kgのひき臼形であり，粉チーズが有名．
硬質チーズ	30〜40%　細菌熟成	エダム	オランダ北部のエダム地方が原産地．牛乳を原料とし，約1.5 kgの球状で，表面に赤いワックスが塗られる．熟成期間が0.5〜2年で，スライスして食される．
		チェダー	南西イングランドのサマセット州チェダーの谷が原産地．原料は牛乳，1850年には製造工業化された．
半硬質チーズ	38〜45%　細菌熟成またはかび熟成	ロックフォール	南フランス・アベイロンのロックフォール村原産．原料は山羊乳，同村に存在する天然アオカビが生い茂る洞窟で約3か月間熟成させる．ブルーチーズの王様．
		ゴーダ	オランダ南部のロッテルダム近くの町名が由来であり，3〜5 kgの円盤形をしている．外皮には黄色のロウ引きされている．熟成期間は2〜12か月で，まろやかな風味をもちクセがない．
軟質チーズ	40〜60%　かび熟成	カマンベール	フランス・ノルマンディー地方のカマンベール村が原産地．牛乳を原料として，外皮にペニシリウム・カンディダン（シロカビ）を植え付けて，3〜4週間熟成させる．
		ブリー・ド・モー	フランスの小さな町モーを原産地とし，約2 kgの円盤形，外皮にシロカビを植えて，熟成期間約1か月．クリーミーで上品な風味は「チーズでできたお菓子」ともいわれる．
フレッシュチーズ	40〜60%　熟成なし	クリームチーズ	原産地不明．世界最古のチーズの一つ．牛乳とクリームからつくられ，白く滑らかで適度の酸味を特徴とする．チーズケーキのベースに用いる．
		モッツァレラ	イタリア中西部原産で水牛の乳が原料であったが，現在では牛乳を原料としている．凝乳を脱水した後に，熱い乳清の中でこねて伸び縮みする生地をつくり製造する．ピザには欠かせない．

率18%以上，酸度0.2%以下と定められている（乳等省令）．牛乳以外の成分が添加されている製品にはクリームの表示ができない．

（k）アイスクリーム

アイスクリームは，乳製品（牛乳，クリーム，練乳など）に，卵黄，糖類，香料，乳化剤，安定剤などを加え，加熱殺菌後，撹拌しながら凍結させたものである．乳等省令では，乳固形分および乳脂肪分の含有量からアイスクリーム，アイスミルク，ラクトアイスの3種類が規格化されている（表3.11）．

表3.11　アイスクリームの成分規格

種類	成分規格		衛生規格	
	乳固形分（%）	乳脂肪分（%）	細菌数（1g当たり）	大腸菌群
アイスクリーム	15.0以上	8.0以上	10万以下	陰性
アイスミルク	10.0以上	3.0以上	5万以下	陰性
ラクトアイス	3.0以上	なし	5万以下	陰性

3.4 畜産食品に特徴的な加工の原理

(1) 食肉加工法の特徴

食肉加工の歴史は古く，ハム，ベーコン，ソーセージなどは約3000年前からつくられている．これらはいずれも，人類が生肉の保存性を高める目的で，試行錯誤し，加工されたものである（p.47のPlus One Pointを参照）．現在，これらの加工技術は科学的に理論化され，食肉製品の大量生産工程が確立されている．表3.12に主要な食肉加工品の製造工程を示す．

表3.12 主要な食肉加工品の製造工程

	原料肉の大きさ	塩漬	水洗	肉ひき	混合	練合せ	充填結紮	乾燥	燻煙	加熱	冷却	包装
ハム類	大肉塊	◯	△	×	×	×	◯	△	△	◯	◯	◯
ベーコン類	大肉塊	◯	△	×	×	×	×	◯	◯	×	◯	◯
ソーセージ	小肉塊	◯	×	◯	◯	◯	◯	△	△	△	◯	◯
プレスハム	小肉塊	◯	×	◯	◯	×	◯	◯	◯	△	◯	◯

◯は必修工程，△は任意工程，×は不用工程．
ハム類：骨付きハム，ラックスハムは湯煮／蒸煮（加熱）工程不要．また，骨付きハムはケーシング充填工程不用．
ソーセージ：無塩漬ソーセージは塩漬工程不要．セミドライおよびドライソーセージは湯煮／蒸煮（加熱）工程不用．

(a) 塩漬，水洗

塩漬は，食肉加工において最も重要な工程で，肉の防腐（保存性向上），発色，結着保水性増強，および風味の熟成を目的として，原料肉を塩漬剤に漬ける．塩漬剤には，食塩，発色剤（亜硝酸塩），結着補強剤（重合リン酸塩），調味料（砂糖，グルタミン酸ナトリウム），香辛料などが用いられる．その方法には，湿塩漬法（液塩法，ピックル法），乾塩漬法（ふり塩法），および筋肉注射法がある．

湿塩漬法は肉塊を塩漬液に低温で漬け込む方法である．乾塩漬法は肉塊表面に塩漬剤（食塩，砂糖，香辛料など）をすり込み，肉表面の水分により溶解浸透させる方法である．筋肉注射法は塩漬液を肉塊内に強制注射する方法で，先端に孔がなく，表面に多数の孔を有する特殊な注射針が用いられる．筋肉注射法は塩漬効率が優れ，漬け込み時間が短く，大量製造に適する．

水洗は塩漬処理肉からの塩抜きを目的とする．湿塩漬法や乾塩漬法で塩漬処理した肉塊は，外層部の塩濃度が高くなる．肉塊全体の塩分濃度を均質化するため，流水に肉塊を浸漬し，塩抜きを行う．

(b) 肉ひき，混合，練合せ

ソーセージの製造では，塩漬後の肉塊を肉ひき機でひき肉とし，さらにサイレントカッター（ナイフが高速回転する機械）で処理中に氷水，豚脂，調味料，香辛料，つなぎ剤を加えて練り肉にする．肉温が高くなると結着力が低下するので，加工中は低温に保つ．プレスハムの場合は塩漬後の小肉塊につなぎ剤を添加してミキサーで混合する．

肉の発色

亜硝酸塩が分解されて生じた一酸化窒素と肉中のミオグロビンが結合して，ニトロソミオグロビン（赤色）に変化する．これが加熱されるとニトロソミオクロモーゲン（安定な赤色色素）になり，食肉製品はきれいな赤色となる．亜硝酸塩はアミン類と反応して，発がん性物質のニトロソアミン類が生じる問題点がある．食品衛生法では，残留亜硝酸塩は70 mg/kg以下と規制されている．

塩漬液

ピックル液ともいう．食塩，砂糖，香辛料を溶解させた水溶液を加熱殺菌後，冷却し，必要に応じて亜硝酸塩を溶解させたもの．

つなぎ剤

肉組織の保水性や結着性を高めるために仔牛肉や家兎肉，植物性タンパク質，動物性タンパク質やデンプンなどが使用される．

(c) 充填, 結紮

ソーセージの製造では，練り肉を**ケーシング**に**充填**し，次いで一定間隔でひねりを加え**結紮**する．一方，ハム・ベーコンの製造では，塩漬後，水洗工程で過剰塩分を除去した肉塊からすじや余分の脂肪などを除き，布を巻いて円筒形に成型し，たこ糸で巻き締める．また，大量製造では，塩漬肉をセルロース系のケーシングチューブへ充填後，その両端を専用金具で結紮する．

(d) 乾燥, 燻煙

乾燥，**燻煙**工程で，食肉加工品の水分活性が低下し，かつ煙中の防腐物質や抗酸化物質により保存性が高められるとともに肉の発色が促進される．また，製品に独特のスモーク風味と色調を与える効果もある．最終的に加熱される製品(多くのハム，ソーセージ)は，燻煙前に30〜40℃の温度で数時間の乾燥が行われる．また，非加熱製品(骨付きハム，ラックスハム，ベーコン，ドライソーセージ)は，通常，燻煙の後，20℃以下の温度で数日〜数か月間乾燥させる．燻煙法には冷燻法と温燻法がある．

(e) 加熱(湯煮, 蒸煮)

非加熱製品以外の食肉製品は熱湯や蒸気を利用して，中心温度63℃以上で30分以上**加熱**される．製品は加熱により弾力性が与えられ，食肉加工品独特の食感が形成される．加熱後は冷却され，包装されて製品となり，10℃以下で冷蔵保管される．

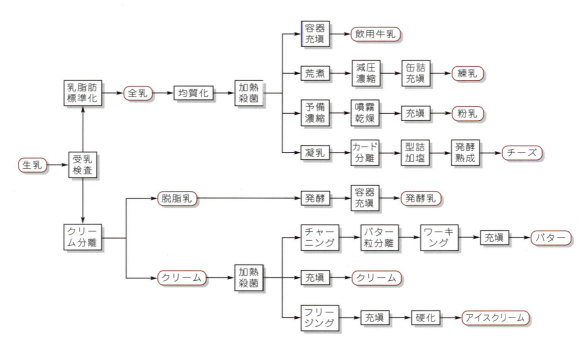

図3.10 飲用牛乳および乳製品の製造工程

（2）乳加工法の特徴

乳類は良質のタンパク質，脂質，無機質などを含む優れた栄養食品で，人類は有史以前から飲用としてのみならず，乳独自の加工法を発見し利用してきた．現在，さまざまな乳製品が大量生産されている．図 3.10 に飲用牛乳および乳製品の製造工程を示す．

（a）受乳検査

原料乳(生乳)は加工に先立ち，受乳検査(風味試験，アルコールテスト，脂肪率，酸度，細菌数，抗生物質などの定性・定量)が行われる．

（b）標準化，均質化

生乳はウシの品種，年齢，搾乳時期，季節，飼育方法，健康状態などにより，その成分組成(とくに脂質含量)が変化する．標準化は，おもに乳脂肪含量をそろえるために行われる．生乳中の脂肪球は不均一（直径 0.1〜17 μm）で，放置しておくと，乳化破壊が起こり，脂肪球がしだいに融合してクリーム層として浮上する．これを防止する目的で脂肪球の均質化(微細化：1 μm 以下)という操作が行われる．この操作により乳脂肪の分離が防止され，また牛乳の消化吸収性が向上する．

（c）加熱殺菌

生乳は微生物汚染を受けやすいので，乳等省令により，63 ℃ で 30 分，またはそれと同等の効果を有する加熱殺菌が義務づけられている．殺菌後の牛乳は 4〜5 ℃ 以下に冷却され，次の工程まで保管される．

（d）濃縮，乾燥

原料乳中の脂質，タンパク質，ビタミンなどの変性を極力抑えながら，水分を効率よく除去する工程である．濃縮や乾燥により，原料乳の水分活性が低下し保存性が高められる．乳製品の加工では減圧加熱濃縮や膜濃縮が行われる．

乾燥は噴霧乾燥法(スプレードライ法)が多く利用されている．原料乳を 130〜200 ℃ の高温気流中に微粒子状に噴霧し，瞬間的に水分を蒸発させ乾燥させる方法である．乳の液滴は瞬時に乾燥され，その際に気化熱として大量の熱が奪われるので，粉末温度は 70〜80 ℃ にしか上昇せず，熱変性の非常に少ない乳粉末が得られる．

（e）凝乳，カード分離

ナチュラルチーズの製造に特徴的な工程である．原料乳にチーズスターターおよびレンネットを添加して，カゼインミセルを主成分とする乳タンパク質を凝固させる(凝乳)．乳中のカゼインミセルに存在する κ-カゼインがレンネットにより分解され，グリコマクロペプチドを遊離し，カルシウムイオン反応性のパラ-κ-カゼインになる．この変化により，カゼインミセルどうしが疎水結合およびカルシウムを介したイオン結合で重合し，凝固する．この凝固物をカードという．これを小さく切って，撹拌しながら加温すると乳清(ホエー)が分離してくる．カードを乳清と分離して回収する操作をカード分離という．

チーズスターター

チーズ製造で添加される有用微生物の培養物で，乳酸菌スターターとかびスターターがある．

レンネット

本来，仔ウシの第 4 胃から抽出されるタンパク質分解酵素キモシンを主成分とする凝乳酵素剤．最近は微生物由来の凝乳酵素や遺伝子組換えで生産された組換えキモシンも利用されている．

チーズスターターは乳糖を乳酸に変えて，原料乳のpHを低下させ，レンネットによる凝固や，カードからの乳清の排出を促進する．また，チーズ熟成中にタンパク質や脂質を分解し，チーズの特徴的な風味を形成する．

（f）発　酵

乳製品のうち，ヨーグルト，チーズ，発酵クリーム，発酵バターなどの製造では，乳酸菌，かび，酵母などの微生物を利用する発酵工程が重要である．ヨーグルトの製造では，殺菌後の原料乳に *Lac. bulgaricus* と *Str. thermophilus* の混合スターターを添加し，乳酸発酵による乳の凝固や好ましい酸味を利用する．また，最近では，スターターとして有用腸内細菌であるビフィズス菌やアシドフィルス菌なども利用されている．

（g）クリーム分離

乳脂肪と脱脂乳の比重差を利用した工程である．原料乳を連続遠心分離機(クリームセパレーター)で処理すると，脂肪率30～40%のクリーム(バターの製造で利用される)と脱脂乳(ヨーグルトや脱脂粉乳に利用される)が得られる．

（h）チャーニング，ワーキング

バター製造に特徴的な工程である．クリームに撹拌や振盪を加えると，突然相転換が生じ，クリームがバター粒子に変化する．通常，牛乳の脂肪球は水中油滴(O/W)型乳化物として，水中で安定化している．これを激しく撹拌すると乳化破壊が起こり，乳脂肪が融合してバター粒子となる．この操作は，昔，牛乳を樽(チャーン)に入れ撹拌していたことからチャーニングとよばれている．また，ワーキングとはバター粒子に，必要に応じて食塩を添加し練り合わせ，均質なバター組織を形成する操作である．

（i）フリージング，硬化

アイスクリームの原料を撹拌し，空気を抱き込みながら，−3～−7℃まで冷却凍結する．この撹拌冷却操作がフリージングである．この操作により気泡，乳脂肪，氷結晶が均質に分散したソフトクリームが得られる．これを急速凍結(硬化)してアイスクリームが製造される．

（3）鶏卵加工法の特徴

鶏卵を原料とする製品は，殻付き卵を割っただけの液卵(全卵液，卵白液，卵黄液)や乾燥粉末卵のように加工度が低いものから，鶏卵のゲル化性，起泡性，乳化性などを利用した食品(プリン，メレンゲ，マヨネーズなど)のように加工度が高いものまである．また，鶏卵から，リゾチーム，卵黄油，卵黄レシチン，卵殻カルシウムなどの有用成分が分離精製され，食品のみならず，化粧品や医薬品用素材としても利用されている．

通常，食品用素材として加工される液卵(凍結液卵)や乾燥粉末卵などを鶏卵加工品(一次加工品)と称し，加工卵あるいは殻付き卵を主原料として製造される食品を鶏卵製品(二次加工品)と称している．図3.12にパック詰め鶏卵および鶏卵加工品の製造工程を示す．

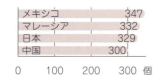

1人当たりの年間鶏卵消費量(2013年)
グラフ内の数字は，鶏卵の個数を表す．

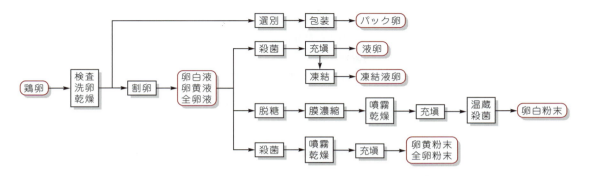

図 3.12 パック詰め鶏卵および鶏卵加工品の製造工程

練 習 問 題

次の文を読み，正しいものには○，誤っているものには×をつけなさい．

（1）和牛から生産される霜降り肉は上質とされ，どの和牛からも得られる．
（2）豚肉はビタミンB_2を多く含むことが特徴である．
（3）牛脂は豚脂よりも融点が低いために，舌ざわりが良い． 重要
（4）豚肉よりも牛肉のほうが必須脂肪酸含量が高い．
（5）食肉の死後硬直では嫌気的な解糖が起こり乳酸が蓄積し，pHが上昇する．
（6）食肉の風味やうま味は，最大死後硬直期に生じる． 重要
（7）食肉の加熱による褐色化はタンパク質部のグロビンの変性によりヘミクロムがヘモクロムに酸化されるためである．
（8）ハムやソーセージの熱に安定な色は，ミオグロビンに亜硝酸塩が直接反応してできたニトロソミオグロビンを含むためである．
（9）肝臓には脂溶性ビタミンは多く含まれない．
（10）食肉のアミノ酸組成は，種類や部位によって大きく異なるため，アミノ酸スコアも著しく異なる． 重要
（11）卵黄には水溶性のビタミン，卵白には脂溶性のビタミンが多く含まれる．
（12）ナトリウムやカリウムは卵黄に，カルシウム，リン，鉄は卵白に多く含まれる．
（13）卵黄に含まれるリゾチーム，オボトランスフェリン，オボムコイドは抗菌作用をもつ．
（14）卵黄に含まれるタンパク質は脂質と結合しており，卵黄の乳化性に関与している．
（15）卵白の90%は水であるが，主要タンパク質であるオボアルブミンは固形物の約50%を占め，60℃で熱凝固する． 重要
（16）卵に含まれる鉄は卵黄に多く含まれ，利用効率が高い．
（17）全卵を80℃で加熱すると，卵白は凝固し，卵黄が半流動体になる．
（18）鶏卵の卵白タンパク質のアミノ酸組成はきわめて良質であるために，栄養価の基準となる．
（19）卵白には脂質はほとんど含まれないが，卵黄には多く含まれ，主要な脂肪酸は

パルミチン酸，オレイン酸，リノール酸である．

(20) 鶏卵は，放卵後ただちに品質低下が始まり，pHの低下，気室の拡大，濃厚卵白の水様化などが生じ，鮮度の判定ができる．

重要 → (21) 牛乳に含まれるカルシウムとリンは，人乳に含まれるものとほぼ同量である．

(22) 牛乳の主要なタンパク質であるカゼインは，キモシンの添加によって凝固しチーズの原料になる．

(23) 牛乳に含まれる脂質は，脂肪球膜に覆われた球状で，コロイド状に分散している．脂肪球の表面には，リン脂質が存在するが，主成分は中性脂質である．

(24) 牛乳に含まれる脂肪酸は，低級脂肪酸が少なく，高度不飽和脂肪酸が多い．

重要 → (25) ウシの初乳には，免疫グロブリンなどのタンパク質が多く含まれるため，飲用乳として利用されている．

重要 → (26) 牛乳の成分は，リノール酸やドコサヘキサエン酸のような高度不飽和脂肪酸も豊富に含んでいる．

(27) 牛乳に約4％含まれるラクトースは，フルクトースとグルコースがβ, 1-4結合したもので異性体は存在しない．

(28) カゼインはリン酸を含むタンパク質であり，カルシウムを含んだミセルを形成するために，牛乳はカルシウムとリンの含量が高い食品である．

(29) 牛乳の乳清タンパク質の約半分を占めるβ-ラクトグロブリンは，人乳にも含まれるので乳アレルギーの原因にはならない．

(30) 牛乳は水分含量が高いので水溶性のビタミンは多く含むが，脂溶性ビタミンはあまり含まない．

(31) マヨネーズは，鶏卵，植物油，食酢を主原料とした油中水滴型の乳化食品である．

(32) 日本の牛乳製造では，63℃で30分，またはそれと同等の効果をもつ加熱殺菌が義務づけられている．

(33) ドメスチックソーセージとは，水分含量を13〜35％に乾燥させたものである．

(34) プレスハムは，畜肉を成形し，塩漬，充塡，乾燥，加熱して製造される．

(35) アイスクリーム，アイスミルク，ラクトアイスは，食品衛生法によって乳固形分などの成分規格が定められている．

4 水産食品

4.1 水産食品

水産食品とは，魚介類や藻類，およびそれらの加工品の総称である．日本は四方を海で囲まれ，水産資源が豊かで昔から水産物には恵まれてきた．明治時代，沿岸漁業が中心であった漁業は，徐々に沖合から遠洋漁業へと漁場が拡大していくに伴い，漁業生産量が増大し，1984年には1,282万トンを記録した（当時の世界総漁業生産量は約9,000万トン）．しかし，1989年以降，世界の総漁業生産量は伸びているが，日本では遠洋漁業の縮小や資源状況の悪化などにより漁業生産量が減少傾向で，2023年は約37.2万トンであった．しかし，魚介類の輸入量が年々増加したことで，総消費量はここ数年大きな変化がなく，日本が世界有数の水産物消費国であることには変わりはない．このことは，魚介類が**現在も日本人にとって重要な食品**（とくに動物性タンパク質，脂質，ビタミン，無機質などのよい供給源）であることを示している．

Plus One Point

日本人は，どのくらい魚介類を摂取しているか

2023年の国民健康・栄養調査結果では，日本人1人当たり，1日に魚介類を58.4g摂取している．肉類は，107.1gを摂取しており，魚介類は，今でも日本人にとって肉類と肩を並べる重要な食品であるといえる．

4.2 魚介類の種類と分類

魚介類は海水産魚類，淡水産魚類，甲殻類，軟体動物，棘皮動物などに分類されている（表4.1）．日本の海水魚は約1,100種ほど，淡水魚は約100種近くが認められている．それらの生息場所により，遠洋回遊魚類，近海回遊魚類，沿岸魚類，底生魚類，遡降河回遊魚類に分類される．また，魚類は形（紡錘型，左右あるいは上下に扁平なもの，細長いものなど）や表皮や肉の色（赤身魚と白身魚）からの分類もある．

4.3 魚類の構造と性状

（1）皮膚の組織

魚類は頭，胴，尾の3部からなり，各部位の名称を図4.1に，また外皮の断面図を右図に示す．魚類の**皮膚**は**表皮**と**真皮**から構成される．表皮は数層の表皮細胞から，真皮は数層の結合組織からなる．これらと皮下組織が筋肉を覆っている．表皮には粘液腺（細胞）が分布し，分泌された粘液が体表を保護し，水

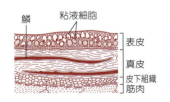

硬骨魚類スズキ目イソギンポ類の外皮断面図

表4.1　魚介類の種類

分類		種類（例）	特徴
海水産魚類	遠洋回遊魚	えい，かじき，かつお，さめ，しいら，まぐろ	北洋，赤道水域，インド洋，大西洋などの海域を回遊している大型魚.
	近海回遊魚	あじ，いわし，かんぱち，きびなご，さっぱ，さば，さわら，さんま，とびうお，にしん，ひらまさ，ぶり	おもに日本近海を回遊している青皮の魚．赤身肉かやや赤色がかった身．血合肉が多い.
	沿岸魚	いかなご，いさき，かます，このしろ，さより，しらうお，すずき，たい，たかべ，にぎす，はたはた，ふぐ，ぼら	日本沿岸に生息し，回遊しているもの．ほとんどが白身肉．体表の色は生息場所に左右されることが多い.
	底生魚	あいなめ，あなご，あんこう，いとより，えそ，かれい，きす，きちじ，キングクリップ，ぎんだら，ぐち，こち，シルバー，たちうお，たら，にべ，はも，ひらめ，ほうぼう，ほき，ほっけ，まながつお，むつ，めばる，めぬけ，メルルーサ	常に海底または岩礁に生息する．ほとんどが白身肉.
遡降河回遊魚類		海から川へ行き産卵：さけ，ます，ししゃも　川から海へ行き産卵：うなぎ，やつめうなぎ	生息場所と産卵場所が海水と淡水で異なる.
淡水産魚類		あゆ，うぐい，おいかわ，かじか，こい，どじょう，なまず，にじます，はぜ，ひめます，ふな，やまめ，わかさぎ	川や湖，沼など淡水中に生息する.
甲殻類		あみ，えび，かに，しゃこ	節足動物に属し，肉質は白く，繊維状.
軟体動物	斧足類	あさり，はまぐり，ほたてがい，あかがい，まがき	左右に貝殻をもち，胴，足，外套膜からなる（二枚貝）.
	腹足類	あわび，さざえ	らせん形の殻をもつ（巻貝）.
	頭足類	まだこ，みずだこ，するめいか，やりいか，こういか	左右対称．1対の目．墨汁をもつ.
棘皮動物		うに，なまこ	放射相称．石灰質の内骨格．管道系をもつ.
腔腸動物		くらげ	発生上原形に相当する内腔（腔腸）をもつ.
原索動物		ほや	卵形をした殻皮（被嚢），外套膜をもつ.

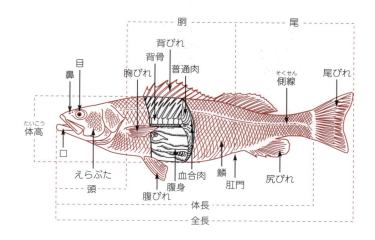

図 4.1　魚の部位
成瀬宇平，西ノ宮信一，本山賢司，「図説魚の目きき味きき事典」，講談社プラスα文庫(1993)，p.24 を改変．

との摩擦を少なくする．表皮と真皮には**色素細胞**があり，この細胞中に存在する色素粒と鱗中にある色素により魚体の体色が決まる．また，真皮に石灰質が沈積してできた**鱗**があり魚体を保護している．皮下組織は脂肪層からなり，その厚さは季節や年齢により変動する．焼き魚の皮がおいしいのは，この脂肪層が皮と共にはがれてくるからである．

（2）筋　肉
（a）普通肉と血合肉および白身魚と赤身魚

　食用となる筋肉は，畜肉類と同じく横紋筋で，筋原線維が集まった筋線維の束で構成されている．この束が集まったものを**筋節**という．筋節と筋節の間は薄い腱状隔壁で接合されている．加熱調理時，腱状隔壁がゼラチン質となり，加熱凝固した筋節がはがれやすくなる．

　魚を体軸に対して直角に切断すると，大部分が色の淡い普通筋（**普通肉**）で，背肉と腹肉の境目に赤褐色の血合筋（**血合肉**）がある（図 4.2）．筋肉の色は筋肉色素（**ミオグロビン**）や血色素（**ヘモグロビン**）による．絶対的な基準ではないが，一般的にミオグロビンとヘモグロビンの含量が 10 mg/100 g 以上含む魚が赤身魚である．たい，かれいなどの普通肉は白色で（**白身魚**），血合肉は体側表面に存在し，その量も少ない．あじ，いわしなどの普通肉は淡い赤色で（**赤身魚**），白身魚よりは発達した表面血合肉を有する．一方，しいら，かつおなどは，表面血合肉のみならず身体の中心部近くに真正血合肉を有する．

　血合肉の筋線維は，普通肉と比べて細く，ミオグロビンやシトクロムが多い．また結合組織や血管も多く，各種酵素活性も高い．血合肉は，通常，遊泳するときに用いられるのに対して，普通肉は，急激な遊泳時（逃げたり，餌をとらえたりするとき）に使用される．したがって，白身魚は，遊泳をあまりしない沿岸魚や底生魚に多く，赤身魚は回遊魚に多く見られる．

　筋原線維タンパク質量および**ミオゲン**系のタンパク質は，白身魚より赤身魚のほうに多い．その結果，白身魚を煮るとその身はほぐれやすくなり，「でんぶ」を形成するが，赤身魚を煮ると硬くなり，「節」を形成する．また，白身魚

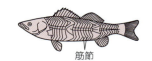

魚の体側筋の筋節構造
内島幸江，「食品学各論」，加藤保子編，南江堂(1996)．p.146.

ミオゲン
魚の筋肉タンパク質のうち，水溶性で加熱すると凝固するタンパク質を総称してミオゲンという．古くは，水溶性のタンパク質全体をミオゲン区と称したときもあった．

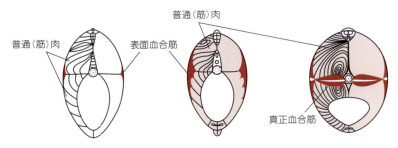

魚類(例)	くろだい	まだれい	さば	まいわし	かつお
血合筋の割合(%)	4	5	15	24	16

図4.2　魚類の胴の体側筋
高宮和彦,「食品材料ハンドブック(補訂版)」, 培風館(1993), p. 164 を改変.

の筋肉は速く収縮するため, 新鮮な切り身を氷水にさらすと身が引き締まって縮み, 「あらい」となる.

(b) いかの筋肉

いかの筋肉は魚肉とは異なり横紋筋でなく平滑筋である. 筋線維は束ねられて, 200～500 μm ごとに筋膜状の組織で仕切られている. そしてそのように束ねられた筋線維が, 胴をぐるりと環走する構造をとっている. このため, いかの胴部はリング状に裂きやすい.

4.4　魚介類の歩留まり

魚介類の可食部歩留まり(全体の重量に対する可食部量の%)は, 魚の種類だけでなく季節や年齢などによっても変わるが, 通常, 魚類で 40～70 %, 貝類で 20～40 %, えび・かに類で 30～50 % である.

あらい
非常に新鮮な魚の肉を冷水で洗うと, グリコーゲン, ATP の消失が起こり, 筋肉の収縮が速やかに起こる. 淡水産魚や海産魚の白身魚に用いられている古くからの調理方法.

赤身魚と白身魚, 貯蔵によりどちらが魚臭を強く感じるようになるか

多くの書物には, 血合肉中にトリメチルアミンオキシド(TMAO)の分解酵素が含まれているので, 血合肉の多い回遊魚(赤身魚)のほうが, 底生魚(白身魚)より貯蔵による魚臭を強く感じるようになると書かれている.

筆者の研究室では, 学生実験で赤身魚と白身魚の身を室温放置して, VBN(揮発性塩基窒素)量を測り, 腐敗度の比較を行っているが, 白身魚のほうがよく臭うようになることが多い. これは, 白身の魚といえどもたらやえそは, TMAO 分解酵素をその肉内にもっていること,

回遊魚は, その肉中にグリコーゲンを底生魚より多くもっているので, 死後乳酸の発生量も多く, pH が底生魚に比べてアルカリ側に傾きにくいので, アンモニアなどが発生しにくいこと, VBN は微生物の関与で増える場合が多く, 魚の取扱いにより付着する微生物数(汚染度)に左右されること, などの要因によるものと思われる. そのほかにも腐敗に関するさまざまな要因があり, それらの組み合わさり方により, 赤身のほうが早く腐敗したり, 白身のほうが早くいたんだりしていると考えられる.

4.5 魚介類の一般成分
（1）一般成分組成

　魚介類の一般成分組成は種類により大きく異なる．また，同じ種類であっても体の部位や季節，エサになる生物，漁獲場所，年齢などによっても変動する（図4.3）．魚介類の平均**水分**含量は70〜80％で，畜肉のそれより約10％多い．**タンパク質**は15〜20％含まれる．**脂質**は，とくに変動が激しい成分であるが，脂質を多く含むまぐろの脂身やうなぎ（約20％以上）以外は0.5〜10％である．脂質含量は魚類に比べて貝類，えび・かに類では低い．また，貝類は脂質の代わりにグリコーゲンが蓄積し，**糖質**がほかのものに比べると多い*．

＊日本食品標準成分表2015年版（七訂）参照．

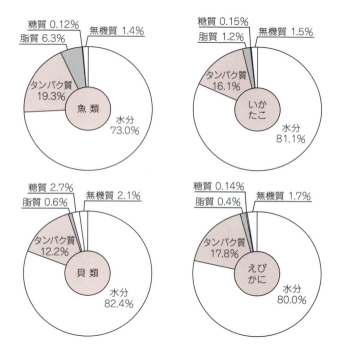

図4.3　魚介類の一般成分組成
日本食品標準成分表2015年版（七訂）から計算した平均値．

（2）水　分

　筋肉中の水は**結合水**と**自由水**がある．全水分量に占める結合水の割合はおおよそ15〜25％である．魚介類の水分活性は0.98〜0.99と高く，微生物による腐敗が起こりやすい．

（3）タンパク質

　魚介類の**筋肉タンパク質**は，畜肉と同様，**筋形質（筋漿）タンパク質**，**筋原線維タンパク質**，**肉基質（筋基質）タンパク質**の3つに分けられる．それらの特徴と全タンパク質量に対する存在比率を表4.2に示す．筋原線維タンパク質の割合は，魚種による差があまり認められないが，筋形質タンパク質は，回遊魚類（赤身魚が多い）のほうが底生魚類（白身魚が多い）より多い傾向がみられる．肉

結合水と自由水

結合水は組織のタンパク質や糖質などと水素結合して存在し，また自由水は各種水溶性成分を溶かし込んだ状態で筋肉組織周に存在する．魚の自由水は普通の水と同じように熱力学的な運動が自由で微生物が利用できる水であるが，鮮魚を切断しても筋肉から水が流れ出てくることはない．これは，自由水ながら筋肉組織により不動化されているからである．

表 4.2　魚介類と畜肉の筋肉タンパク質組成（%）

タンパク質	筋形質タンパク質 20〜50 %[1]	筋原線維タンパク質 50〜70 %	肉基質タンパク質 < 10 %
溶解度	水溶性（低イオン強度の中性緩衝液に可溶）	塩溶性（高イオン強度，$I=0.5$ 程度の中性緩衝液に可溶）	不溶性（高イオン強度の中性緩衝液に不溶）
存在箇所	筋細胞間または筋原線維間	筋原線維	筋隔膜，筋細胞膜，血管などの結合組織
代表例／魚種	解糖系酵素 クレアチンキナーゼ ミオグロビン	ミオシン アクチン	コラーゲン エラスチン
たい	31	67	2
たら	21	76	3
ひらめ	18〜24	73〜79	3
まさば	38	60	1
まいわし	34	62	2
ぶり	32	60	3
するめいか	12〜20	77〜85	2〜3
はまぐり（閉殻筋）	41	57	2
はまぐり（足筋）	58	33	11
畜肉 仔うし	24	51	25
畜肉 ぶた	20	51	29

1) 全筋肉タンパク質量中の割合.

基質タンパク質は，多くの魚介類で 2〜3 %しか含まれない．これは畜肉（20〜30 %）の約 1/10 にすぎず，水分含量が多いことと相まって，魚肉が畜肉より軟らかい原因となっている．

（a）筋形質（筋漿）タンパク質

筋原線維の間を満たす細胞液に含まれる水溶性タンパク質で，主成分は解糖系に関与する酵素群，肉色素のミオグロビンやミオゲンである．

（b）筋原線維タンパク質

筋肉の収縮をつかさどる筋原線維を形成するタンパク質で，収縮タンパク質のミオシンとアクチン，調節タンパク質のトロポニン，トロポミオシンなどからなる．貝類やいかなどは，さらにパラミオシンも含んでいる．練り製品の「足」を形成するタンパク質でもある．

（c）肉基質（筋基質）タンパク質

筋隔膜や結合組織のほか，鱗や皮などを構成しているタンパク質で，コラーゲンとエラスチンが主成分である．コラーゲンは，加熱すると可溶化してゼラチンとなる．煮魚を放置していると「煮こごり」ができるが，これはゼラチンが冷えてゲル化したものである．

練り製品の足

アクチンやミオシンは塩を添加すると溶出し，互いに絡まり合い粘稠な肉糊を形成する．これをすり身とよび，加熱するとタンパク質が凝固し水を抱え込んだまま網目構造を形成するので，弾力のあるゲルが得られる．とくにかまぼこの場合，このような弾力のことを「足」とよんでいる．

（d）魚肉タンパク質の栄養価

魚肉タンパク質のアミノ酸スコアは，畜肉，乳タンパク質にも劣らず，**優良なタンパク質**といえる*．魚類のアミノ酸スコアは一部を除いて100，貝類では68〜95，軟体類や甲殻類では59〜94である．第一制限アミノ酸はバリンが多い．また，魚介類のアミノ酸組成は**リシン含量**に富んでいるのが特徴である．白米やこむぎのタンパク質は，その第一制限アミノ酸がリシンであるため，副食として魚介類をとることは，栄養学的にも理にかなっている．

（4）脂　質

魚肉の脂質含量は，とくに変動が激しい成分である．一般に，脂質含量は白身魚の普通肉より赤身魚の普通肉のほうに，また普通肉より血合肉のほうに多い．さらに，脂肪含量は天然魚より養殖魚のほうに多い（表4.3〜4.5）．畜肉と同様，魚体に含まれる脂質は**蓄積脂質**と**組織脂質**に分類される．

蓄積脂質は，総脂質量の80〜90％を占め，おもにトリアシルグリセロール（中性脂質）からなる．皮下組織や腸管膜，臓器間結合組織，肝臓などに運動エネルギー源として蓄えられ，季節によって大幅に変動し，とくに産卵前は蓄積脂質含量が高くおいしくなり，この時期をその魚の旬とよんでいる．一方，組織脂質は，総脂質の10〜20％を占め，リン脂質やコレステロールなどから構

アミノ酸スコア

タンパク質食品の栄養価を評価する方法．生物的評価法と化学的評価法がある．後者の代表例として，試料タンパク質中の第一制限アミノ酸量（mg/gタンパク質）を，1973年にFAO/WHOにより提案されたそのアミノ酸の基準含量値（アミノ酸評点パターン）（mg/gタンパク質）で割り，百分率で示したものがある．

*日本食品標準成分表2015年版（七訂）参照．

表4.3　白身魚，赤身魚の脂質含量（％）

白身魚				赤身魚			
たちうお	20.9	ほうぼう	4.2	ぶり	17.6	しいら	1.9
あぶらつのざめ	9.4	ひらめ	2.0	にしん	15.1	かつお　春獲り	0.5
かます	7.2	まかじき	1.8	まさば	12.1	秋獲り	6.2
まだい	5.8	まがれい	1.3	さんま	24.6	くろまぐろ　赤身	1.4
いさき	5.7	えそ	0.8	まいわし	13.9	脂身	27.5
はも	5.3	ぐち	0.8	まあじ	3.5	とびうお	0.7
ぼら	5.0	きす	0.4	かたくちいわし	12.1		
ほっけ	4.4	とらふぐ	0.3	うるめいわし	4.8		
すずき	4.2	すけとうだら	0.2	まかじき	1.8		
18種平均 4.4．				13種平均 9.6．			

日本食品標準成分表2015年版（七訂）から抜粋．

表4.4　まいわしの普通肉および血合肉の脂質含量（％）

年　級	普通肉	血合肉
1年魚	3.0	11.6
2年魚	5.4	14.4
3年魚	5.8	18.3

表4.5　養殖および天然魚筋肉の脂質含量（％）

魚　種	養殖魚	天然魚	魚　種	養殖魚	天然魚
めばる	7.3	1.3	ひらめ	3.7	2.0
めじな	4.8	1.1	くろだい	4.9	2.0
うまづらはぎ	0.5	0.2	かさご	1.2	0.5
かわはぎ	0.5	0.2	いしだい	5.2	5.7
ぶり	7.5〜9.8	0.8〜2.9	ぼら	2.0	1.7
まだい	3.3〜5.7	1.0〜1.4	ひがんふぐ	0.4	0.4
あゆ	7.9	2.4	とらふぐ	0.4〜0.3	0.2〜0.4

「魚の科学」，鴻巣章二　監，朝倉書店（1994），p.22を改変．

Plus One Point

イコサペンタエン酸(IPA, 慣用名エイコサペンタエン酸, EPA)とドコサヘキサエン酸(DHA)

グリーンランド在住のイヌイットたちは, 欧米人より血栓ができにくい. そのため, 動脈硬化による心筋梗塞や狭心症などの心臓病で死亡する確率が低い. 原因を調べた結果, 常食している海獣類や魚から多くのIPA(EPA)やDHAを摂取するためであることが1960年代に判明した. DHAは現在「脳の発育」に関与しているともいわれ(?), 別の意味で注目を集めている脂肪酸でもある.

魚介類のコレステロール含量

食品名	(mg/100 g)	食品名		(mg/100 g)
海水魚	まいわし 65	軟体動物	あわび	97
	まさば 64		あさり	40
	さんま 66		かき	51
	くろまぐろ 50		やりいか	320
	まだい 65		まだこ	150
	まがれい 71	甲殻類	いせえび	93
	まあじ 77		くるまえび	110
淡水魚	こい 86		ずわいがに	44
	うなぎ 230		うに	290

魚とカルシウム

カルシウムの吸収はその食品中のカルシウムとリンの比率が1:1のとき, 最も良いとされている. 魚体全体のカルシウムとリンの比率はほぼ1:1であり, 理想的なバランスといえる. しかし, 牛乳のようにカルシウムの吸収を促進する乳糖や, カゼインホスホペプチドなどがないため, 牛乳のカルシウム吸収率である50～60%には及ばず, 30%程度となっているが, 適度な摂取は骨粗鬆症予防が期待される.

ヘモシアニン

銅を含むグロブリン様のタンパク質で, ヘモグロビンと同じく酸素を運搬する機能をもつ. 酸素と結合するとオキシヘモシアニンとなり青色を呈する. 酸素を失うと無色となる.

成されている. 細胞膜や血液中にも存在し生体の維持に関与する.

魚介類の脂肪酸組成は, 陸上動植物と同じく, 飽和脂肪酸のパルミチン酸やn-9系列の不飽和脂肪酸である**オレイン酸**が多い. 一方, n-6系列の不飽和脂肪酸である**リノール酸**($C_{18:2}$), **リノレン酸**($C_{18:3}$) (n-3系列のものもある)含量が低く, n-3系列の高度不飽和脂肪酸である**イコサペンタエン酸**(IPA, 慣用名エイコサペンタエン酸, EPA) ($C_{20:5}$)や**ドコサヘキサエン酸**(DHA) ($C_{22:6}$)などの多い点が陸上動植物の脂肪酸組成と異なる〔日本食品標準成分表2015年版(七訂)参照〕.

魚類脂質の構成脂肪酸に, 20～30%が飽和脂肪酸で, 70～80%が不飽和脂肪酸であるため常温で液体である. とくに高度不飽和脂肪酸が多く, 自動酸化を起こし過酸化物やカルボニル化合物などを生成しやすい. カルボニル化合物は, 魚体中のアミノ酸や揮発性塩基物質とアミノカルボニル反応を起こし褐変化の原因となる. これを油やけといい, 味や香りが変化し, 時には毒性物質が生成するため, 長期保存の塩蔵品や干物は注意が必要である.

リン脂質の主成分はレシチンで, 組織脂質として存在する. また, **コレステロール**はいか・たこ類＞えび・かに類＞魚類の順に多く含まれ, 魚卵も300～500 mg/100 gと比較的多い.

(5) 糖質

魚介類の炭水化物含量は少なく, そのほとんどが**グリコーゲン**であり, 解糖系で分解されてエネルギーを筋肉に与える. グリコーゲンは, 貝類に最も多く1～2%程度, 魚類では赤身魚で約1%, 白身魚で約0.4%含まれる. 貝類の中でも, とくにかきはグリコーゲン量が多く, それは季節により変動し, 夏の産卵期は少なく冬から春にかけて増加する.

(6) 無機質

魚介類の無機質は1～3%で, それほど多くない. 小魚やさくらえび, あみなどは骨ごと, または殻ごと食べるので, **良好なカルシウム源**(1,000～2,000 mg/100 g)となる. とくに, 軟体動物や甲殻類は血色素がヘモシアニンであるため, ほかの動物と比べて銅含量が多い. 魚介類からのリン, 鉄, カリウム, マンガン, 亜鉛などの摂取比率は, いずれも10～15%で, これら無機質のよい供給源である.

(7) ビタミン

魚介類は脂溶性ビタミンに富むが, 水溶性ビタミンは少ない. 一般に, ビタミンは筋肉よりも皮や内臓に多く, また普通肉より血合肉に多い.

ビタミンAは, 通常, 畜肉類より多い. とくに, やつめうなぎ(8,200 μg/100 g)やうなぎ(2,400 μg/100 g)は非常にビタミンAが多い. 魚介類は**優れたビタミンA供給源**である. ビタミンDは, すべて活性型のビタミンD_3で, いわし, かつお, かじきなど回遊魚に多く, ひらめやたいなどの白身魚には少ない. しかし, いか・たこ類やえび・かに類にはほとんど含まれない. ビタミンEは

抗酸化力があり，ビタミンAや不飽和脂肪酸の酸化を防止する．魚種によりその含有量が異なるが，魚類では0～7.5 mg/100 g，えび類で1.4～3.8 mg/100 g，貝類で0.4～2.3 mg/100 gである．

ビタミンB_1は，0.1～0.3 mg/100 gの範囲で含んでいる魚介類が多く，牛肉や鶏肉とほぼ同レベルである．うなぎやこいなどは，約0.4 mg/100 gと多い．しかし，淡水魚，甲殻類や貝類にはビタミンB_1を分解する酵素チアミナーゼ（アノイリナーゼ）が存在する．ビタミンB_2は，やつめうなぎやどじょうなどに多い（0.8～1.1 mg/100 g）．B_1，B_2とも普通肉よりも血合肉に多く含まれる．ナイアシンは，かつお，まぐろ，さばなどに多く（10～19 mg/100 g），ほかのB群ビタミンと異なり血合肉より普通肉に多く含まれる．ビタミンCはほとんど含まれない．

ビタミンA，D，Eの多い魚介類

ビタミンA （μg/100 g）	やつめうなぎ	8,200
	ぎんだら	1,500
	うなぎ	2,400
ビタミンD （μg/100 g）	くろかじき	38.0
	しろざけ	32.0
	にしん	23.0
ビタミンE （mg/100 g）	あんこう（きも）	13.8
	たらこ	7.1
	ししゃも	0.8
	うなぎ	7.5

4.6　魚介類のエキス成分

食品の水または熱水抽出液を通常**エキス**とよび，このエキス中に含まれる諸成分のうち，タンパク質，脂質，グリコーゲン，色素，ビタミン，無機質などを除いた**遊離アミノ酸**，**オリゴペプチド**，**ヌクレオチド**，**有機酸**，**低分子糖質**などを一括して**エキス成分**という．魚類では2～5%，軟体動物（いか，たこ，貝類）で5～10%，えび・かに類で10～12%含まれる．

（1）遊離アミノ酸

エキス成分の大部分が遊離アミノ酸で，呈味性を有し，魚介類の味に関与する．一般に，遊離アミノ酸は魚肉に少なく，えび・かに類や貝類の筋肉に多い．魚類では，かつおなどの赤身魚にはヒスチジンが，まだいなどの白身魚には**タウリン**が多い．ヒスチジンは鮮度の低下に伴って細菌により**ヒスタミン**となり，アレルギー様中毒の原因となる．いか・たこ類ではプロリンが，えび・かに類や貝類ではグリシン，アラニン，プロリンが，うに類ではメチオニン，バリンが呈味性に関与すると考えられている．グリシン，アラニン，プロリンは甘味のあるアミノ酸である．うま味物質のグルタミン酸は，魚肉エキス中に少ないが，うにや貝類のエキスには多い．オリゴペプチドとしては，カルノシン（うなぎのうま味成分），アンセリン（かつおのうま味成分），バレニン（鯨肉の呈味成分）などが知られている．

（2）ヌクレオチド類

魚介類にはATPを主成分とする**ヌクレオチド類**が5～8 μmoles/g含まれている．ATPは，魚介類の死後，時間と共に急激に減少し，魚肉ではIMPが，いか・たこ類や貝類ではAMPが，えび・かに類ではIMPとAMPの両方が蓄積する．これはATPの分解経路が異なるためである（3章参照）．生成したIMP，AMPはグルタミン酸とうま味の相乗効果を示す．

（3）トリメチルアミンオキシド（TMAO）

生体内で浸透圧の調節に関与している非タンパク態窒素化合物の一つで，淡

タウリン（$NH_2CH_2CH_2SO_3H$）

タンパク質を構成しない広義の意味でのアミノ酸の一種．多くの魚介類に含まれるが，とくに貝類に多い．胆汁酸代謝亢進，血圧調整，血中総コレステロール低下，肝機能向上，胆石生成抑制などの各種生理作用をもつ広義のアミノ酸として知られている．

汽水産動物

汽水域とは，淡水と海水が入り交じった場所のことを指す．たとえば，川が海に注ぎ込む河口部などがこれに当たる．この汽水域に生息する動物のことを汽水産動物という．淡水と海水が混ざっていることから，汽水域の塩分濃度は，0.05〜3.5％程度と幅がある．このことから，汽水産動物には塩分濃度の変化に耐性をもつものが多い．

水産や汽水産動物には少なく，海水産動物に多量に存在する．魚の死後，細菌類によって還元されて**トリメチルアミン**〔TMA：$(CH_3)_3N$〕となり，魚臭の原因となる．さらにTMAの分解物であるジメチルアミン〔DMA：$(CH_3)_2NH$〕は，酸性下で亜硝酸と反応し，発がん性の高い**ニトロソアミン**($\substack{R \\ R}$>N-N=O)を生成する．ビタミンC（アスコルビン酸）はこの反応を抑える機能がある．

（4）ベタインと尿素

ベタインとはグリシルベタイン〔$(CH_3)_3N^+CH_2$-COO^-〕のことで，海水産のいか・たこ類や貝類，えび・かに類の筋肉中に400〜1,400 mg/100 g程度含まれる．生体内の浸透圧の調節に関与し呈味性がある．**尿素**はタンパク質の最終代謝生成物で，いか・たこ類，貝類，えび・かに類にはない．魚類では，とくにさめ，えいなどの軟骨魚類に多く，1,700〜2,200 mg/100 gも含まれる（硬骨魚類では0.5〜15 mg/100 g）．鮮度が低下するとウレアーゼによりアンモニアに分解されるため，さめ類などはアンモニア臭を放ちやすい．

（5）有機酸

コハク酸と**乳酸**が魚介類の呈味成分として知られている．乳酸は解糖系によりグリコーゲンから生成するので，死後の保存状態により含有量が変化する．まぐろ，かつおなどの赤身魚は乳酸が多い．コハク酸は，あさり，しじみ，はまぐりなどの貝類に比較的多く，呈味性に関与するが，淡水中で生活している貝類には少ない．

4.7　魚介類の特殊成分

（1）色素成分

魚類の体色は，皮膚に分布する**色素細胞**と**光彩細胞**により発現する．色素細胞には，メラニンを含む黒色素胞，カロテノイド色素のアスタキサンチンを含む赤色素胞，キサントフィル色素のルテインを含む黄色素胞などがある．また，蛍光色を発する魚鱗にはプテリンが，さんまの鮮やかな青い鱗にはビリベルジンが，銀白色のたちうおの鱗にはグアニジンがそれぞれ存在し，独特の色合いを呈している．いか・たこ類は微アルカリで赤色を呈するオンモクロームを含み，ゆでると溶出するため赤くなる．えびやかにの殻には，カロテノイド色素（**アスタキサンチン**）がタンパク質と結合して存在する（この結合物質をカロテノプロテインという）．加熱によりタンパク質が変性すると，アスタキサンチンが離れ，酸化されて**赤色素**アスタシンに変化する．

筋肉の色は，ミオグロビンやヘモグロビンのヘム色素によるが，大部分はミオグロビンである．これは白身魚より赤身魚に，普通肉より血合肉に多く含まれる．さけ・ます類の普通肉のピンク色は，ヘム色素ではなくアスタキサンチンによるものである．貝類の色も一般にカロテノイド色素による．いか・たこ類や貝類，えび・かに類は，ヘモグロビンの代わりにヘモシアニンを有するので，酸素と結合したヘモシアニンにより青色となる．

（2）臭気成分

一般に生鮮魚は，淡水魚のほうが海水魚より臭気が強い．淡水魚の生ぐさ臭の主成分は，ピペリジン系の化合物と考えられている．淡水魚の中でも，あゆは，独特のきゅうり，あるいはすいか様のにおいをもつことから，香魚ともよばれる．海水魚は，鮮度が低下し始める頃から，生ぐさいにおいが強くなる．これは，体内に蓄積していたトリメチルアミンオキシドが，微生物や酵素の作用を受け，トリメチルアミンやジメチルアミンとなるためである．そのほか，アミノ酸や不飽和脂肪酸から，微生物による酸化分解で発生する揮発性の酸（ギ酸，酢酸，吉草酸など），脂質の酸化分解で発生する揮発性カルボニル化合物（ホルムアルデヒド，アセトアルデヒドなど），含硫アミノ酸から微生物作用により発生する揮発性の含硫化合物（硫化水素，ジメチルスルフィドなど）などが魚臭の原因物質となる．

（3）有毒成分

魚介類には食中毒を起こす自然毒を含むものがある．ふぐ毒の成分であるテトロドトキシンは，呼吸中枢と運動中枢を麻痺させ，致死率がきわめて高い．熱帯，亜熱帯海域にすむ魚シガテラが産生する毒（シガトキシン）は，頭痛，嘔吐，下痢などを起こす．二枚貝のい貝，ほたて貝などは，ときに毒化してサキシトキシンによる食中毒を起こし，視覚麻痺や呼吸困難を伴い死に至る場合もある．

4.8　魚介類の死後変化と鮮度

（1）死後硬直と解硬

魚肉も，畜肉と同様の機構で，死後一定時間を過ぎると硬直する（3章参照）．ただし，死後硬直が始まる時間は，畜肉（12～24時間後）に比べて早く（1～7時間後），その持続時間も短い．最低到達 pH は，筋肉中のグリコーゲン量に依存し，グリコーゲンの多い赤身魚（1%以上）で pH 5.6～6.0，少ない白身魚（1%以下）で pH 6.0～6.4 である．

ATP は，ATP → ADP → AMP → IMP → HxR → Hx（AMP：5′-アデニル酸，IMP：イノシン酸，HxR：イノシン，Hx：ヒポキサンチン）と酵素分解され（3章参照），この ATP 分解経路では，IMP 以降の分解速度が遅く，硬直中はうま味成分の IMP が蓄積し美味となる．

魚類の死後硬直持続時間は，魚種や致死条件によって異なるが，畜肉よりはるかに短く，2～20時間とみられている．その後，筋肉は，筋肉中の各種酵素により筋肉タンパク質が分解されたり（自己消化），Ca^{2+} により筋肉組織が損傷を受けたりして，構造変化が生じ解硬する．それとともに，タンパク質分解物も蓄積する．また，魚体に付着している微生物のはたらきによって，アンモニア，トリメチルアミン，ジメチルアミンなどの揮発性塩基窒素量（VBN）が増加し腐敗へと進む．

魚の pH 低下

死後の早期に生じる pH の低下の度合いは，魚の致死条件によっても左右される．激しい悶死を遂げた魚では，速やかに pH が低下するが，即殺魚では pH 低下は鈍い．したがって，鮮度低下も緩やかとなる．そこで，魚の延髄に包丁を立てて即殺する活けじめという方法が，急激な鮮度低下を防ぐために行われる．

死後すぐの魚肉を食べる活け造りは，味を楽しむものではなく，テクスチャーを楽しむものである．

（2）鮮度の判定
（a）官能検査法
五感による判定方法で，一般的な方法であるが熟練を要する．新鮮魚は，魚体に張りがある，皮膚に光沢があり鱗がしっかりついている，目が透明で張り出している，えらが鮮やかな桃赤色をしている，不快なにおいが少ない，などの要件を満たしている．

（b）細菌学的方法
魚介類に付着している細菌数を測定し，鮮度を判定する方法である．生菌数が，10^5/g 以下であれば新鮮，$10^5 \sim 10^7$/g は初期腐敗，10^7/g 以上は腐敗と判定する．しかし，この方法は細菌培養が必要で，測定に2，3日かかる欠点があり精度も良くない．

（c）化学的方法
鮮度低下に伴い増加する揮発性塩基窒素量（VBN）を測定し，鮮度を判定することができる．$5 \sim 10$ mg/100 g できわめて新鮮，$15 \sim 20$ mg/100 g で良好，$30 \sim 40$ mg/100 g で初期腐敗，50 mg 以上 /100 g で腐敗と判定する．アンモニアを生成しやすいさめなどには使えない．

K 値測定は細菌が関与する以前の鮮度を判定する方法である．K 値は活きの良さとよく一致することでも注目されている．K 値は次式で表され，ATPの分解生成物量を測定することで求めることができる．

$$K 値 = \frac{HxR + Hx}{ATP + ADP + AMP + IMP + HxR + Hx} \times 100$$

K 値は低いほど鮮度が良く，即殺魚で 10 % 以下，生食用で 20 % 程度，煮焼用で 40 % 程度，初期腐敗は 60 % 以上とされている．同一条件で保存しても魚種により K 値に差が認められる（図 4.4）．たら類は鮮度低下が早く，たい類は遅い．

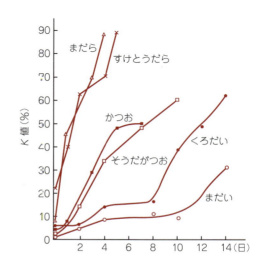

図 4.4 たら類，かつお類，たい類の氷蔵中の K 値変化
内山ほか，「水産学シリーズ」，No. 4，81 〜 103，同 No. 13，78 〜 90，恒星社厚生閣(1974，1976)．

4.9 魚介類の低温貯蔵と冷凍変性
（1）低温貯蔵
　生鮮魚介類を貯蔵する方法は，**冷蔵法**と**冷凍法**に大別される．保存期間が数日の場合は氷で保存する氷蔵法が，1〜2週間の貯蔵には−3〜−5℃で保存する**部分凍結**（partial freezing）法が用いられ，長期保存には急速凍結を行い−40℃前後での冷凍貯蔵が行われる．緩慢凍結は解凍後のドリップ量が多く，品質劣化が激しいため，急速凍結が行われている．

（2）冷凍変性
　魚介類を凍結すると，体色の退化，脂質の酸化，タンパク質変性などが起こる．この変化を冷凍変性という．ヘム色素（ミオグロビン，ヘモグロビン）の多いまぐろ，かつおなどは退色を起こしやすい．脂質の多いいわしやさんまなどは脂質の酸化（油やけ）が起こりやすい．また，タンパク質の冷凍変性は，筋肉中の水分子が凍結し，非凍結部の塩濃度が高くなることが原因で，赤身魚よりたら，ひらめのような白身魚に起こりやすい．糖類や，糖アルコール類，リン酸化合物などを魚肉に添加することにより，タンパク質の冷凍変性を防ぐことが可能で，これを利用した製品が冷凍すり身である．

部分凍結
この方法で用いる温度帯は，最大氷結晶生成帯の温度帯（約−1〜約−5℃）と重なるため，筋肉組織の損傷が激しく，タンパク質の変性も大きいと考えられてきた．しかし，1〜2週間の貯蔵には，−30℃で貯蔵するよりタンパク質の変性が少なく，氷蔵より脂質の酸化や微生物の繁殖が抑えられることが判明した．

4.10 魚介類とその加工品
（1）魚　類
（a）赤身魚
ⅰ）いわし
　日本沿岸各地に分布し，まいわし，うるめいわし，かたくちいわしの3種類がよく見られる．まいわしは，体側に黒い斑点が7個前後あり，七つ星ともよばれる．脂質含量は16.4％と多く，**DHA**や**IPA**（慣用名，**EPA**）に富んでいる．また，カルシウムなどの無機質やビタミンも多い．稚魚（体長3cm以下）をしらすといい，これを薄い塩水でゆで上げ七分乾きとしたものを「しらす干し」，さらに乾燥したものを「ちりめんじゃこ」とよぶ．しらす干しのカルシウム含量は，親の6〜7倍になる．

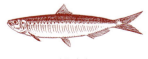
まいわし

ⅱ）かつお
　「目に青葉　山ほととぎす　初鰹」（山口素堂）とうたわれたように，毎年春先に，かつおが黒潮にのって日本列島を北上し始め，5月頃に相模湾に達する．この頃のかつおを初がつおといい，その身は大変美味である．かつおは良質なタンパク質に富み，アミノ酸スコアも100である．ナイアシンやビタミンDも多く，血合肉には鉄分も多い．タウリンにも富んでいる．秋のかつおは春ものに比べて脂質含量も数倍豊富で，それに比例してDHA含量も多くなる．鮮魚として刺身やたたきで食べられるほか，缶詰，かつお節，塩辛などにも加工される．

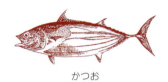
かつお

アミノ酸スコア
p.75のマージン参照．

ⅲ）さ ば

日本近海には，背中に青黒い斑点をもつまさばと腹部に細かい黒点を有するごまさばが多い．秋に漁獲されたものは，脂質含量が20％と多く，とくに美味である．IPA（EPA）やDHAの含有量は，やつめうなぎ，まぐろに次いで多い．ビタミン類も多く，とくにビタミンA，B_2，ナイアシン，D，Eなどに富む．そのエキス分はうま味成分に富み，ヒスチジン（390 mg/100 g）も多い．内臓に含まれる消化酵素は強力で死後組織を分解し，また細菌も繁殖しやすく，多量にあるヒスチジンがアレルギー症状を起こすヒスタミンへと変化する．さばは外見が新鮮に見えても人によりアレルギーを起こすことがあり，これをさばの活き腐れという．しめさばにして生食されるほか，干物，塩さば，缶詰などに加工される．

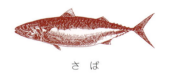
さ ば

ⅳ）さんま

太平洋のほぼ全域に分布し，北海道および東北沿岸で日本の全水揚げ量の多くが漁獲される．季節により脂質含量が異なり，秋に三陸沿岸を南下する「下りさんま」は脂がのり，美味で，このときが「旬」である．IPA（EPA），DHAのほか，カルシウム，ビタミンB_2やDも豊富に含む．ほとんどが調理されるが，一部は缶詰やみりん干しなどにも加工される．

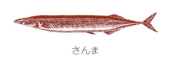
さんま

ⅴ）まぐろ

かつおと同じサバ科に属し，形も似ているが大型である．全世界の温暖海域に分布し，種類はほんまぐろ（くろまぐろともいう），みなみまぐろ，きはだまぐろ，びんながまぐろ，めばちまぐろがある．年とともに呼び名の変わる出世魚の一つである．栄養価は，種類だけでなく，部位によっても大きく異なる．まぐろの身は水分が比較的少なく，タンパク質が20％以上である．脂質含量は赤身で数％であるが，脂身では約28％と多く，俗に「とろ」とよばれる．とろに含まれるIPA（EPA），DHA量は，やつめうなぎと肩を並べて多い．まぐろは，すしのネタや刺身に用いられ，日本での大量消費に加えて，近年，中国での消費増加が著しい．資源の枯渇が心配されている魚種でもある．

と ろ

とろは魚肉の10％程度しかとれず，中とろと大とろに分けられている．しかし，今のところこの中とろの定義ははっきりしておらず，経験と勘で大とろと区別されていることが多い．市場では，腹部の脂肪の多い部分を大とろ，尾よりの霜降りの部分を中とろとしている．大とろの脂質含量は冬場には40％にもなる．

（b）白身魚

ⅰ）かれい，ひらめ類

日本近海だけで100種以上分布し，左右に扁平で両眼が側面についている強側扁型の代表的な魚である．俗に「左ひらめに右かれい」とよばれる．かれいは，良質なタンパク質，ビタミンB_1，Dを豊富に含み，高級魚のひらめと比べて資源が多い．おひょうは，かれいの中で最も大型で，体長が2.5 mにも達するものがある．ひらめは，体長は，50〜60 cmくらいのものが多く，良質のタンパク質を含有し，イノシン酸含量が高く，とくに冬の寒ひらめは最高に美味となる．ビタミン類では，ナイアシンが多い．かれいは刺身のほか煮付けやフライ，干物に，ひらめは，刺身やすしのネタに用いられる．

Plus One Point

左ひらめに右かれい

魚の眼のある側を表にし，背中を上にしたとき，頭と眼が左側にあるのがひらめで，右側にあるのがかれいとの意である．もちろん例外もあり，ぬまがれいはかれいでありながら左側に頭と眼がある．

かれい

ひらめ

ⅱ）た　い

　まだい，ちだい，ひれこだい，きだいなど7種類がある．たいの名が付いていても，いしだい，きんめだいは別科の魚である．日本沿岸の岩礁域に分布する．とくに瀬戸内海のまだいが有名で，体長50 cm〜1 mに達し，体型，色，味とも優れ，百魚の王として祝い事には欠かせない魚である．旬は花見時で，このときは，産卵期を迎え，脂がのり色もより鮮やか（アスタキサンチンによる）となり，「さくらだい」とよばれ珍重される．その身は，脂質が少なく，また酵素活性が低いため，死後のK値上昇が緩やかで，鮮度の低下が緩慢である．また，イノシン酸の分解も遅く，味も落ちにくいので，「腐っても鯛」といわれる．姿焼き，刺身，塩焼きなどに調理される．

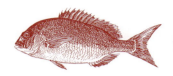

まだい

ⅲ）た　ら

　日本近海の寒域には，まだら，すけとうだら，こまいの3種類が分布している．脂質が少なく，臭みもなく淡泊な味で，とくに冬期に美味となる．鍋物，煮物に用いられる．胃が大きくどん欲な魚であることから「鱈腹食う」という言葉ができた．鮮度が落ちやすく，とくに凍結すると解凍後の身が **スポンジ化** しやすい．しかし，漁獲後すぐに身をとり冷凍変性防止剤（ショ糖，ソルビトールなど）を添加し，**冷凍すり身** に加工すると品質が長期間変化しにくい．現在かまぼこの材料（とくにすけとうだらのすり身）として広く利用されている．また「たらこ」（明太子）はすけとうだらの卵巣を塩蔵したもので，ビタミンEが豊富である．

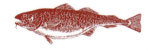

まだら

（c）中間魚

ⅰ）さけ，ます

　厳密には赤身魚でも白身魚でもない．さけは，しろざけ，ぎんざけ，べにざけ，ますのすけ（キングサーモン）など，ますは，にじますやひめますがある．分類学上では，マス類という分類はなく，すべてがサケ類となる．河川源流で産卵し，長い海洋生活（3〜4年）を送り大型化するものをさけ，淡水系に分布している小型のものをますとよんでいる．栄養価の高い魚で，秋口に産卵のため母川に回帰してきたさけは，とくに脂がのり，美味である．ビタミン類も豊富で，Aは魚肉中に10〜160 μg/100 g存在し，さらに **すじこ**（卵巣の塩蔵品）には，670 μg/100 gもある．そのほかビタミンDやナイアシン，無機質も豊富である．身の色は，アスタキサンチンによるもので，とくにべにざけに多く含まれている．新巻きざけ，くん製，塩ざけなどに加工される．卵巣は，すじこ，**いくら**（成熟卵を塩蔵したもの）として利用されている．

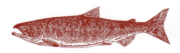

しろざけ

Plus One Point

さけ，ますの肉の色

さけ，ますの筋肉は，きれいなピンク色をしている．これは，赤身魚のようにミオグロビンが多いためではなく，餌となる甲殻類やあみ類の殻に含まれるアスタキサンチン（カロテノイド系の赤色色素）が筋肉中に存在しているからである．

ⅱ）ぶ　り

　暖海性の回遊魚で，冬期に日本近海に回遊してくる．出世魚の代表で，成魚は，体長1 m，体重10 kgほどになる．脂ののった寒ぶり（12〜2月のぶり）は，特に美味である．IPA（EPA），DHA，タウリンやビタミンB_1，B_2にも富み栄養の宝庫でもある．塩焼き，照り焼き，刺身などに用いられる．

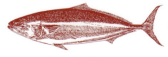

ぶり

ぶりの名称				
	幼 魚 (20 cm以下)	小 魚 (30～40 cm)	若 魚 (50～60 cm)	成 魚 (90 cm以上)
東京	わかし	いなだ	わらさ	ぶり
富山	つばえそ	こずくら	ふくらげ	おおぶり
関西	もじゃこ つばす	はまち いなだ わらさ めじろ	めじろ	ぶり
高知	もじゃこ	はまち	ぶり	おおいお

養殖したものははまちという．ぶりは身がしまりスマートであるが，はまちは全身に脂がのって体形は太い．
高宮和彦，「食材料ハンドブック(補訂版)」，培風館(1993)，p.178.

(d) 淡水魚
ⅰ) あ ゆ

ほぼ日本全国の清流に分布している川魚の代表で，ふ化した幼魚は海で冬を越し春に川を遡上（そじょう）する．成魚の体長は30 cmくらいになり，特有の芳香をもつことから「香魚」ともよばれている．旬は8月で脂がのり美味となる．カルシウムやビタミンB群を豊富に含み，内臓にはビタミンA含量が多い．しかし，生の内臓にはビタミンB_1を分解する酵素（チアミナーゼ）が多い．塩焼き，雑炊などに用いられる．

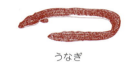
うなぎ

ⅱ) うなぎ

深海で産卵し，春に稚魚が川を遡上してくる．市場に出回っているうなぎのほとんどが養殖ものである．人工孵化技術が確立されていないので，おもに台湾や中国，フィリピンで捕獲された稚魚を輸入し養殖している．脂質が多く，**ビタミンA**も豊富（とくにきもに多い）である．蒲焼きの形で消費されることが多い．血液中に弱い神経毒であるイクチオヘモトキシンをもつので生食は避けたほうがよい．

ⅲ) その他

泥底にこい，ふな，どじょうなどが生息しているが泥臭味がある．清流にはやまめやいわななどが分布している．

(2) いか，たこ，貝類

ⅰ) いか，たこ

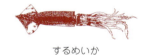
するめいか

いずれも軟体動物で，種類により地域性があるが，ほぼ全国各地の沿岸でとれる．いかは，するめいか，けんさきいか，やりいか，ほたるいかなどが知られ，たこは，まだこ，いいだこ，みずだこなどが有名である．1～2月が旬となる．両者とも，タンパク質が15％程度含まれているが，アミノ酸スコアは71と低い（バリンが第一制限アミノ酸）．いか類のうま味は**ベタイン**とタウリンで，たこ類ではベタインとされている．いかは，刺身で食するほか，するめ，さきいか，塩辛に加工される．たこは，刺身，酢の物などに利用される．

ⅱ) 貝 類

巻き貝としては，あわび，とこぶし，さざえなどが，二枚貝としては，あさり，はまぐり，ほたてがい，ばかがい，しじみなどがある．タウリンおよび糖質の含有量が多い点が，貝類共通の特徴で，とくに冬期のかきは**グリコーゲン量**が増加し美味である．あさりは，鉄，マグネシウム，リンを豊富に含み，しじみはビタミンB_{12}やメチオニンが多い．しじみ，ほたてがい，ばかがいなどは，コハク酸を多く含みうま味を有する．貝類は，種々の料理に用いられるほか，佃煮，缶詰などに加工される．

（3）えび，かに類

 甲殻類に属し，えびは，いせえび，くるまえび，さくらえびなど，かには，がざみ，けがに，ずわいがに，たらばがになどが有名である．いずれも日本人の好物で，わが国は世界有数のえび，かに類の消費国である．日本人をひきつけるうま味は，ベタイン，グリシン，アルギニンなどの**エキス分**の多さによる．また，タウリンも豊富である．さくらえびなどの小型のえびは，殻ごと食べられることから**キチン質**も摂取できる．両者とも煮物，焼き物などに用いられるほか，えびは，干しえびや佃煮などに，また，かには缶詰や塩辛などに加工される．

（4）加工品

ⅰ）冷凍品

 魚介類を凍結し保存性を高めたものである．生鮮魚介類冷凍品（各種魚介類），加工冷凍品（凍結かまぼこ，新巻きざけなど），調理冷凍品（フライ，フィッシュボールなど）などがある．

ⅱ）乾燥品

 魚介類を自然または熱風乾燥し，水分活性を下げることで保存性を高めたものである．乾燥前の処理法の違いにより，素干し（するめ，棒だらなど），塩干し（塩干しいわし，塩干しさばなど），煮干し（煮干しいわし，しらす干しなど），焼き干し（浜焼きだい，あゆの焼き干しなど），節類（かつお節，さば節など）など種々の製品がある．

ⅲ）練り製品

 水産練り製品は魚肉に食塩などを添加して擂潰（すり潰して練ること）・成形した後，加熱したものをいう．かまぼこ，ちくわ，魚肉ソーセージ，魚肉ハム，はんぺん，だて巻き，さつま揚げなどがある．現在は，原料に**冷凍すり身**を用いているものが多い．

ⅳ）塩蔵品

 魚介類を塩漬けして，水分活性を低下させるとともに，食塩の防腐効果により保存性を高めたもの．塩蔵魚類（塩ざけ，塩ますなど），魚卵（いくら，たらこなど），塩辛（いかの塩辛，うにの塩辛など）などがある．

ⅴ）調味加工食品

 魚醤油（しょっつる，いしるなど），佃煮（はぜ，あさりなど），みりん干し，水産漬け物（なれずし，酢漬けなど）などがある．

ⅵ）缶詰

 魚介類を水煮，味付け，油漬け，トマト漬け，蒲焼きなどの処理を施してから缶詰とし，保存性を高めたもの．

キチン質
キチンとキトサンの総称．キチンはN-アセチル-D-グルコサミンがβ-1,4結合した多糖類．キトサンは，キチンの脱アセチル化物のうち，脱アセチル化度が60％程度以上で希酸可溶のものを指す．両者は免疫機能を増強する．また，キトサンはコレステロール改善作用や血圧上昇抑制作用などをもつ機能性成分でもある．

冷凍すり身
水さらしした魚肉にショ糖やソルビトール（グルコースの糖アルコール）を冷凍変性防止剤として添加し，凍結させたもの．長期凍結保存を可能にした日本発の技術．この技術の開発により，それまで冷凍変性しやすいために利用価値がなかったすけとうだらを冷凍すり身にすることで，品質保持が可能となった．現在，多くの練り製品の原料として用いられている．

4.11 藻類

(1) 藻類の分類

藻類は水中で光合成による独立栄養生活をする下等植物の一群で、海藻類（海産）と淡水藻類（淡水産）に分類される．海藻類は生育場所の深さで色調が異なり，浅瀬に<u>緑藻類</u>（緑色），より深い所に<u>褐藻類</u>（褐色），さらに深い所には<u>紅藻類</u>（紅色）が生育する．また，暖流を好む海藻（わかめ，てんぐさなど）と寒流を好む海藻（こんぶなど）の分類もある．食用となる淡水藻類には<u>藍藻類</u>がある．これら藻類の分類を表4.6に示す．

表 4.6 藻類の分類

分 類	種 類 （例）
藍藻類	水前寺のり，スピルリナなど
緑藻類	あおさ，あおのり，かわのり，ひとえぐさ，クロレラなど
褐藻類	こんぶ，わかめ，あらめ，ひじき，まつも，もずく，ほんだわらなど
紅藻類	あまのり，とさかのり，ふのり，てんぐさ，おごのり，つのまたなど

(2) 藻類の成分

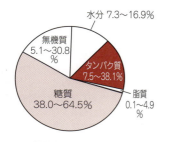

藻類乾燥品の一般成分

藻類は，そのほとんどが乾燥品として流通している．藻類乾燥品の一般成分を左図に示す．糖質が最も多く，平均すると約50％も含まれる．そのほとんどは，難消化性多糖類であり，<u>食物繊維</u>として整腸作用が期待できる．またヨウ素が多く，鉄，カルシウム，リンなども含み，無機質供給源としても有用である．ビタミン類では，Aの前駆体であるカロテンを多く含み，BやCにも富む．また，藻類の色については，緑藻はクロロフィルa，褐藻はフコキサンチン，紅藻はフィコビリンが主成分である．特殊成分としては，マンニトール，アルギン酸，寒天，カラギーナンなどが知られている．干しこんぶの表面の白い粉は，糖アルコールの一種である<u>マンニトール</u>で，甘味を有する．<u>アルギン酸</u>はウロン酸の重合した粘稠物質で，褐藻類の細胞壁成分で比較的多く含まれ（約20％程度），ゼリーなどの食品品質改良剤として用いられるほか，人造いくらの原料としても利用されている．<u>寒天</u>はアガロースとアガロペクチンが7：3で混合したもので，紅藻のてんぐさを煮ると溶出してくる細胞壁成分である．冷却するとゲル化し，ゼリーやようかんなどの凝固剤として用いられるほか，微生物の培地としても利用されている．また，近年，アルギン酸や寒天は食物繊維源としても注目されている．

(3) 藻類とその加工品

(a) 藍藻類

i) 水前寺のり

淡水産の藍藻で，直径3cmくらいの軟らかい寒天状の塊で存在している．生産量が少なく，珍味とされており，酢の物，さしみのつまなどに用いたり佃

4.11 藻類

煮などに加工される．

（b）緑藻類

ⅰ）あおさ

普通，あおさというとあなあおさのことを指す．岩の上に葉状の塊となり生育している．汁物の実として生のまま用いるほか，乾燥させて粉末にし青粉としてたこ焼きなどへのふりかけとしても用いられる．

ⅱ）あおのり

日本各地の沿岸に生育している．あおのりの中でもすじあおのりの味と香りが優れており，1 m 以上も育つことから好んで食用とされている．乾燥させたり，すいたりして食用としている．ふりかけ（あおのり），佃煮としても用いられる．

（c）褐藻類

ⅰ）こんぶ

寒流系の海藻で，まこんぶ，りしりこんぶ，おにこんぶ，みついしこんぶ，ながこんぶ，ほそめこんぶなど多くの種類がある．

まこんぶが最も品質が良く，りしりこんぶとともに乾燥後，上等品としてだし用，とろろこんぶなどに加工される．ながこんぶは，昆布巻きなどに加工される．こんぶのうま味は**グルタミン酸**である．また，マンニトール，アルギン酸，**ヨウ素**も多く含まれる．

ⅱ）わかめ

北海道西岸から本州各地，九州まで分布しているが，養殖ものが 90 ％ を占める．生よりも加工されて使用されることが多い．木灰をまぶして乾燥させたものを「灰干しわかめ」といい，鳴門海峡沿岸で生産されたものをとくに鳴門わかめという．そのほか，薄い板状に干しあげた「板わかめ」や糸状に裂いてもみほぐした後乾燥させた「もみわかめ」などの加工品がある．わかめは，水で戻して酢の物や汁物，煮物などに幅広く用いられる．

ⅲ）その他

ひじきは生を蒸して乾燥するときに黒変する．カルシウムや鉄分，マグネシウムなどの無機質が豊富である．とくに鉄分は，ほうれんそうの約 3〜30 倍も含まれている．もずくは，ほんだわらなどに巻き付いて生育する．独特のぬめりをもっているので，生のまま，または塩漬けしてから酢の物などに供される．一般に褐藻類はヨウ素に富み（0.2〜0.5 ％），医薬品の**ヨードチンキの原料**でもある．

（d）紅藻類

ⅰ）あまのり

あさくさのり，すさびのり，うっぷるいのり，まるばあまのりなど約 20 種類のあまのりが日本各地に分布する．あさくさのり，すさびのりは干しのりの原料である．とくに江戸時代に東京湾産のものを用いて干しのりとしたものが

とろろこんぶ

干しこんぶを酢に数分間漬けて，一夜ねかせて軟らかくしたものを何枚も重ねて圧縮し，その表面をかんなのような刃で，細い糸状に削ったもの．おぼろこんぶは，専門の職人が薄い紙状に削ったものをいう．

灰干しわかめ

徳島県鳴門市周辺の特産品．わかめは灰の利用により褐色から鮮やかな緑色に変化し，常温保存でも退色せず，弾力や歯切れも生鮮品に近い食感となる．これは，灰中のアルカリ成分がわかめの酸性化を防ぎ，クロロフィルの分解を防止することと，アルギン酸分解酵素の活性を抑制するためと考えられている．

干しのり

のりを収穫後，水洗し裁断機で切断して，ペースト状にする．四角に漉いた後，40 ℃ の温風で乾燥し，10 枚を一束に仕上げたものを干しのりという．この干しのりを焦がさないよう赤外線で短時間焼いた製品が焼きのりである．さらに砂糖や醤油などで味つけして乾かしたものが，味付けのりとなる．

寒 天

原藻から熱水抽出し，冷却してゲル化した心太(ところてん)をつくり，それを凍結乾燥して得る．主成分はガラクトースと3,6-無水ガラクトースを構成成分とする多糖類で，中性でゲル化力の強いアガロースとゲル化力の弱いアガロペクチンからなる．

「浅草のり」とよばれ有名になった．のりは，色の濃いほどうまいのりであるといわれている．

ⅱ）てんぐさ

北海道南部以南の暖流が流れる沿岸に生育している．まくさ，おにくさ，おおぶさ，きぬくさ，ひらくさなどの種類がある．通常，てんぐさというとまくさのことを指す．てんぐさは寒天の原料として用いられる．また，海藻サラダとしても用いられる．

4.12 水産食品に特徴的な加工原理

（1）魚介類冷凍品の製造

とくに生鮮魚介類冷凍品の場合は，凍結時に急速冷凍を行う必要がある．多くの生鮮食品では，−1〜−5℃の温度帯（最大氷結晶生成帯）で全水分量の約80％が氷結する．時間をかけて凍結すると氷結晶が大きくなり，組織を傷つけて解凍時のドリップ生成の原因となる．また，解凍は反対に時間をかけて行なわなければ，タンパク質が変性して品質の劣化を引き起こす．

（2）かつお節の製造

節類の代表であるかつお節の製造（図4.5参照）には手間ひまがかかり，全製造工程を終了するのに最低150日を要する．この間，5 kgの生かつおが水分を徹底的に取り除かれて900 gまで減少する．これは，かび（*Aspergillus glaucus* など）の生育にほかの微生物より水分を多く必要とする性質を利用したもので，かび付け・日乾を繰り返すうちにかつお節内部の水がほとんどなくなる．大量に水分が取り除かれることと，かびの繁殖によりほかの微生物がいっさい繁殖できなくなるので，かつお節はいつまでも常温で保存することができる．

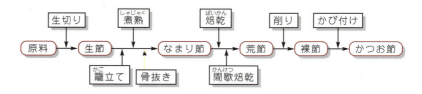

図4.5　かつお節の製造工程

（3）かまぼこの製造

魚肉筋肉を構成する筋原線維タンパク質（アクチンやミオシンなど）は，グロブリン系のタンパク質であるため塩を添加すると溶出し，たがいに絡まり合い粘稠な肉のりを形成する．これを一般にすり身とよぶ．成型したすり身を加熱すると，タンパク質が凝固して水を抱え込んだまま網目構造を形成し，弾力のあるゲルが得られる．かまぼこはこの製造原理を活かした水産加工品で，図

4.6に示す工程により製造される．原料魚から頭および内臓を除去し，水洗いする．採肉後，数倍量の水でよく洗い(**水さらし**)，皮下脂肪や血液などをはじめ加熱時にゲル形成を妨げる水溶性の物質を取り除く．脱水後肉ひきを行い，サイレントカッターや擂潰機（らいかいき）により肉組織を破壊する(空ずり)．食塩を添加し，筋原線維タンパク質を溶出させて粘稠な塩すり身を得る(塩ずり)．このときに調味料や副原料も添加される．ここまでは低温で処理される．その後板に付け成型し，室温で放置しておくと粘稠性を失ってゲル化する(**坐り**)．坐り後，蒸気またはあぶり焼きにして加熱すると，ゲル構造が引き締まり独特の弾力(かまぼこの場合，特別に**足**という)をもつようになる．

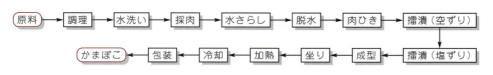

図4.6　かまぼこの製造工程

（4）水産塩蔵品の製造

塩辛は，いかやかつおなどの筋肉部分と内臓などを一緒に塩蔵し，自己消化および微生物の作用を利用して熟成させた塩蔵食品である．また，塩蔵魚類や魚卵の塩漬けの方法には，魚介類に直接塩をふりかける**ふり塩漬け法**と，原料を食塩水に漬ける**立て塩漬け法**がある．

練 習 問 題

次の文を読み，正しいものには○，誤っているものには×をつけなさい．
（1）ミオグロビンは，白身魚より赤身魚に多く含まれる． ← 重要
（2）魚肉においても死後硬直が生じる．
（3）赤身魚の肉汁にはミオゲン系のタンパク質が多いので煮ると身くずれしやすいが，白身魚はミオゲンが少ないので煮ると硬くなる．
（4）煮魚の煮こごりは，アクトミオシンの変性によって生じる．
（5）魚類に比べて貝類は，脂質の割合が低く，代わりに糖質の割合が大きい．
（6）魚肉は，畜肉に比べて結合組織の割合が高い． ← 重要
（7）魚肉タンパク質の第1制限アミノ酸は，リシンであることが多い．
（8）魚類の脂質を構成する脂肪酸の特徴は，二重結合の比較的少ないリノール酸やリノレン酸などの不飽和脂肪酸が陸上動植物より多いことである．
（9）魚には「旬」とよばれる食べて美味な時期がある．旬の時期の魚には一般に脂質が多い． ← 重要

(10) 魚介類は一般に脂溶性ビタミンに富むが，水溶性ビタミンは乏しい．

(11) エキス成分とは水または熱水抽出液に含まれる成分すべてのことをいう．

(12) いか・たこ類を煮ると赤くなるのはアスタキサンチンによる．

(13) 海産魚の魚臭は，トリメチルアミンオキシド(TMAO)による．

重要 → (14) K 値と VBN を比べると VBN のほうが，より初期の鮮度状態を判定できる．

(15) 赤身魚は，白身魚よりもグリコーゲン含量が少ない．

(16) さばには，ヒスチジンが多量に含まれるため，死後，アレルギーを起こしやすいヒスタミンを生成しやすい．

重要 → (17) グリシン，ベタインは，いか，たこ，貝類，えび，かになどの筋肉に多く存在し，これらのうま味成分の一つとなっている．

(18) たらの肉は，冷結すると解凍後スポンジ化を起こしやすい．

(19) 冬期に，かきはコハク酸が多くなりうま味を増す．

(20) 干しこんぶの表面についている白い粉はソルビトールで甘味を有する．

重要 → (21) てんぐさは褐藻類の一種で，その細胞壁成分にアガロースとアガロペクチンを有している．これらは寒天の原料である．

(22) こんぶのうま味成分は，グルタミン酸ナトリウムである．

(23) 魚体全体のカルシウムとリンの比率はほぼ 1：1 であり，理想的なバランスを保っており，牛乳と同じくらいのカルシウム吸収率を誇っている．

(24) タウリンは遊離アミノ酸の一種で，いか類などのうま味成分であるが，血中コレステロール低下などの生理作用も併せもつ．

(25) うなぎはその血液中に神経毒のテトロドトキシンをもっているので生食は避けたほうがよい．

(26) 凍結時，時間をかけて魚などを凍結すると，解凍時のドリップ量が少なくなる．

(27) かつお節は，かびの作用により水分を減少させた加工食品である．

(28) かまぼこは，筋漿タンパク質のアクチンやミオシンが，たがいに絡まり合ってできたゲル状食品である．

(29) かまぼこ独特の弾力のことを「足」という．

(30) すけとうだらなどを原料として採肉，水洗後，ソルビトールやショ糖などを添加して擂潰後，凍結したものを冷凍すり身という．

5 微生物利用食品

われわれは古くからかび,酵母,細菌などを食品の加工に利用してきた.これら微生物を利用した食品を発酵食品といい,原料中にはなかった味や香りが付与された別の食品になる.日本では,とくにこうじ(麹)かびを利用した食品が多い.現在,日本酒,みそ,しょうゆ,米酢,甘酒,かつお節など,独特の加工食品がある.

5.1 アルコール飲料

アルコール(エタノール)飲料は,有史以来,世界中のさまざまな地域でつくられ,神話や歴史に表されてきた.現在では製法によりさまざまな分類がなされている(図5.1).わが国の酒税法によると,アルコールを1%以上含むものを酒類とよんで税金を科している.

(1)醸造酒

酵母が糖類を分解してエタノールを産生する.材料となる糖類には,グルコース,フルクトース,マルトースなどがある.糖類を酵母によりアルコール発酵させ,そのまま飲用する酒を醸造酒という.醸造酒の製造方法には,**単発酵式**と**複発酵式**がある.単発酵式とは,直接酵母が働く糖類を原料として用いる方法であり,複発酵式はでん粉を原料とし,まずでん粉を糖化してから酵母を

お酒にかかる税金
(2023年12月現在)

酒類の代表的な小売価格に対する酒税額は次のとおりである.
日本酒 1.8 L 当たり約 180 円
ビール 350 mL 当たり約 70 円
発泡酒(麦芽 25 % 未満の場合)
350 mL 当たり約 47 円
第 3 のビール(麦芽 0 %)
350 mL 当たり約 38 円
焼酎(アルコール 25 度の場合)
1.8 L 当たり約 450 円
ウイスキー(アルコール 43 度の場合)
700 mL 当たり約 300 円

りんご酒と乳酒
りんご酒:りんご果汁を発酵させてつくられる果実酒で,フランスではシードル(cidre)という.
乳酒:牛乳,馬乳,羊乳などに含まれる乳糖を,特殊な酵母や乳酸菌で発酵させてつくる酒.コーカサス地方のケフィアや南ロシアのクミスが有名.

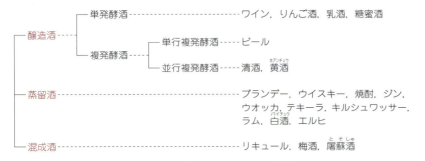

図 5.1 酒類の製造法による分類

表 5.1　醸造酒の組成の特徴

	アルコール (v/v%)	還元糖 (グルコース%)	酸度[1]	全窒素 (mg%)	pH
清酒	14.5～16.0	1.5～5	0.7～2.0	73～140	4.2～4.7
ビール	4.5～6.0	0.3～1	1.1～4.0	46～87	4.1～4.4
ワイン	9.7～13.9	0.1～10	8～10	10～90	3.0～4.1

1）試料 10 mL を中和するための 0.1N NaOH 滴定量（mL）．

働かせる方法である．複発酵式にはでん粉の糖化が終わってから続いて酵母によるアルコール発酵を行わせる**単行複発酵式**と，糖化とアルコール発酵を同時に行わせる**並行複発酵式**とがある．表 5.1 に示したように，原料や醸造法により成分に特徴がある．

（a）ワイン（ぶどう酒）

ワインはぶどう果汁に含まれるグルコースやフルクトースなどの糖をワイン酵母でアルコール発酵させたもので，アルコール濃度は 10～14 %程度である．かつては，ぶどうの果皮に付着した天然酵母で自然発酵させて製造されていたが，現在では純粋に培養した酵母（*Saccharomyces ellipsodeus*，または *S. cerevisiae*）を用いる．発酵は二酸化硫黄やメタ重亜硫酸カリウム（$K_2S_2O_8$）を添加し，亜硫酸ガスを発生させることによって雑菌の繁殖や酸化を防止しながら行う．主発酵は 15～25 ℃で 10 日間程度行われ，その後 1～3 年熟成させる．熟成の終わったワインはびんに詰め，さらに熟成を続ける．ワインの品質はぶどうの種類や熟成の度合いなどによって異なり，色，香り，酸度，渋味，甘辛味などに違いがある．

食事中に飲まれるテーブルワインには赤，白，ロゼがある．赤ワインは赤色または黒色ぶどうを果皮と共に発酵させ，果皮中のアントシアン系色素を溶出させたものである．同時に果皮中のタンニンも含まれることから渋味をもつ．白ワインは緑黄色系ぶどう，または果皮を除いた赤色系ぶどうを用い，通常，搾汁してから発酵させるので渋味が少ない．ロゼワインは赤ワインの製造途中，ばら色となったところで果皮を取り除き，果汁だけをさらに発酵させたものである．

食前，食後に飲まれるデザートワインの代表的なものには，スペインのシェリー，ポルトガルのポルト（ポート），マデイラなどがある．これらはワインにブランデーを添加しアルコール濃度を上げ製造されるので，酒精強化ワインとよばれ，糖分を残した甘味の強いものが多い．

発泡性のワインでは，フランスのシャンパーニュ地方でつくられるシャンパンが有名である．その製法は初発酵の終わったワインに糖分やアルコールを添加し，びん詰めした後さらに発酵させ，びん中で糖分を炭酸ガスとアルコールに分解させたものである．

Plus One Point

貴腐ワイン

成熟したぶどうの果皮に貴腐菌（*Botrytis cinerea*）が偶然にタイミングよく繁殖した場合，果皮のワックスを溶かし，水分が蒸発し，ぶどう中の糖分が濃縮される．また，菌によってグリセリンやグルコン酸が増加する．このような貴腐菌の繁殖した貴腐ぶどうを原料としたワインが貴腐ワインである．貴腐ワインは発酵後の残糖量が 10 %以上と高く甘口で，また貴腐ぶどうは人為的に生産できないことから珍重されている．

5.1 アルコール飲料

（b）ビール

ビールは，大麦，米，コーンスターチなどのでん粉を麦芽中のアミラーゼで糖化した後，ビール酵母によりアルコール発酵させたもので，アルコール濃度は 5 %程度である．糖化した後，発酵させるので単行複発酵酒である．

ビールもワイン同様，歴史が古く，紀元前 3000 年頃，シュメール人にすでに飲用されていた．現在，世界中でさまざまな種類のビールが製造されており，生産量は酒類の中でも最大である．また種類がたいへん多い．ビールの色調から淡色ビール，中間色ビール，濃色ビールに分類され，使用する酵母の性質の違いによって上面発酵ビールと下面発酵ビールに分類される．

上面発酵ビールは，発酵が進むにつれ上面に浮上する上面酵母を使用し，室温で数日間発酵させ，数日間貯蔵しただけで飲むもので，英国のスタウト，エール，ドイツ（デュッセルドルフ）のアルトビールなどがよく知られている．また，日本でも最近「地ビール」として販売されているものには上面発酵ビールが多い．一方，下面発酵ビールはラガービールといわれ，発酵と共に下面に沈降する下面酵母を使用し，沈降した酵母を取り除いた後，樽に詰め低温で熟成したものである．代表的なものとして，19 世紀半ばにチェコのピルセン地方で醸造されていたピルスナービールがある．これはホップの苦味が利いた淡色のビールで，醸造工業化と共に世界中に普及し，現在最も多く製造されている．

ビールの原料は大麦とホップである．主原料は大麦（二条大麦）であるが，副原料として，米やとうもろこしを加えることもある．大麦を発芽させ，麦芽をつくり，乾燥後，粉末とする．濃色ビールの場合は麦芽を焙焼する．水を加え，適当な温度で麦芽アミラーゼによりでん粉を糖化させる．次に糖化液にホップを加えて煮沸する．ホップはクワ科のつる性植物で，ビールに香気と苦味をつけ，泡立ちをよくする働きがある．その後，ろ過，冷却し，ビール酵母（*S. cerevisiae*）を加え，7 〜 8 ℃で 6 〜 9 日間発酵を進める（前発酵）．さらに凝集して沈んだ酵母を除き，約 0 ℃の低温で，二酸化炭素を吸収させながら 1 〜 3 か月間熟成させる（後発酵）．発酵の終わったビールは，ろ過し，びん詰めした後，加熱処理して残留酵母の加熱殺菌をする．しかし，近年，ろ過技術が進み，残留した酵母を完全に除去できるようになり，加熱殺菌せず生ビールとしてびん，缶に詰めて販売されている．

（c）日本酒（清酒）

日本独特の醸造酒である．米でん粉をコウジ菌のアミラーゼにより糖化させながら，生成した糖を酵母によりアルコール発酵させるので並行複発酵酒とよばれ，アルコール濃度は 15 %以上と発酵酒の中で最も高い．原料となる酒造米は，玄米重量の 30 %以上が削られる（精米歩合 70 %以下）．米ぬかに多く含まれるタンパク質，脂質などは酒の質を落とすため，精米するほど雑味の少ない良質な酒ができるといわれる．

ビールと発泡酒

麦芽とは，大麦に温度と湿度を与え 1 〜 2 週間発芽させたもの．アミラーゼを多く含む．ビールは麦芽の使用比率が 50 %以上で，使用原料も限定されている．発泡酒は麦芽使用比率が 50 %未満の発泡性をもつ酒類で，ビールより税金が安い．

ホップ

クワ科に属するつる性の栽培植物で，その雌花の乾燥物中に苦味樹脂成分であるフムロン類やルプロン類を含む．麦芽液中で煮沸するとフムロン類が異性化して苦味の強いイソフムロンに変化し，ビールに移行し（10 〜 50 mg/L），ビールに苦味を与える．

Plus One Point

生ビールとドラフトビール（draft beer）

日本やアメリカでは残留酵母の加熱殺菌をするか，細かいフィルターでろ過し，無菌にしたものを販売している．アメリカでは draft beer が生ビールに当たる言葉である．ヨーロッパでは無菌処理をしないもの，すなわち地元のビアホールやパブで樽から注がれ短期間で消費されるものを draft beer（樽出しビール）とよんでいる．わが国でも 1995 年の酒税法の規制緩和により地ビールの工場が各地に誕生している．これによってその土地で醸造され，加熱殺菌やフィルターも通していない本来の draft beer が飲用できるようになった．

特定名称の清酒の表示

	精米歩合（白米の玄米に対する割合）	醸造アルコール添加
吟 醸 酒	60 %以下	〇
大 吟 醸 酒	50 %以下	〇
純 米 酒	—	×
純米大吟醸酒	50 %以下	×
本 醸 造 酒	70 %以下	〇

> **Plus One Point**
>
> **微生物の名前**
> リンネの提唱した動植物の命名と同様に，属名と種小名（形容詞形）で種名を表す（二名法）．ラテン語かまたはギリシャ語などの言語をラテン語化したものを用い，イタリック体で表記する．醸造酒の酵母を例にとれば，*Saccharomyces* は属名であり，*cerevisiae* は種小名であり，その2つを合わせて種名とする．

蒸した精白米に，種こうじとしてアミラーゼ活性の強い *Aspergillus oryzae* を接種して米こうじをつくる．米こうじ中には糖化に必要なα-アミラーゼやグルコアミラーゼ，また酸性プロテアーゼなどが存在している．酒母（酛）は，米こうじ，蒸米，水，清酒酵母（*S. cerevisiae*），乳酸を混ぜて育成する．乳酸によって雑菌の繁殖を抑え，接種酵母のみが生育する条件をつくる．伝統的な手法として，乳酸菌によって乳酸を生成させる方法（生酛，山廃酛）と乳酸を添加する方法（速醸酛）がある．次に，酒母に米こうじ，蒸米，水を加えてもろみをつくる．もろみ（醪）中でデンプンはこうじのアミラーゼによりグルコースに分解され，すぐに酵母によりアルコール発酵する．この反応は連続的に行われ，糖濃度が高すぎると酵母による発酵が進みにくい．そこで，米こうじ，蒸米は3回に分けて酒母に加えられる．この工程によって高いアルコール濃度が得られる．発酵工程は15℃以下で20～25日間程度で終了する．発酵の終了したもろみは，圧搾ろ過して新酒と酒粕に分けた後，澱を除いて60℃で加熱（火入れ）し原酒となる．貯蔵された原酒は調合され，加水して所定のアルコール濃度とし，びん詰めされる．

> **澱**
> 圧搾ろ過した酒は白く濁っている．これは原料や残留酵母の細かい混濁物質で澱とよばれ，しばらく放置すると底に沈んでくる．

清酒の主成分はエチルアルコールであるが，乳酸，リンゴ酸，コハク酸などの有機酸も含む．とくにコハク酸は清酒のうま味やこくに関与している．アミノ酸類はワインやビールに比べ多く含まれている．

(d) 黄酒（ホアンチュウ）

蒸したもち米を原料とし，おもに *Rhizopus* 属のかびや酵母を用い糖化発酵させた中国の酒で，数年熟成したものは老酒（ラオチュウ）という．浙江省紹興でつくられる紹興酒（しょうこうしゅ）は黄酒の代表的なものである．アルコール濃度は14～17%である．

(2) 蒸留酒

蒸留酒は果汁や穀類を原料とし，アルコール発酵したもろみを蒸留してアルコール濃度を**20～50%**に高めた酒類のことである．エキス分は少なく淡泊であるが，原料や蒸留法により特有の香気をもつ．

(a) ブランデー

ぶどう，りんご，おうとう（さくらんぼ）などの果実酒を蒸留して得られる．アルコール分が高い酒の総称であるが，通常はぶどうを原料としたグレープブランデーが一般的である．グレープブランデーとして有名なものはフランスのコニャックである．コニャックはぶどう果汁を酵母により発酵させた後，アルコール分70%程度まで蒸留し，樫（オーク）材の樽に詰め10年以上熟成する．熟成過程で樫樽から成分が移行したり，蒸留液の成分間でも反応が起こり，まろやかさや香味が増す．熟成後，アルコール分40%程度にブレンドされる．そのほか，アップルブランデーとしてフランスのカルバドス，チェリーブランデーとしてドイツのキルシュワッサー（フランスではキルシュ）がある．

(b) ウイスキー

穀物を原料とし，麦芽で糖化後，酵母でアルコール発酵させたものをさらに蒸留し樽に詰めて熟成させたものである．モルトウイスキーは大麦のみを原料

> **各種蒸留酒の原料**
> ブランデー：ぶどう，りんごなど
> ウイスキー：穀類
> 焼酎：米，麦，そば，さつまいもなど
> ジン：穀類
> ウォッカ：大麦，小麦，とうもろこし
> テキーラ：リュウゼツランの一種
> ラム：糖蜜（甘蔗（かんしょ））
> 白酒：穀類

として発芽させた後，乾燥させる．このとき，ピート（泥炭）をいぶし，スモーキーフレーバーを付与する．麦芽を割砕し，温水と混ぜ，デンプンを糖化した後，酵母でアルコール発酵させる．アルコール分を蒸留し，ホワイトオークの樽で数年間熟成させたものである．また，原料に大麦のほか，とうもろこしやライ麦を使用したものをグレンウイスキーという．アメリカで生産されるバーボンウイスキーは原料中にとうもろこしを51％以上含み，内面を焦がしたホワイトオークの新樽で，2年以上熟成させたものをいう．熟成させたウイスキーはブレンドされ，水を加えアルコール分40％程度とし，さらに一定期間，樽などで貯蔵される．

ウイスキーの香気成分の種類は非常に多く，脂肪酸やそのエステル，アルデヒド，フェノールなどがあるが，とくにフェノールはスモーキーフレーバーを与え，製品の個性となる成分である．

（c）焼 酎

日本独特の蒸留酒で，蒸留の方法により甲類と乙類がある．甲類焼酎はホワイトリカーともよばれ，連続蒸留機を用い純粋のアルコールまで精製し，アルコール濃度20〜35％になるように加水して製品としたものである．原料はおもに廃糖蜜が用いられる．一方，乙類焼酎は本格焼酎ともよばれ，単式蒸留機を用い蒸留するもので，アルコール濃度は20〜45％である．乙類には，清酒かすに水を加え，かす中に残存するデンプンがアミラーゼにより糖化され，酵母によりアルコール発酵したものを蒸留する「かす取焼酎」と，米こうじに水と酵母を加え発酵させたものに，米，麦，あわ，とうもろこし，さつまいも，じゃがいもなどの原料を蒸したものを加え，糖化発酵させたものを蒸留する「もろみ取り焼酎」とがある．こうじには白コウジ菌である *Asp. kawachii* が使用されるが，沖縄の泡盛には黒コウジ菌の *Asp. awamori* などが使用されている．

（3）混成酒（再製酒）

混成酒類は，醸造酒や蒸留酒，原料アルコールなどに果実，甘味料，植物，香料などを加えてつくるもので，リキュール類が代表的である．梅酒は甲類焼酎にうめと氷砂糖を加えてつくられ，アルコール分は13％程度，エキス分は20〜30％である．また正月用の屠蘇酒はさんしょうや肉桂などの薬草をみりんに浸してつくる．そのほか，中国には種々の薬草などが入った薬酒が多くある．

5.2　発酵調味料

高温多湿の中国や日本などでは，古来よりさまざまな発酵調味料がつくられ，利用されてきた．

（1）み そ

みそは，調理や加工に利用される普通みそと副食用のなめみそに大別される．また，色によって，赤みそと白みそ，味によって甘みそと辛みそ，こうじをつくる原料によって米みそ，麦みそ，豆みそに分けられる．表5.2に普通みその

ピート

ピート（peat）とはシダ類やコケ類が寒冷地の湿地で枯死し堆積したもので，泥状になった炭のことである．スコットランド北部，アイルランド，ノルウェーなどで採取できる．ウイスキーの麦芽を加熱させるためにピートを使うと，煙臭（スモーキーフレーバー）がつくが，その香りは，使用したピートの採取地，堆積年数や，植物の種類，加熱時間などによって異なる．

単式蒸留機と連続蒸留機

単式蒸留機では，発酵もろみを1回ごとに蒸留する．1回の蒸留ではアルコール濃度が低いので，これを2, 3回繰り返してアルコール濃度を上げる．そのため原料に由来したさまざまな成分を含み複雑な香味がする．一方，連続蒸留機は，内部で単式蒸留機がつながった構造になっており，発酵もろみを連続的に投入しながら蒸留するので，高い濃度のアルコールを得ることができる．

廃糖蜜

砂糖をとった後のさとうきびのしぼりかすで，これを用いると醸造の際に糖化しなくてもよい．

表5.2 みその分類

こうじの原料	味, 色による区分[1]		通称または産地	塩分(%)	熟成期間
米みそ	甘	白	白みそ, 西京みそ, 府中みそ, 讃岐みそ	5〜7	5〜20日
		赤	江戸甘みそ	5〜7	5〜20日
	甘口	淡色	相白みそ(静岡), 中甘みそ	7〜11	5〜20日
		赤	中みそ(瀬戸内沿岸), 御前みそ(徳島)	10〜12	3〜6か月
	辛	淡色	信州みそ, 白辛みそ	11〜13	2〜6か月
		赤	仙台みそ, 佐渡みそ, 越後みそ, 津軽みそ, 北海道みそ, 秋田みそ, 加賀みそ	12〜13	3〜12か月
麦みそ	淡色系		九州, 中国, 四国	9〜11	1〜3か月
	赤系		九州, 埼玉, 栃木	11〜13	3〜12か月
豆みそ	辛	赤	八丁みそ, 名古屋みそ, 三州みそ, 二分半みそ	10〜12	5〜20か月

1) 色による区分で白はクリーム色に近い色, 淡色は淡黄色〜山吹色, 赤は赤茶色〜赤褐色.

分類と産地を示した.

普通みその製法は, まずこうじ(麹)の原料となる米, 大麦, 大豆を蒸して種菌を繁殖させる(製こうじ). 種コウジ菌は *Asp. oryzae* を用いるが, 甘みそには, アミラーゼ活性の強いものを, 辛みそにはプロテアーゼ活性の強いものを選ぶ. 次に, こうじに食塩を混ぜ(塩切りこうじ), 蒸した大豆とよく混合して仕込み, 熟成させる. 熟成期間は, 1週間から長いもので2年である. 熟成中にこうじ中の酵素によりタンパク質はペプチドやアミノ酸に, デンプンはグルコースに, 脂質はグリセロールと脂肪酸に分解される. また, こうじに混入した乳酸菌(*Pediococcus* 属)や, 酵母(*Zygosaccharomyces* 属や *Candida* 属)は有機酸やアルコールを生成させる. アルコール類と脂肪酸は結合してエステル類を生成し, みその香りの特徴となっている. 酵素分解物の還元糖とアミノ酸はアミノカルボニル反応により, 赤褐色のみその色となる. みその塩分濃度は発酵の温度と共に, コウジ菌, 乳酸菌, 酵母などの微生物の生育に影響を及ぼす. 米甘みその塩分濃度は5〜7%と低いが, こうじの割合を多くして, 仕込みの温度を高く保つことで, こうじ中のアミラーゼの作用を促進し, グルコース濃度を高め(糖化処理)雑菌の増殖を抑えている. 一方, 辛みそはこうじの割合は少なく, 発酵温度も低いので, 乳酸菌や酵母の発酵が盛んになる. そこで雑菌の繁殖を抑えるためには, 11%程度の塩分濃度が必要となってくる.

(2) しょうゆ

しょうゆは日本の調味料の代表的なものであり, わが国の食生活に大きく関与してきただけでなく, 最近では欧米でも現地生産され消費が伸びている. しょうゆには, 大豆と小麦を原料とするこいくちしょうゆ(**食塩相当量 14.5%**), 大豆と小麦または米を原料とし, 着色を抑えたうすくちしょうゆ(**食塩相当量**

16.0 %），大豆のみを原料としたたまりじょうゆ（食塩相当量 13.0 %），仕込み食塩水の代わりに生じょうゆを使う再仕込みしょうゆ（食塩相当量 12.4 %），脱皮大豆と精白小麦を原料とした白しょうゆ（食塩相当量 14.2 %）の5種類がある．また，特殊なしょうゆとして食塩量9%以下の減塩しょうゆ，粉末しょうゆ，魚醤（ぎょしょう）がある．魚介類に塩を加え発酵させた魚醤には，はたはたやいわしを使った秋田のしょっつる，小えびや小魚を使ったタイのナンプラーやベトナムのニョクマムなどが知られている．

　しょうゆの製造法には，分解熟成反応のすべてに微生物を利用した本醸造，原料を酸や酵素で加水分解したアミノ酸液を利用する新式醸造，本醸造や新式醸造しょうゆにアミノ酸液を加えたアミノ酸混合方式がある．本醸造しょうゆの製法は脱脂大豆または丸大豆を蒸煮し，炒って砕いた小麦（焙焼小麦）と種麹と混ぜ，約3日間培養してしょうゆこうじを調製する．種コウジ菌には *Asp. oryzae* や *Asp. sojae* の2種類を用いる．アミラーゼ活性の高い *Asp. oryzae* は清酒やみその製造にも用いられている菌である．一方，*Asp. sojae* はプロテアーゼ活性やセルラーゼ，ヘミセルラーゼ活性が高く，その利用はしょうゆ製造のみに限られている．しょうゆこうじに食塩水を混ぜ3～6か月間発酵させたものをもろみという．もろみを布袋で圧搾ろ過したものを生じょうゆ，または生揚げしょうゆとよぶ．これを75℃，40分間加熱殺菌し（火入れ），製品とする．発酵にはみそと同様，乳酸菌 *Pediococcus* 属や，酵母（*Zygosaccharomyces* 属や *Candida* 属）が関与し，乳酸やコハク酸などの有機酸やアルコール類を生成する．また，*C. versatilis* は，アルコール発酵と共にしょうゆ特有のくん煙香をつける 4-エチルグアヤコール（4-EG）を生成する．

　しょうゆのうま味成分としてはグルタミン酸，アルギニンなどのアミノ酸類やペプチドが関与している．グルコースやマルトースなどのオリゴ糖類は上述の微生物の栄養源になると共に，しょうゆの甘味成分でもある．しょうゆの色は，製造工程でアミノカルボニル反応により生成した褐色色素メラノイジンである．また，香気成分はアルコール類，乳酸，グリセロールが多いが，火入れの工程ではカルボニル化合物が生成する．さらに醸造しょうゆに特徴的な香気

コウジ菌とこうじ（麹）

　コウジ菌はかびの仲間であり，学名は *Aspergillus* 属である．黄色，緑色，褐色および黒色の子嚢胞子を形成し，でん粉分解酵素やタンパク質分解酵素を産生する．このうち，黄コウジ菌は日本酒，みりん，みそ，しょうゆ，食酢などに用いられる *Asp. oryzae* や *Asp. sojae* がある．黒コウジ菌は泡盛に用いられる *Asp. awamori*，焼酎に用いられる *Asp. kawachii* がある．日本の伝統的発酵食品に利用されるこうじとは，これらのコウジ菌を培養して多量に胞子をつくらせた種こうじを米や麦や大豆に植えつけ増殖させたものである．一方，中国で用いられているこうじは，粉砕小麦や大麦に種こうじと水を加えて板状に成形し，微生物を生えさせたものである．*Rhizopus* 属のかびを中心に乳酸菌や酵母が混在している．

いろいろな発酵

アルコール発酵（酵母菌）
$C_6H_{12}O_6 \longrightarrow 2\,C_2H_5OH + 2\,CO_2$
酒類，ビール，ワイン，パンの製造

乳酸発酵（乳酸菌）
$C_6H_{12}O_6 \longrightarrow 2\,C_3H_6O_3$
乳酸飲料，漬物，チーズの製造

酢酸発酵（酢酸菌）
$C_2H_5OH + O_2 \longrightarrow CH_3COOH + H_2O$　食酢の製造

ホモフラネオール
4-ヒドロキシ-2(または 5)-エチル-5(または 2)-3(2H)-フラノン(HEMF)

として，ヒドロキシフラン化合物があり，強いカラメル香を有するホモフラネオールやフェノール類の4-エチルグアヤコールなどが含まれる．

（3）食　酢

食酢は酢酸を 4〜5 ％含む調味料であり，アルコールを酢酸菌で発酵させてつくられる醸造酢と，合成酢酸をもとにして作られる合成酢がある．醸造酢はアルコールの原料によって穀物酢と果実酢に分けられる．穀物酢は，でん粉，穀類，酒かすなどをアルコールの原料とするが，中でも米を原料にしたものを米酢とよぶ．これらは，原料を麦芽や米こうじで糖化し，酵母を加えアルコール発酵させた後，酢酸菌(*Acetobacter aceti*, *A. orleans* など)を加え，酢酸発酵させて製造する．また，果実酢は欧米でよく利用され，ワイン（ぶどう酒）を酢酸発酵させたワインビネガー（ぶどう酢）やりんご果汁を酢酸発酵させたりんご酢などがある．合成酢は希釈した合成酢酸に，糖や化学調味料，醸造酢などを混合したものである．

食酢の主成分は酢酸であるが，そのほかにクエン酸，コハク酸などの有機酸やアミノ酸，糖類なども含まれ，独特の風味となっている．

（4）みりん

みりんは蒸したもち米と米こうじを混合し，焼酎またはアルコールを加えた後，20〜25 ℃で約 2 か月間発酵熟成させ，圧搾ろ過して製造される．こうじに用いられる種コウジ菌に *Asp. oryzae* であり，原料中のデンプンは米こうじ中のアミラーゼにより糖となる．みりん中のアルコール濃度は 14 ％程度，全糖量は 46〜47 ％で，そのほとんどがグルコースである．糖化発酵中にアミノ酸や有機酸などの呈味成分が生成する．調理に単独で使用されることはまれで，ほかの醸造調味料と併用されることが多い．また，多く含まれる糖類はアミノカルボニル反応を促進させるので焼き色をつけるのに使用される．

5.3　漬け物

漬け物は古くから野菜などの保存に利用されてきた．漬け物は微生物の関与するものと関与しないものがあり，材料や調味料によってもさまざまな種類がある．短期の塩漬けや酢漬け，福神漬けのようなしょうゆ漬けなどは発酵作用を受けないが，長期の塩漬け，ぬか漬け，こうじ漬け，みそ漬けなどは発酵作用を受ける．

発酵作用は，おもに乳酸菌と酵母によるものである．乳酸菌は，乳酸を生成して漬け物独特の味や香りを付加するだけでなく，漬け物のpHを低下させて不必要な微生物の増殖を抑える．酵母はアルコールや有機酸，さらにエステル類などを生成する．これらの微生物代謝物は，塩分により脱水された材料に浸透し，保存性の向上や香気の増強に役立つ．また，こうじ漬け，かす漬け，みそ漬けは，厳密には微生物利用食品とはいえないが，微生物を利用した材料を用いており，漬ける工程でこうじ中の酵素や，酒かすやみそ中の微生物の発酵

作用を受けていると思われる．

5.4　その他の微生物利用食品

① 納豆（糸引き納豆）：蒸煮大豆に納豆菌（Bacillus natto）を増殖させたものである（2章参照）．
② 寺納豆（塩納豆）：糸引き納豆とは異なり，蒸し大豆自体にコウジ菌を生育させてから，塩水を加えて約6か月熟成させた後，大豆を天日乾燥して得られる．日本では古くから寺院でつくられたことからこの名がある．大徳寺納豆や浜納豆が有名である．
③ チーズ：乳を乳酸菌とかび（Penicillium 属など）で発酵させたものである（3章参照）．
④ 乳酸菌飲料：乳に乳酸菌を作用させたものである（3章参照）．
⑤ パン：パン酵母による発酵作用を利用したものである（2章参照）．
⑥ かつお節：くん乾したかつおにかびづけした，日本独特の水産加工品である．かびづけの工程はかつお節製造に特有の加工法で，はじめに Penicillium 属のかびを繁殖させた後，日乾し，次いで Aspergillus 属のかびを繁殖させる．かびのリパーゼは脂肪を分解し，乾燥を続けることで雑菌の繁殖が抑えられている．またプロテアーゼによりタンパク質が分解を受け，低分子の呈味成分となる．かつお節のうま味の主成分はイノシン酸であるが，低分子のアミノ酸によってうま味が相乗的に増していると考えられる（4章参照）．

練習問題

次の文を読み，正しいものには○，誤っているものには×をつけなさい．

（1）ワインや清酒は，原料中のデンプンを酵母によりアルコール発酵させたものである． ← 重要
（2）果実酒は，果実中の糖分であるグルコースやフルクトースを酵母によりアルコール発酵させて製造される． ← 重要
（3）清酒はアルコール濃度が15 %と高く，糖分は5 %以下であり，みりんはアルコール濃度が10 %以下で糖分は40 %以上である．
（4）ウイスキーや焼酎は蒸留酒とされ，醸造酒に比べてアルコール濃度が高く，エキス分も多いのが特徴である．
（5）清酒や紹興酒などは，かびの酵素により糖化されるが，ビールは麦芽の酵素により糖化される．
（6）Aspergillus oryzae は清酒，みりん，みそ，しょうゆなど日本の伝統的食品を製造するのに利用されてきた．

(7) みりんは米こうじともち米にアルコールや焼酎を添加し，糖化させたものである．
(8) 赤ワインには果皮中の色素アントシアンや渋味であるタンニンなどが含まれている．
(9) 醸造酢は原料の穀類などを糖化させた後，酵母により酢酸発酵させて製造される．
(10) みそは，こうじの原料によって米みそ，麦みそ，豆みそに分類される．

重要 → (11) こいくちしょうゆよりうすくちしょうゆのほうが塩分濃度が低い．
(12) しょうゆは，醸造方法から本醸造方式，新式醸造方式，アミノ酸混合方式がある．
(13) *Aspergillus sojae* はしょうゆ製造のみに用いられる．

重要 → (14) しょうゆ特有のくん煙香成分である4-エチルグアヤコールは，酵母による発酵過程で生産される．
(15) みそやしょうゆの色は，発酵産物である糖とアミノ酸によるアミノカルボニル反応によるものである．
(16) 漬け物にかかわるおもな微生物は乳酸菌と酵母であるが，乳酸菌の生成する乳酸はpHを低下させ，腐敗菌の繁殖を防ぐと共に風味を付与する．
(17) 糸引き納豆は蒸煮した大豆に *Bacillus natto* を作用させてつくる．

6 加工食品とその素材

6.1 加工食品の素材（原材料）
（1）製粉類

製粉とは，穀類，豆類，いも類などを粉末にすることをいうが，ほとんどの場合，こむぎの製粉をさす．こむぎを製粉する理由は以下の①〜③である．

① こむぎのふすまは強じんで胚乳部と強く密着し容易に分離しにくい．粒溝（クリーズ）とよばれるへこんだ部分があり，こめのように外側から削るだけではふすまが取れにくい．また，こめに比べ胚乳部が軟らかく，砕いて粉状にしやすい．

② こむぎにだけ含まれるグルテンを応用して，こむぎ粉に水を加えて練り，パン，めん，菓子などがつくられる．

③ 精白したこむぎを炊飯しても，ふすまが残るため食感が悪く消化率も悪い．

こむぎ製粉は大型のロールでこむぎの表皮を能率よく分離し，次いで胚乳粒を粉砕して風選することにより，特等粉，1〜3等粉，末粉が同時に得られる．全部を混合したものをストレート粉とよぶ．製粉歩留まりは，輸入こむぎで75〜78 %，国内産こむぎで75 %である．デュラムこむぎについては，20メッシュ（p.12参照）の篩を通過したもののうち，100メッシュ通過物が7 %以下のものをセモリナ，7〜20 %のものをグラニュラー，100 %全部通過するものをデュラム粉と分類している（こむぎ粉の種類等級別用途は2章参照）．

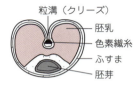

小麦の横断面

（2）油脂類

油脂は，1分子のグリセロール（グリセリン）に3分子の脂肪酸がエステル結合したトリグリセリドからなり，約9 kcal/gのエネルギーを有する．構成する脂肪酸の種類や割合により，さまざまな性質の油脂となる．3分子の脂肪酸のうち，2つ以上が飽和脂肪酸の場合，そのトリグリセリドは融点が高く，常温で固形（牛脂，豚脂など）である．一方，2つ以上が不飽和脂肪酸の場合，常温で液体（大豆油，なたね油など）である．

食用油脂は，採油する原料から植物性油脂，動物性油脂，加工油脂に分類される（表6.1）．また，植物性油脂は，その性状とヨウ素価から乾性油（液状，

Plus One Point

粒食と粉食

こめは外皮を簡単に分離でき，ぬか層が軟らかく胚乳部が硬い．したがって，ぬか層を削って胚乳部を粒として食べる．一方，こむぎは外皮が硬く，胚乳部と強く密着して容易に分離できない．また胚乳部が軟らかいので，これを細かく砕いて外皮と分離し（製粉），得られたこむぎ粉（胚乳部の粉）を利用する．

風 選

空気流による比重差で粉砕物から胚乳部とふすま部を分けること．

表 6.1　食用油脂の分類

植物性油脂	乾性油…サフラワー油，ひまわり油 半乾性油…大豆油，なたね油，とうもろこし油，綿実油，米油，ごま油 不乾性油…らっかせい油，オリーブ油
動物性油脂	豚脂，牛脂，乳脂 魚油(いわし油，さば油，たら肝油，さめ肝油) 鯨油
その他加工油脂	マーガリン，ショートニング，精製ラード，粉末油脂，硬化油

ヨウ素価
油脂に含まれる不飽和脂肪酸の量を示す値．油脂 100 g 中に吸収されるヨウ素のグラム数で表される．二重結合が多いほどヨウ素価は高くなる．

乾性油
高度不飽和脂肪酸を多く含むトリグリセリドは，酸化・重合して固化するので乾燥したようにみえる．これを，乾性とよび，油脂の不飽和度におおよそ比例するため，ヨウ素価で分類されている．

ヨウ素価 130 以上)，半乾性油(液状，100 ～ 130)，不乾性油(液状または固体，100 以下)に分けられる．

通常，食用油といえば植物性液状油である．サラダ油はとくに風味が良く，冷蔵庫で長期間保存しても固まらず清澄であることが重要である．てんぷら油は，色・においが良く，熱安定性が高く発煙が少ない性質が望まれる．最近は，からっと揚がる，少しの油で揚がる，においが少ない，などの機能型食用油が開発され市販されている．これらは，油に乳化剤を添加して水と油の反発を抑え，てんぷらの衣を油の中で広がりやすくして水分が飛びやすくしたり，油の温度低下による衣のべたつきを防いだり，においの少ない大豆・なたねの品種を用いて油臭さを防ぐ工夫がなされている．

(a) 植物性油脂

油脂原料(大豆，なたね，ごま，こめぬか，とうもろこし，らっかせいなど)から圧搾法または抽出法によって得られた粗製油を精製した油脂である．一般的に不飽和脂肪酸が多く，ヨウ素価が高いが，パーム油，やし油は，ラウリン酸が主成分でヨウ素価は低めである．おもな食用油脂の脂肪酸組成については，日本食品標準成分表 2015 年版(七訂)を参照されたい．

i) 大豆油

大豆(含油量 18 ～ 22 %)から採油されたもので，世界の食用植物油の中で最も多く生産されている．日本の生産量は約 68 万トンで，食用油総生産量の 1/3 を占める．用途は，そのまま食用(約 74 %)，マーガリン，ショートニング(約 6 %)，マヨネーズ，ドレッシング，その他加工用(約 16 %)，塗料・可塑材など工業用・非食用(約 4 %)である．

大豆油はリノール酸，オレイン酸の含量が多く，必須脂肪酸の給源となるが，不飽和脂肪酸が酸化されやすい．酸化・分解され変化した脂肪酸は揮発性成分となり，さまざまなにおいの原因になる．揚げ物などの加熱調理時に，リノール酸由来の 2,4-デカジエナール(2,4-decadienal)，リノレン酸由来の 2,4-ヘプタジエナール(2,4-heptadienal)が一次分解物として発生し，てんぷら臭を発する．

大豆油から分離したリン脂質(約 0.4 %)は**大豆レシチン**とよばれ，乳化剤，湿潤剤，医薬品として食品・医薬・工業分野で広く利用されている．大豆レシチンは優れた界面活性を示し，食品分野では，乳化剤，チョコレートなどの粘度低下剤，ブルーミング防止剤などに利用されている．

大豆ステロールのおもなものは，シトステロール($C_{29}H_{47}O$)，カンペステロール($C_{28}H_{48}O$)，スティグマステロール($C_{29}H_{48}O$)である．シトステロールは，コレステロール($C_{27}H_{46}O$)の吸収を阻害する．大豆油中の$α$-トコフェロールはほかの食用油に比べ少ないが，$β$-，$γ$-，$δ$-トコフェロールが多い．不けん化物中の炭化水素は，スクアレン(ステロール類の生合成の際の前駆物質)，分岐鎖アルカン類がおもである．

大豆油は精製後，保存中に青豆臭，枯草様の不快なにおいを生じる場合がある．これを**においの戻り**とよぶ．原因にはいろいろな説があるが，リノレン酸が光酸化により分解して生成するフランが考えられている．また，保存中に淡色からしだいに濃色に変わることがあり，これを**色の戻り**とよぶ．

ⅱ) なたね油

なたね(含油量 35～48 %)は，大豆に比べ油分が多く，その油は淡白な風味で，熱安定性が高く保存性が良い．したがって，加熱調理から生食まで幅広い調理特性を有する．なたね油の脂肪酸組成は，オレイン酸が最も多く，リノール酸や$α$-リノレン酸も豊富である．飽和脂肪酸のパルミチン酸とステアリン酸の合計は約 6 %で植物性油脂で最も少ない．トコフェロールの総量は大豆油に比べて少ない．ステロール組成では，ブラシカステロール($C_{28}H_{40}O$)が特徴的である．

近年，多様ななたね品種が開発され，なたね油の国内生産量は大豆油より多い．その中で，**キャノーラ**は飽和脂肪酸が少なく，血中 LDL コレステロール低下作用があるといわれるオレイン酸が多い．また，必須脂肪酸のリノール酸と$α$-リノレン酸を適度に含み，健康志向の油として受け入れられている．「キャノーラ」とは，カナダが 1950 年代以降，品種改良を重ねて開発した特定の品質をもつなたね品種の総称である．現在，なたねの約 96 %がカナダから輸入されている．

ⅲ) とうもろこし油

とうもろこし全粒の脂質量は約 5 %で，大豆に比べかなり少ない．脂質の約 85 %は胚芽中に存在し，とうもろこし油となる．日本では，コーンスターチ生産の副産物として，胚芽から搾油されているため，黄色種と白色種の混合胚芽から搾油される．黄色種は，リノール酸などの不飽和脂肪酸を約 60 %含み，白色種は約 40 %含む．クロロフィルが含有されていないため，光に対する安定性が良好である．

ⅳ) 綿実油

綿は綿操機でリント(綿花)と種子に分離され，精油原料の綿実(含油量 15～

ブルーミング防止剤
チョコレートなどの表面に現れる白い粉(ブルーム)の生成を防止するために用いる．

ステロール
芳香族アルコールの一種で，動植物油脂の不けん化物の大部分を占める物質．油脂中では，そのままか，エステルの形で含まれている．

Plus One Point

多様ななたね品種

低リノレン酸品種(リノレン酸を約 3 %まで減らしたものでフライ油や加工食品原料への利用に適する)，低リノレン酸かつオレイン酸含量を 70～80 %上昇させた品種(酸化安定性を向上)，高ステアリン酸品種(ステアリン酸含量 40 %，トランス酸フリーのマーガリンやショートニングなどへの利用)，高ラウリン酸品種(ラウリン酸含量約 40 %でやし油に代わる油として期待)などがある．

油酔い
一過性のむかつき症状のこと.

25 %)となる．ほかの植物油に比較してステロール含量が多く，とくにβ-シトステロールを多く含む．綿実油は，加熱時の揮発性物質の発生が少ないために，フライ調理時の油酔いが少ない．これは，リノール酸が多く，リノレン酸を含有していないためである．清澄な油にするため冷却して固形分を除いた**ウインターオイル**と，除かない**サマーオイル**がある．綿実油は，風味や加熱安定性に優れ，高級てんぷら油，米菓・ドーナツなどのフライ菓子・スナック類の揚げ油，魚の油漬け缶詰などに広く使用されている．また，ほかの油の風味を改善するブレンド油としても利用される．手延べそうめんの製造に使われているのは，厄（高温多湿の梅雨を経過すること．p.116参照）の期間を過ぎても油臭が発生しないからといわれる．

　v）サフラワー油

サフラワー種子（含油量28〜42 %）から搾油した油で，ほとんど食用油として使用されている．サフラワー（ベニバナ）の品種は，従来からのハイリノール種（リノール酸含量の高い種）と，ハイオレイック種（リノール酸含量が低くオレイン酸含量の高い種）に大別される．近年は，後者の生産量が年々増加している．乳化性に優れ分離しにくい油で，マヨネーズやドレッシングの原料油に適する．

　vi）こめ油

玄米を搗精するとき，発生するこめぬか（含油量18〜20 %）から採油する．こめぬかの用途は，製油用のほかに，飼料用，えのきたけなどのきのこ周年栽培用，漬け物用などがあり，製油用向けの米ぬかは減少傾向にある．オレイン酸，リノール酸，パルミチン酸をおもに含む．ロウが存在し低温で曇りやすい．

　vii）ごま油

ごま（含油量45〜55 %）をいって搾油した油で，独特の香気が好まれている．オレイン酸，リノール酸，パルミチン酸をおもに含む．セサミノール（フェノール性ヒドロキシル基をもつ抗酸化物質）やセサミンを動物に食べさせると，ヒドロキシル基が生成してラジカルの消去作用や肝臓機能を高め，アルコールの分解を促進するといわれている．非常に安定性が高く，健康志向からごまが注目されている．

　viii）らっかせい油

らっかせい（含油量40〜50 %）は，小粒で油脂分が多いスパニッシュ型が製油に用いられる．オレイン酸，リノール酸，パルミチン酸をおもに含む．低温で固体脂が出やすく，わが国では搾油原料としてほとんど利用されていない．

　ix）ひまわり油

ひまわりの種子（含油量40〜45 %）から搾油され，リノール酸，オレイン酸をおもに含む．とくにリノール酸が多い．

　x）オリーブ油

オリーブの果実（含油量40〜60 %）から採油され，独特の香気がある．イタ

リア料理は，オリーブ油を大量に使い，調味料として用いる．ほかの油に比べ，オレイン酸が多く，安定性も高い．オリーブ油を多く使う南イタリアでは心臓病が少ないことが明らかになったことや，オリーブ油は酸化されにくいこと，またHDLコレステロールを低下させずにLDLコレステロールを減少させること，トコフェロールやポリフェノールなどの強力な抗酸化物質が含まれていることから，とくに生理機能が注目される食用油である．

xi）やし油

ココヤシの実の核を乾燥したコプラ（含油量55～65％）から採油される．低・中級脂肪酸のラウリン酸，ミリスチン酸，カプリン酸をおもに含み，安定性が高い．融点が20～28℃で口溶けが良いので，製薬用油脂やコーティングオイルとして利用される．

xii）パーム油

アブラヤシの果実（含油量16～20％）から採油する．オレイン酸，パルミチン酸，リノール酸をおもに含み，カロテンも多い．カレー用の脂肪，チョコレートなどにも使われている．

xiii）パーム核油

パーム油を搾油したときに副生する果実の核（含油量40～50％）から抽出する．ラウリン酸，ミリスチン酸，オレイン酸が多く，少量のカプリン酸，カプリル酸を含む．

xiv）カカオ脂

カカオ豆（含油量50～57％）から搾油し，残った圧搾ケーキはココアの原料になる．ココア風味をもち，菓子類の製造に多用される．オレオジステアリン，オレオパルミトステアリンが約70％以上を占める．常温で硬いが，融点が32～39℃で体温に近く，口中で速やかに溶ける．

オレオパルミトステアリン
グリセリンにステアリン酸，オレイン酸，パルミチン酸が結合した混合トリグリセリドのこと．

xv）その他

つばきの実から採油する日本特産の「椿油」の主成分はオレイン酸である．アマの種子から採油する「あまに油」の主成分は，リノレン酸，リノール酸である．アブラギリの種子から採油する「桐油」は，エレオステアリン酸（共役脂肪酸）を多く含み，ヒマの種子から採油する「ひまし油」は，リシノール酸（ヒドロキシ酸）が多く，粘度が高いので潤滑油など工業用に用いられている．

（b）動物性油脂

動物性油脂には豚脂（ラード），牛脂（ヘット），羊脂，乳脂肪などがあり，抽出法によって製造する．常温では固体状の脂肪で，パルミチン酸，ステアリン酸，オレイン酸からなるグリセリドが主成分である．

i）豚　脂

豚脂を精製したものをラードという．豚の皮下脂肪のラード（融点34～40℃，ヨウ素価57～66）や，内臓脂肪のラード（融点27～30℃，ヨウ素価67～70）がある．牛脂に比べ融点が低い．オレイン酸，パルミチン酸，ステアリ

ン酸，リノール酸を多く含む．ラードは酸化されやすく風味の変質が早いので，保存は低温で行う．揚げ油，製菓，製パン，フライなどに利用される．

ⅱ）牛　脂

牛の脂肪組織，筋肉，骨から低温で融出した脂肪を**ヘット**，内臓から融出した脂肪を**プルミェジュ**とよぶ．オレイン酸，パルミチン酸，ステアリン酸を多く含む．豚脂より飽和脂肪酸が多い．融点が高い（融点 35〜50℃，ヨウ素価 42〜48）ので，加工油脂の原料となる．50℃以下で圧搾した油を**オレオ油**とよび，オレイン酸が多く，上質品として食用，フライ用に使用される．

ⅲ）乳　脂

牛乳（含油量 3〜4％）を遠心分離した脂肪を 30〜40％のクリーム状にしたもの．乳脂にはオレイン酸，パルミチン酸，炭素数 4〜14 の低・中級脂肪酸が含まれる．

ⅳ）海産動物油脂

魚油と鯨油があり，高度不飽和脂肪酸を多く含む特徴がある．魚油には，いわし油，さば油，たら肝油・さめ肝油などがある．とくに，まぐろ，いわし，さば，うなぎ，さんまなどの魚油は，ドコサヘキサエン酸（DHA），イコサペンタエン酸（IPA）が多い．これらの油脂は血栓防止，アレルギー疾患の改善，がんの抑制，老化防止，脳機能の活性化などの生理機能を有することが報告されている．鯨油は，C16〜22 の不飽和脂肪酸とパルミチン酸，ステアリン酸などが多い．

（3）でん粉類

でん粉の語源は，オランダ語の Zink-Poeder の訳語「沈でんしやすい粉」である．植物の子実や根茎に蓄積され，植物細胞内に水に溶けない粒子として存在する（表 6.2）．現在，国内で市販されているおもなでん粉は，穀類でん粉のコーンスターチ，こむぎでん粉，こめでん粉，もろこしでん粉がある．豆類でん粉では，えんどう，そらまめ，緑豆が原料となる．いも類でん粉は，じゃがいもでん粉，さつまいもでん粉，タピオカでん粉がある．そのほか，れんこんでん粉，くわいでん粉など中国で製造され高級料理・和菓子に賞用される希少でん粉がある．食用野草類は，くず（吉野くず・筑前くずの名称で和菓子に利用），わらび粉（わらびもちとして独特の食感をつくる），かたくり（現在，かたくりでん粉は食用として製造されていない．市場で流通しているのは粒形のよく似たじゃがいもでん粉）がある．植物の幹に蓄積するサゴヤシのサゴでん粉

> **でん粉**
> 澱粉とも記述する．

表 6.2　でん粉の種類と特徴

種　類	粒径（μm）	糊化開始温度（℃）	種　類	粒径（μm）	糊化開始温度（℃）
コーンスターチ	5〜25	62	じゃがいもでん粉	10〜70	50
こむぎでん粉	3〜34	58	さつまいもでん粉	4〜40	66
こめでん粉	3〜10	68	タピオカでん粉	3〜28	62

は加工でん粉や糖化原料として使用されている．

でん粉が有する機能をさらに助長し用途の拡大を図るために，天然でん粉に酵素的・物理的・化学的加工技術を施し，**加工でん粉**にする．たとえば，α化・低粘度化・酸化・エステル化・エーテル化・架橋化したでん粉や，難消化性でん粉，焙炒デキストリン，可溶性でん粉などがある．

ⅰ) コーンスターチ

コーンスターチで知られるとうもろこしでん粉は，うるち種とうもろこしのデントコーン（馬歯種）から生産される．そのほか，品種改良により生み出された高アミロース種とうもろこし（アミロメイズ）からハイアミロースコーンスターチが，もち種とうもろこしからワキシーコーンスターチが生産される．でん粉粒子の平均粒径は $15\ \mu m$ で非常に細かく角ばっている．白色度が高くて吸湿性が少なく，ほかのでん粉より無機質も少ないため，水あめ・ブドウ糖・異性化液糖の糖化原料として使用される．また接着力や糊液の浸透性が強いので，工業用・加工用でん粉原料として多量に用いられる．ワキシーコーンスターチはアミロースをほとんど含まず，糊化しやすく，ゲルが保存安定性に優れているため，スープ，ソース，冷凍食品用や膨化性を利用してもち米製品用に使われる．ハイアミロースコーンスターチは糊化しにくいがフィルム特性に優れる．

ⅱ) こむぎでん粉

原料こむぎ粉の品質や粒度，純度によって2～3種類ある．大粒子からなる特等でん粉は，糊化温度が低くゲル化能が強いため，関西かまぼこ，ういろう，くずもちなどに，小粒子でん粉は錠剤などの医薬用，繊維工業に用いられる．

ⅲ) こめでん粉

うるち米を原料としたタンパク質含量 $0.3\ \%$ の精製米でん粉，もち米を原料としたタンパク質含量約 $6\ \%$ の白玉粉（寒中，水晒ししたことから寒晒し粉ともいう）がある．粒径 $3～10\ \mu m$ で微粒子のため，微細な凹凸面にもよく付着し滑らかな食感となる．用途は，手粉，打ち粉，白玉粉は求肥，大福もちなどの和菓子に広く利用される．

ⅳ) じゃがいも（馬鈴薯）でん粉

北海道で生産され，でん粉含量の高いじゃがいも品種（紅丸，農林1号，エニワ）から得られる．粒径平均 $10～70\ \mu m$ と大きく，糊化温度が低く透明で粘着性が大きい．高温，高湿で長時間保存すると粘度の低下をまねく．用途は，関東かまぼこ，なると，えびせんべい，衛生ボーロ，オブラート，かたくり粉などである．

ⅴ) さつまいも（甘藷）でん粉

さつまいもは，農林1号・2号，タマユタカ，コガネセンガン，ミナミユタカが使われる．平均粒径 $4～40\ \mu m$ で，釣鐘形，円形，小多角形がある．糊化温度はじゃがいもでん粉より高く，液化酵素で分解されやすいため糖化原料

に使用される．また，はるさめ，ラムネ菓子，わらびもちにも利用されている．

vi）タピオカでん粉

南米原産のキャッサバから得られ，粒径3～28μmの多角形または半球形である．加熱により吸水膨潤しやすく，糊液は透明で老化しにくいため，増粘剤や加工でん粉に使われる．タピオカでん粉を湿潤状態で加熱して半糊化，乾燥した球状製品を**タピオカパール**とよび，スープの浮き実やデザートに利用される．

（4）糖類，甘味料類

甘味料は，食品に甘味を付与する調味料で，**天然甘味料**，**準天然甘味料**，**人工甘味料**に分類される（表6.3）．

表 6.3　甘味料の種類と分類

分類	内容
天然甘味料	砂糖（甘蔗糖，てんさい糖）約1.0，ブドウ糖 0.65～0.75，果糖 1.25～1.75，異性化液糖　約1.0，カップリングシュガー 0.50～0.55，フラクトオリゴ糖 0.6
準天然甘味料	糖アルコール（ソルビトール 0.5～0.7，マルチトール 0.75～0.95，パラチノース 0.42，マンニトール 0.5，キシリトール 1.0）グリチルリチン 250，ステビオサイド 250～350，フィロズルチン 200，ソーマチン 3,000
人工甘味料	サッカリン 350～500，アスパルテーム 200

数字はショ糖を1としたときの甘味度を示す．

Plus One Point

アスパルテーム

世界保健機関（WHO）傘下の国際がん研究機関は，2023年7月14日に人工甘味料アスパルテームに発がん性の可能性があるとの見解を示した．WHOと国連食糧農業機関（FAO）の合同食品添加物専門家会議は，アスパルテームの1日あたりの許容摂取量として，体重1kgあたり40mgとした．

天然甘味料は，甘味を有する天然植物体から搾汁（さくじゅう）または抽出後，精製，濃縮，結晶化または液状化したもので，砂糖（甘蔗糖，てんさい糖），かえで糖，はちみつなどがある．また，でん粉を酵素分解，酸分解，酵素転移反応によって甘味製品としたものに，ブドウ糖，果糖，麦芽糖，水あめ，異性化液糖，カップリングシュガーなどがある．

準天然甘味料には，**糖アルコール**（単糖の誘導体で直鎖状の多価アルコール）であるソルビトール，還元水あめ，マルチトール，エリスリトール，パラチノース，マンニトール，キシリトールなどがある．糖アルコールの特徴を利用して，低カロリーまたはノンカロリー，冷たい食感，あっさりした甘み，非う蝕性，低吸湿性，矯味・矯臭，高甘味度甘味料の味質改良に利用されている．しかし，糖アルコールは，一度に大量に摂取すると一時的に下痢などを起こすことがある．

配糖体のグリチルリチン（甘草根），ステビオサイド（ステビアの葉），フィロズルチン（甘茶の葉），羅漢果（ウリ科植物の果実），タンパク質系甘味料のミラクリン（ミラクルフルーツの果実），モネリン（野いちごの果実），ソーマチン（ソーマトコッカス・ダニニリの果実）などがある．また，アミノ酸のグリシン，

アラニン，ベタイン，テアニンにも甘味がある．
　人工甘味料には，サッカリンとアスパルテームがある．

ⅰ）砂　糖

　砂糖は，原料の植物の名前から甘蔗糖，てんさい糖（ビート），かえで糖（メープルシュガー），やし糖がある．このうち甘蔗糖とてんさい糖の生産が多く，甘味成分はどちらもショ糖である．

　砂糖は製造法の違いから多くの種類がある．搾汁した糖液を煮詰め，砂糖の結晶を析出させた後，遠心分離機で糖蜜を振り分け，結晶部分だけ取り出したものが分蜜糖で，このうち結晶が比較的大きく，ざらざらして硬い砂糖（ハードシュガー）がざらめ糖，ハードシュガーで上質なものは白双または上双とよばれ，純白で糖度100 %に近い．グラニュー糖は真っ白でさらさらしているが，ざらめ糖に含まれる．一方，微小な結晶でしっとりした感じの砂糖が車糖，ソフトシュガーで精製度合いの高いものから上白（純白），中白（薄い褐色），三温（褐色）がある．上白糖のしっとりした感じは東洋独特のもので，「ビスコ」という濃厚糖度の液をふりかけている．糖汁を煮詰めて固めたものが含蜜糖で，不純物も一緒に煮詰めた糖分70〜86度，茶褐色または黒褐色のものが黒砂糖である．また，分蜜糖と含蜜糖の中間に日本古来の和三盆糖（糖液を布袋に入れ重しをかけて糖蜜を流出させたもの，卵色）がある．

　製造段階により，砂糖は原料糖（粗製の砂糖の意味から粗糖ともいい，不純物を含み糖度96〜98度，黄色ないし褐色），耕地白糖（原料糖を十分に洗浄した白い砂糖やてんさい糖に多い），精製糖（原料糖から不純物を除き純粋な砂糖の結晶だけを取り出したもの），加工糖（精製糖をさらに加工したもの，大きな結晶にした氷砂糖，四角に固めた角砂糖，細かくつぶした粉糖，粉糖を固めた顆粒状糖など）がある．

ⅱ）異性化液糖

　異性化液糖は，でん粉をアミラーゼなどの酵素または酸により加水分解して得られた糖液〔主成分はブドウ糖（グルコース）〕を，グルコースイソメラーゼまたはアルカリにより異性化したもので，ブドウ糖と果糖を主成分とする液状の糖である．果糖含有率が50 %未満のものをブドウ糖果糖液糖，50 %以上90 %未満を果糖ブドウ糖液糖，90 %以上を高果糖液糖とよぶ．

　砂糖に比較して，①甘味度は同じでも糖の組成から味質が異なり飲料用に適している，②液体で取り扱いやすい，③浸透圧が高く，微生物に汚染されにくい，④着色しやすい，⑤価格が割安，などの特長がある．

ⅲ）フラクトオリゴ糖

　フラクトオリゴ糖は，ショ糖に果糖（フラクトース）が1〜3分子結合した非還元糖である．甘味はショ糖の60 %であり，温度によってはほとんど変わらない甘味度を示す．難消化性であり，ビフィズス菌に最もよく利用され，大腸菌やウエルシュ菌には利用されず腸内菌数を改善し便秘改善に有用である．ま

サッカリン
化学名は安息香酸スルフアミド．甘味はショ糖の約500倍．甘味料としてチューインガムのみに使用できる．サッカリンのナトリウム塩は水に溶けやすく清涼飲料・漬け物・アイスクリーム類などに使用できる．

ビスコ
精製糖に用いる転化糖液糖．製品の乾きすぎや，小さい粒子の結晶化を防ぐ．

た，虫歯菌に利用されず，粘着性の不溶性グルカンを生成しないため，難う蝕性である．糖尿病患者の便秘，胆のう機能低下，血糖値，血清脂質を改善する効果が期待されている．天然には植物界に広く分布し，可食部 100 g 中に，ごぼうで 3.6 g，たまねぎで 2.8 g，にんにくで 1.0 g 含まれる．

iv) パラチノース，トレハロース

ショ糖に糖転移酵素を作用させると，α-1,6 結合したパラチノース，2 分子のグルコースが α-1,1 結合した非還元糖のトレハロースなど，ショ糖の構造異性体ができる．

パラチノースは，う蝕予防代替甘味料として開発されたもので，口腔内の虫歯菌による不溶性グルカンおよび酸の生成を抑制する．甘味はショ糖の 42 %，還元力はグルコースの 52 %，溶解度は常温でショ糖の半分以下で低吸湿性で酸に強い．α-1,6 結合はバクテリアなどにより切れないので，難発酵性である．小腸で全量消化吸収されエネルギー換算係数は 4 kcal/g であるが，その速度が遅く，摂取後，血糖値がすぐに上昇せず，インスリン非刺激性の甘味料である．

トレハロースは，自然界に遊離の状態で存在し，酵母類に多く含まれる．性質は水に易溶，甘味度はショ糖の 45 %で，すっきりした甘味をもつ．pH 3〜10 で非常に安定なため，酸性やアルカリ性の食品製造に利用できる．でん粉の老化防止，タンパク質の変性防止，吸湿性の改善，褐変防止，不快臭のマスキングなどに効果がある．

v) カップリングシュガー

カップリングシュガーは，でん粉液化物と砂糖の混合溶液に転移酵素を作用させ，デンプンのグルコース残基のいくつかが砂糖のグルコース部分に α-1,4 結合したもので，甘味度は砂糖の約 50〜55 %である．還元糖量が少ないので，砂糖に次いでアミノカルボニル反応による着色が少ない．砂糖より粘度，熱，pH 安定性が良好である．また，虫歯菌の不溶性グルカン合成を阻害するため難う蝕性である．

vi) キシリトール

キシリトールは，1997 年 4 月に食品添加物として認可された甘味料で，ガム，キャンデー，清涼菓子(タブレット)を中心に利用が進んでいる．語源はギリシャ語の木を意味する言葉に由来していて，五炭糖 D-キシロースの末端のアルデヒド基が還元された糖アルコールで，キシリットともよばれる．常温ではショ糖と同様のすっきりした甘味をもち，溶解時に熱を奪う効果が大きく，溶けやすいので強い冷涼感がある．非発酵性で酸生成がなく，非う蝕性である．ブドウ糖に比べ腸管からの吸収が遅く，肝臓でインスリンと無関係に代謝されるため，血糖値を上昇させない．エネルギー換算係数は 3 kcal/g である．また，耐熱，耐酸，耐アルカリ性でアミノカルボニル反応による着色性がほとんどない．

パラチノース(α-1,6 結合)の構造式

トレハロースの構造式

$C_5H_{12}O_5$ (M,W, 152,15)

キシリトールの構造式

vii) アスパルテーム

アスパルテームはアミノ酸系甘味料で，L-アスパラギン酸とL-フェニルアラニンメチルエステルがα-ペプチド結合した構造である．L-L型以外の組合せでは甘味を有しない．甘味はショ糖の200倍で，エネルギー換算係数は4 kcal/gであるが，ショ糖と同一甘味度当たりで比較すると，約200分の1の低カロリーである．また，歯垢形成能や酸生成能がないため非う蝕性である．

viii) グリチルリチン

マメ科の多年性植物である甘草の根茎に，強い甘味成分グリチルリチンが含まれる．1分子のグリチルリチン酸と2分子のグルクロン酸が配糖体として結合した構造をもち，甘味度はショ糖の250倍である．

ix) ステビオサイド

キク科の多年性草本のステビアの乾燥葉中に約8〜15％含まれる．ジテルペン骨格を有する配糖体である．常温で水溶性，耐熱，耐酸，耐アルカリ性がある．甘味度はショ糖の約250〜350倍で，カロリーは約300分の1で清涼な味である．

α-L-アスパルチル-L-フェニルアラニンメチルエステル
$C_{14}H_{18}N_2O_5$(M.W. 294.31)

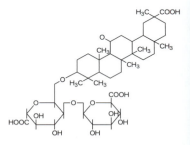

アスパルテームの構造式

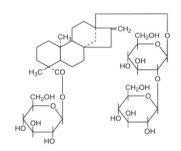

グリチルリチンの構造式

ステビオサイドの構造式

（5）タンパク質素材

大豆，こむぎ，乳などからタンパク質を分離・抽出し，さらに加工したものがタンパク質素材である．これらのタンパク質の物性的機能面を生かし，おもに食肉加工品，水産加工品の結着剤，保水剤，食感改良剤として用いられている．

i) 大豆タンパク質

大豆タンパク質は，アミノ酸組成が良好で，血中コレステロールを低下させる機能を有する．大豆タンパク質製品には分離大豆タンパク質（脱脂大豆からタンパク質を分離したもの），濃縮大豆タンパク質（タンパク質以外の成分を取り除いてタンパク質含量を高めたもの），さらにこれらを加工した組織状（粒状）大豆タンパク質（タンパク質を加工して組織の方向性など特定の物性を与えたもの），繊維状大豆タンパク質（タンパク質を繊維状に加工したもの，畜肉加工品に似た食感をもつ）などがある．大豆タンパク質は優れた乳化性，吸水・吸油性，肉様の咀しゃく性などを有し，大豆特有の臭みが少ない．用途として，粉末状のものはハム・ソーセージに，粒状・繊維状のものはハンバーグ，ぎょうざ，しゅうまいなどの冷凍食材に使用され，粉末状のものはプロテインパウダーとして栄養強化を目的とした使用が増加している．

ii) こむぎグルテン

こむぎグルテンは，こむぎ粉を水でこねて得られる粘弾性の塊（グルテン）から，でん粉を除いたものである．コレステロール低下，降圧作用，インスリン分泌促進，膵外分泌促進，がん上皮細胞増殖阻害などの生理機能が認められている．

通常，強力こむぎ粉からグルテンを取り出し，粉末状，粒状，繊維状の形態に加工される．用途は，水産練り製品，めん類が多く，次いで焼き麩，パン類，

食肉加工品，飼料，惣菜，冷凍食品などに使用される．機能面から，活性グルテンと変性グルテンに分類される．活性グルテンは吸水すると復元する製品である．変性グルテンはグルテンを還元剤や酵素により変性させて，粘弾性の低下，保水性や乳化性を向上させた製品である．また，グルテンのタンパク質はグルタミンが多く，それを塩酸加水分解したグルタミン酸ナトリウム含量の高い呈味性アミノ酸液が加水分解植物タンパク質（HVP）である．

iii) 乳タンパク質

脱脂乳から乳糖やミネラルを除いたものからカゼインやホエータンパク質が得られる．

カゼインは栄養価が高く，また乳化性，起泡性，増粘性，加熱安定性に優れ，栄養強化目的のほかに，製菓・製パン，食肉加工品，コーヒーホワイトナー，アイスクリームなどに利用される．またカゼインを酵素分解して，カルシウム吸収促進作用を示すペプチドであるカゼインホスホペプチドが商品化されている．

ホエータンパク質は，粉末にしたり，濃縮して，ホエータンパク質濃縮物（WPC）に加工される．WPCはヨーグルトやハム・ソーセージのゲル強度，保水性の改善などに利用されている．また，イオン交換分離法により精製を進めたホエータンパク質分離物（WPI）は，ゲル状食品の物性改良剤として使用されている．また，乳タンパク質を酵素分解して，アレルゲン性を低減化した低アレルゲンミルクや，腸管からの吸収が早いミルクペプチドが製造されている．このペプチドは経口栄養剤としての応用のみならず，筋肉疲労回復にも効果があり，スポーツ栄養分野でも注目されている．そのほか，乳タンパク質からは，血圧降下作用，免疫増強作用，オピオイド作用などの生理機能を有するペプチドも得られており，今後の製品化が検討されている．

（6）調味料，香辛料

（a）調味料

i）食　塩

食塩は塩化ナトリウムを主成分とする塩味物質で，生体の電解質バランスや浸透圧維持などの働きをもつ．調味料として使用するほか，みそ，しょうゆ，水産加工，漬け物などの製造に欠かせない．1997年4月1日から塩事業法の施行により塩専売制度が廃止され，塩の製造や小売りが自由化された．塩の定義は「塩化ナトリウムの含蓄量が100分の40以上の固形物」（塩事業法の定義による）となっている．

市販塩には，食塩（NaCl 99％以上），食卓塩（吸湿性防止のため塩基性炭酸マグネシウム0.4％添加），漬け物塩がある．また，近年の自然食ブームを受け，天日塩や岩塩（古代の地殻変動で湖になった海水が干上がり結晶化したもので，泥などの混じり物はなく，粒も透明で無機質が豊富でまろやかな味をもつ）などがある．

Plus One Point

麸

こむぎたんぱく（グルテン）を主原料にした食品で，グルテンだけの「生麩（きふ）」は，ちぎれやすく調理しにくいため，舟木伝内がグルテンに麦の粉を混ぜて「生麩（なまふ）」（茹でて水分の多い餅状のもの）とした．その後，保存性のある「焼き麩（やきふ）」（焼いて乾燥したもの）が考案された．

Plus One Point

オピオイド

鎮痛作用を示す．モルヒネ様オピオイドペプチドとよばれ，オピオイド受容体と結合することにより痛覚伝達路遮断に働く．

食塩の多量摂取は，高血圧，心疾患などに悪影響を及ぼすことが指摘され，厚生労働省は食塩の摂取量を1人1日当たり18歳以上の男性8.0g/日未満，18歳以上の女性7.0g/日未満の目標量を設定した．そこで，食塩代替物が検討され，ナトリウムの量を減らしカリウムを中心としたほかの無機塩に置き換えたものや牛乳中の乳清無機塩を利用したものなど，塩化ナトリウム含有量を60%以下に抑えているが，食塩に比較して高価であるのが課題である．食塩の種類と規格を表6.4に示す．

表6.4 食塩の種類と規格

種類	品質規格
食卓塩	NaCl 99%以上，塩基性炭酸マグネシウム基準0.4%，粒度500～297μm 85%以上，家庭用
クッキングソルト	NaCl 99.5%以上，塩基性炭酸マグネシウム基準0.15%，粒度210～500μm 85%以上，家庭用
特級精製塩	NaCl 99.8%以上，粒度500～177μm 85%以上，マヨネーズ，バターに使用
精製塩	NaCl 99.5%以上，塩基性炭酸マグネシウム基準0.15%，粒度500～177μm 85%以上，家庭用，ハム，ソーセージ，スープの素
食塩（家庭用）	NaCl 99%以上，粒度590～149μm 80%以上，家庭用，みそ，調味
並塩	NaCl 95%以上，粒度590～149μm 80%以上，みそ，漬け物用
漬け物塩	NaCl 95%以上，リンゴ酸基準0.05%，クエン酸基準0.05%，粒度平均800μm程度，家庭用

「食の変革」，越智猛夫，長谷川忠男 編，第一出版(1992)，p.144.

ⅱ）うま味調味料

1908年，池田菊苗博士は，湯豆腐を食べていて，そのおいしさからこんぶのだしに何か秘密があるに違いないと考え研究を進めた結果，グルタミン酸を発見し，うま味と命名した．**うま味調味料**は，当初はこんぶのうま味成分のグルタミン酸ナトリウムだけで，一般的に「化学調味料」と呼称された．その後，かつお節のうま味成分のイノシン酸ナトリウム，しいたけのグアニル酸ナトリウムが加えられ，**複合系うま味調味料**がつくられるようになった．

こんぶ，かつお節などいくつかのだしを合わせて使用すると，うま味成分であるアミノ酸系のグルタミン酸ナトリウムと核酸系のイノシン酸ナトリウムまたはグアニル酸ナトリウムの相乗効果によって，単独で用いるより数倍うま味が強められる．

（b）香辛料

香辛料（スパイス）は，植物の種子，果実，花葉，樹皮，根などから得られる物質で，刺激性の香味をもち，風味を付与して嗜好性を高め，食欲を増進し消

Plus One Point

風味調味料とは

うま味調味料に糖類や食塩，かつお節，こんぶ，干ししいたけの粉末や濃縮物を加え，だしの風味を補った調味料のこと．

Plus One Point

七味とうがらしの中身

とうがらし，さんしょう，黒ごま，陳皮の4種類は共通．あとの3つは，けし，あさ，しその実，なたね，青のり，焼きとうがらしなどが用いられる．とうがらしの含量約50%で中辛程度．

化吸収を助ける効果がある．また，種々の香辛料が，着色性，抗菌性，酸化防止性などの機能を有する．

原料から大別すると，**ハーブ類**(セージ，タイム，ローレル，オレガノなどの香草)，**シード類**(さんしょう，けし，セロリシード，アニスシードなど芳香に富むもの)，**狭義のスパイス**(広義のスパイスからハーブとシードを除いたもの，ナツメグ，クコーブ，しょうが，こしょう，ガーリックなど)，**数種の香辛料を混合**したもの(七味とうがらし，カレー粉)がある．また用途により，**芳香性香辛料**(クローブ，タイム，セージ，ローレル，コリアンダー，シナモン，ナツメグ，オールスパイスなど)，**辛味性香辛料**(こしょう，とうがらし，わさび，からし，しょうがなど)，**着色料**(ターメリック)に分類される．

香辛料の香気のほとんどは精油に由来する．**辛味成分**には，硫黄を含む化合物のシニグリン(からし，わさび)，シナルビン(からし)，アリルカラシ油(わさび)や，ベンゾール核に不飽和側鎖をもつ化合物のチャビシン(こしょう)，カプサイシン(とうがらし)，サンショオール(さんしょう)，クルクミン(うこ

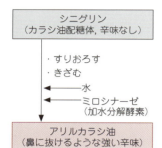

わさびの辛味の発現機構

シニグリン
(カラシ油配糖体, 辛味なし)
・すりおろす
・きざむ
←水
←ミロシナーゼ (加水分解酵素)
アリルカラシ油
(鼻に抜けるような強い辛味)

表6.5　各種香辛料の機能

スパイス名	芳香	辛味	苦味	甘味	脱臭性	食欲増進	着色性	防腐性	備考
1) オールスパイス	◎	△	○		○				
2) アニス	◎								矯臭性
3) バジル	◎		○						
4) キャラウェー	◎		○		○				
5) カルダモン	◎		○						
6) セロリ	◎								
7) シナモン	◎	○		○					
8) クローブ	◎	○			○				
9) コリアンダー	◎			○				△	
10) ディル	◎					○			
11) フェンネル	◎		○		○				矯臭矯味剤
12) ガーリック	○	○			◎			○	
13) ジンジャー	△	◎	○		○			○	
14) わさび		◎			○			○	
15) さんしょう		◎			○			○	
16) ベイリーフ	○		△		○				魚臭の脱臭効果大
17) マスタード		◎				○		○	
18) ナツメグ	◎	○			○			○	
19) オニオン	○	○		○	○			○	
20) オレガノ	◎		○		◎				
21) パプリカ		△	○				◎		
22) パセリ	◎		○						
23) こしょう		◎			○	○		○	
24) ローズマリー	○				◎				
25) レッドペパー		◎				○		○	
26) サフラン			○				◎		
27) セージ			○		◎				矯臭剤
28) タイム	○		○		○			○	
29) ターメリック	○	○					◎		

保坂秀明ほか，「食品製造流通データ集」，産業調査会(1998)，p.685を一部改変．

ん），ジンゲロン（しょうが）などが含まれる．各種香辛料の機能を表6.5に示す．

6.2 加工食品
（1）製粉加工食品
　人類が穀物の粒を粉にして食べ始めたのは，7000年以上前といわれている．穀粒を石の上に乗せ，小さい石を叩きつけて粉砕した穀粒を水で練り，それを焼け石の上で焼いて食料としていた．粉砕方式は，石を転がして潰す方式，石うすを回転してひく方式を経て，ロール式製粉機を用いた大規模製粉へと改良された．

　日本の機械製粉は1872年，政府がフランスから石うす式製粉機を購入し，官営製粉工場を建設したのが始まりである（浅草蔵前に水車動力による官営製粉工場が建設された）．その後，日本人の食生活様式の変化，政府の食糧政策などに伴って，製粉工業は大きく発展し，パン，めん，菓子などの原料こむぎ粉が量産されている．また，こむぎ粉製造で発生する「ふすま」は家畜飼料として消費されている．

　こむぎ粉二次加工品の需要動向は，パンでは，食パンから菓子パンへの移行が進み，めん類では，乾めん・即席めんよりパスタ・冷凍めんが伸びている．パン粉・ビスケットは減少し，プレミックスが増加している．今後は，オーガニックこむぎ（p.143参照）を使用した安心・安全志向，もち性こむぎやおおむぎを原料にした製品など，こむぎ粉二次加工品の開発が期待されている．

（a）パ　ン
　パンは，こむぎ粉に水を加えてこねた生地を焼き上げた平焼きから始まり，日本には1543年，ポルトガル船の種子島漂着をきっかけに伝わった．パンの基本配合は「こむぎ粉，水，イースト，食塩」である．日本の**食パン**の多くは，この基本配合に砂糖・油脂（ショートニング），脱脂粉乳など副材料を添加し加工されたもので，内相が絹のように白く光沢をもつ**発酵パン**である．発酵により生成する炭酸ガスとアルコールが生地中のグルテンに保持されて生地が膨張し粘弾性を増す．また，香りは生地焼成中のアミノカルボニル反応によって生じる．炭酸水素ナトリウム（重曹）などの膨張剤を使って焼き上げるものは**無発酵パン**とよぶ．近年，食物繊維，カルシウム，DHAなどの栄養成分を添加したパンもある．また，最近，冷凍生地を利用した焼き立てパンが急速に増加している．

　菓子パンは小型で形や詰め物（フィリング）により多くの種類がある．食パンの生地に比べ砂糖の配合量が多く，イーストだけでなく酒種やこうじ種を使う場合もあり風味に富んでいる．**クロワッサン**，デニッシュペストリーは，生地を折りたたんで層にして，サクサクした食感を出している．**フランスパン**は，基本配合にビタミンC，モルトシロップを微量使用し，こむぎ粉の風味を生かしたパンである．形，つやのあるこむぎ色，香ばしい香りなどの特徴を有し，噛むほどに味わいが出るのは配合の単純さにあるといわれている．**ライ麦パン**

はドイツパンとして紹介され，こむぎ粉にライ麦粉(こむぎ粉に比べアミノ酸のリシンが多い)を混ぜてつくる．ライ麦粉が多いほど色が黒く，味は独特のすっぱさが感じられる．ライ麦粉はグルテンができないので多く使うと膨らみがなく噛みごたえのある製品となる．ハンバーガーに使うバンズはヨーロッパのパンで，プレインバンズ，リッチバンズ(バター，フルーツ，チョコレートバンズ)，ホットクロスバンズなどがある．

(b) パン粉

パン粉は洋風のフライ料理には欠くことのできないもので，フレークス，ソフト，ドライなどの種類がある．その業務用と家庭用の比率は，およそ85：15で，生パン粉と乾燥パン粉の比率は1：1である．ソフトパン粉は口あたりがよく広く使用されている．乾燥，白色，つやがあり，吸油率の少ないものが良品とされている．業務用ではにんじんなどで着色したパン粉も使われている．今後，油を吸わないパン粉，水分含量を調整したセミドライのパン粉，常温流通できる生パン粉など，高付加価値製品の開発が期待されている．

(c) めん類

こむぎ粉やそば粉などを水でこねて細長く線状に成形した食品をめん類という．配合は「こむぎ粉，水，食塩」である．めん用のこむぎ粉は，色が明るく適度のタンパク質量を有し，デンプンの性質がめんに適したものが使用される〔オーストラリアのA.S.W.(オーストラリア・スタンダード・ホワイト)というこむぎから製粉されたものがめんに適する〕．めん類を製品別に分類すると，① 生めん，② 乾めん，③ 即席めん，④ パスタに大別できる．

i) 生めん

めん類のなかで最も消費量が多く，うどん，中華めん，日本そばがある．うどんは「こむぎ粉・水・食塩」の配合で，これにかん水(炭酸カリウムや炭酸ナトリウムなどの混合物)を添加すると中華めんになる．かん水のアルカリ性により，こむぎ粉中のフラボノイド系色素が黄色く発色すると共に，めんの食感を強くする効果がある．近年，ある程度までゆでておいて，すぐに冷凍し短時間で調理できる冷凍めんが開発されて大きな市場を形成している．

そばの栽培は縄文時代から行われていた．山間部や寒冷地のそばは品質が良い．そば粉にはこむぎ粉のようなグルテンが存在せず，めんにするとき，非常につながりにくい．そこで，水の代わりに熱湯を用い湯ごねをして練り上げる(デンプンの糊化を利用)．また，そばをつなぐためにこむぎ粉(強力粉)が配合されることも多い．

ii) 乾めん

生めんを乾燥したもので，代表的なものに，手延べそうめんやひやむぎがある．こむぎ粉は中力粉が用いられる．油を用いる手延べそうめんの製法は，奈良の三輪地方で確立され，日本各地に伝わった．良質のこむぎ産地と屋外乾燥に都合の良い土地で冬の寒い乾燥期につくられ，翌年の梅雨期を越して厄とい

ホットクロスバンズ
十字マークがついた小型のパン．イースターのとき食べると病気にかからないと伝えられている．

厄
めんが酵素作用により発酵・発熱し，製麺時に使用した植物油を分離して手延べ独特の風味が生まれる．p.104のiv)綿実油参照．

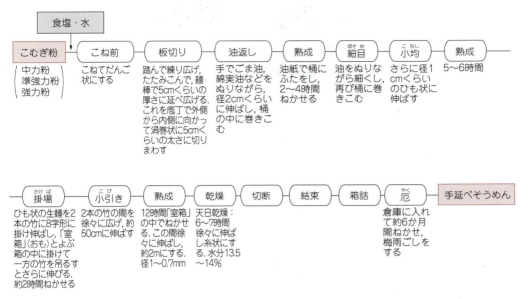

図 6.1　手延べそうめんの製法　小原哲二郎ほか, 「原色食品加工工程図鑑」, 建帛社 (1989).

われる製品熟成が行われ, 食感の良いそうめんとなる. 手延べそうめんの製法を図 6.1 に示す.

ⅲ) 即席めん

めんを蒸して α 化させ, 保存と α 化維持のために乾燥したもので, フライめん (油揚げ) とノンフライめん (熱風乾燥) がある. 1958 年に袋入りめんが, 1971 年には手軽なカップめんが開発された. 細いめんが湯戻りしやすいので, 中華めんが多く生産されている.

ⅳ) パスタ

こむぎ粉を原料とする洋風のめん類の総称で, **マカロニ**や**スパゲッティ**が代表的な商品である. 日本で**パスタ**が一般的になったのは, 1954 年に本場イタリアから自動製造機が輸入されてからである. ほとんどが乾燥品で, こむぎ粉はタンパク質を多量に含み, グルテンが強く硬い性質をもつデュラムこむぎの胚乳部のセモリナ粉を使う. 配合は「水とこむぎ粉」のみで, 高圧で金型 (ダイス) から押し出し成形する. デュラムこむぎはカロテノイド系色素が多く, 製品の組織は高圧で押し出すため非常に緻密で透明感のある黄色になる. 形状により種々の製品がある (表 6.6).

デュラムセモリナ

粒質が硬いデュラムこむぎの製粉は粗粒 (セモリナ) の状態でとれ, タンパク質含量が高く, 水和性が良い.

表 6.6　パスタ類の種類と形状

ロング製品 (長さ 25 cm 内外)	ショート製品	その他
スパゲッティ (棒状)	カットマカロニ (長さ 4～5 cm)	ボローニャ製品 (ちょう形, きのこ形など)
ロングマカロニ (管状)	エルボ, シェル, ホイール	マタッセ (糸巻き状)
バーミセリー (細棒状)	スープ用スモール製品	ネスト (鳥の巣状)
ヌードル (帯状)	ステラ (星形), アネリーニ (リング状)	ラビオリ (チーズや肉などをはさんだもの)

（d）プレミックス

プリペアード・ミックス（prepared mix）の略．パンミックス，ホットケーキミックス，お好み焼きミックス，てんぷら粉，から揚げ粉など，こむぎ粉にあらかじめ「砂糖，油脂，卵など」をすぐに調理ができるように，用途に応じて配合したもの．1848年にアメリカで開発され，日本では1931年にはじめてホットケーキミックスの素が発売された．プレミックスは，原材料購入の手間が省ける，メーカーの配合に関する技術が利用できる，計量・配合ミスがなく均一な製品ができる，省力・省スペースなどの利点がある．ドーナツミックス，スポンジケーキミックス，デニッシュペストリーミックスなどが市販され，今後もその多様化が予想される．

（2）油脂加工食品

食用加工油脂は動植物性油脂を原料として加工したもので，**マーガリン類**，**ショートニング**，**精製ラード**がある．また，そのほかの食用加工油脂に硬化油，分別油，エステル交換油，ホイップクリーム，フィリング・トッピング用油脂，粉末油脂，フライオイルなど食品加工に適するように加工された油脂がある．

（a）マーガリン

マーガリンは油脂に乳化剤，食塩，色素，フレーバー，ビタミンなどを加えて油中水滴型（W/O型）エマルションにした製品である．マーガリンの原料はパーム油や牛脂などの固形脂や綿実油・大豆油などの液状植物油，およびそれらに水素添加した硬化油（融点35～38℃）が用いられる．冷蔵庫から出してパンに塗るとき，のびやすい硬さにするため，ソフトマーガリンでは硬化油の配合割合を減らして綿実油，とうもろこし油などの液状植物油が多く（40～60％）配合されている．また，ビタミンAの添加品がある．JAS規格では，マーガリンの油脂含量は80％以上であるが，80％未満のファットスプレッドやパイ用，バタークリーム用，シュー用，逆相（O/W型）エマルションのマーガリンもある．

（b）ショートニング

ショートニングは植物性油脂，牛脂，豚脂，硬化油に10～20％の窒素ガスを分散含有させた白色の可塑性油脂製品で，マーガリンと異なり水分や乳化剤を含まない．製菓・製パンに用いられ，製品に**ショートニング性**（砕けやすい性質）や**クリーミング性**（空気をよく抱き込む性質）を与える．

（c）精製ラード

豚脂（ラード）を精製して製造されるので精製ラードとよばれ，原料油脂が豚脂100％のものを純製ラード，豚脂にほかの食用油を混合したものを調製ラードという．

（d）粉末油脂

油脂を粉末状にしたもので，油脂にタンパク質や糖質からなるキャリアー（担体）を混ぜて脂肪球を包み，乳化剤で均一に分散させた後，噴霧乾燥して得

油脂加工食品とトランス脂肪酸

植物油脂に水素を添加する過程で生成するトランス脂肪酸は，LDLコレステロール値を高め心筋梗塞などを引き起こすとされる．世界保健機構（WHO）は，摂取量を1％未満/1日の総エネルギー摂取量にするよう勧告している．食品安全委員会の試算では，日本人の摂取量は1日平均0.7～1.3g（1日総エネルギーの0.3～0.6％）であるが，トランス脂肪酸は，ショートニングやマーガリンに比較的多く含まれ，日本人の30代，40代女性の約35％はWHO推奨量を超えて摂取しているという報告もある．

マーガリン

ギリシャ語で真珠を意味するマーガライトから名づけられた．1869年フランスで発明された．日本では1908年に横浜ではじめて製造され，人造バターとして販売された．その後，パン食の増加，学校給食での採用などがマーガリンの生産量の増大につながった．

ショートニング

この名前は製品の口あたりを良くしてもろさを与えるという英語（shortening）に由来する．

られる．製菓，製パン，デザート，フライ用ころも，粉末スープ，即席カレー，練り製品などに使用されている．

（e）硬化油
　脂肪酸の二重結合が還元ニッケルなどを触媒として水素添加された油脂である．ヨウ素価が低下，融点が上昇して固体脂になる．日本では牛脂や魚油などの動物性油脂，やし油，パーム核油，パーム油，大豆油，綿実油，米油などの植物性油脂が使用される．食用硬化油は部分水素添加油が多く，マーガリンやショートニングの配合に使用する．食用の極度硬化油は，フレークスとよび，キャンデーのコーティングやマーガリンなどに添加してクリーミング性を向上させる．

（f）その他
　近年，種々の低エネルギー油脂が開発されている．MCT は中鎖脂肪酸（medium chain triglyceride）の略で，主としてオクタン酸（C 8：0），デカン酸（C 10：0），ラウリン酸（C 12：0）からなる液状油脂であり，消化吸収が優れ医療用に利用されている．サラトリウムはトリグリセリドの 1 位と 2 位に短鎖脂肪酸，3 位に長鎖脂肪酸を結合させた構造の合成油脂で，吸収が悪くエネルギーは 5 kcal/g しかない．カプレニンはグリセリンの 2 位の位置に長鎖飽和脂肪酸が付いた構造の油脂で，融点が高く吸収されにくい．オレストラはグリセロールの代わりにスクロースを用い，それに 6〜8 モルの脂肪酸をつけた構造の油脂で，まったく吸収されずエネルギー価はゼロである．

（3）嗜好食品
（a）非アルコール飲料
　酒類以外の飲料には，**清涼飲料**（炭酸飲料，果実飲料，栄養飲料，スポーツ飲料，ミネラルウォーターなど），**嗜好飲料**（レギュラーコーヒー，インスタントコーヒー，缶コーヒー，ココアなど），**茶系飲料**（緑茶，紅茶，中国茶，ハーブティーなど）がある．

ⅰ）清涼飲料
　清涼感があり甘味のある炭酸飲料，果実飲料，スポーツイメージのスポーツ飲料が代表的である．また，カテキン，DHA，オリゴ糖などを配合した機能性飲料が開発され，健康志向の消費者のニーズをとらえている．
　果実飲料の日本農林規格（JAS）が 2006 年に改正され，濃縮果汁，果実ジュース，果実ミックスジュース，果粒入り果実ジュース，果実・野菜ミックスジュースおよび果汁入り飲料となった．対象は，オレンジ，りんごなど個別の 8 種類とそれ以外の果物で，果汁には糖度や酸度の基準がある．ジュースとよべるのは，「果実の搾汁もしくは還元果汁，またはこれに，はちみつなどを加えたもの（糖類，はちみつなどの製品に占める重量の割合が 5% 以下であること）」である．果実の搾汁のみを使用したものは「○○ジュース（ストレート）」，還元果汁（濃縮果汁を希釈したもの）を使用したものは「○○ジュース（濃縮還

Plus One Point

果実飲料の規格改正

果実飲料の規格を海外の規格に合わせることを目的として，これまで品名で使用されていた天然果汁という言葉が消えた．

元）」と表示される．ストレートには糖度 10 Brix（ブリックス）以上，糖や食品添加物を加えないなどの規格がある．

近年，水道水の味や安全性に対する不安からミネラルウォーターの消費が都市部を中心に伸びている．原水には井戸水，湧き水，鉱泉水，川，湖もある．日本の水の硬度はミネラル分の少ない軟水なので，和風だしには軟水，スープストックなどは中硬水との用途も提案されている．また，水やお茶では物足りないと感じる若者の味覚やファッション性を反映したウォーター系清涼飲料（ニアウォーターともよぶ）が開発された．無色透明で水のように見えるが甘みや香りがあり，ビタミン，カルシウム，食物繊維などの栄養成分を含んでいる点が特徴である．

ⅱ）嗜好飲料

コーヒーはカフェイン，カフェオール（コーヒー独特の芳香をもつ揮発性物質で四十数種類ある），タンニン，有機酸などを含む．カフェインは中枢神経などをソフトに刺激して集中力を高め動作を活発にする働きや，エネルギー消費と脂肪分解を促進する働きがあるといわれている．また，コーヒーには細胞に突然変異を起こす物質が含まれること，一方，がんをひき起こす活性酸素の働きを抑える実験結果も報告されている．

いったコーヒー豆をグラインド（ひく）するとレギュラーコーヒーが得られる（表 6.7）．コーヒーの抽出液を濃縮し噴霧乾燥法または凍結乾燥法により水分を除去したものがインスタントコーヒーで，水に溶けやすく香り（アロマ）が保持されている．また，缶コーヒーも日本で開発された．

Plus One Point

コーヒー

コーヒーがはじめて日本へ輸入されたのは 1877 年で，喫茶店やミルクホールで提供されていた．コーヒーとは，コーヒーの木の豆および実をいい，あらびきコーヒー，カフェイン抜きコーヒー，液状コーヒーおよび可溶性コーヒーすべてをコーヒーとよぶ（国際コーヒー協定の定義による）．原料豆は熱帯産で，すべて輸入に依存している．アラビカ種（エチオピア原産，風味が優れ広く飲用されている）が約 75％，ロブスタ種（インスタントコーヒーに多く用いる）が約 25％輸入されている．

表 6.7　コーヒー豆の銘柄別特徴

銘　柄	産　地	香味の特徴
モカ	アラビア	独特な香り，まろやかな酸味とこく
ブラジル	南米，ブラジル	香りが高い，適度な酸味と苦味
コロンビア	南米，コロンビア	甘い香り，やわらかな酸味とこく
ベネズエラ	南米，ベネズエラ	適度な香り，軽い酸味と独特な苦味
グアテマラ	中米，グアテマラ	甘い香り，上品な酸味と芳香な風味
メキシコ	中米，メキシコ	適度な香りと酸味，上品な味
コスタリカ	中米，コスタリカ	芳香な香り，適度な酸味，上品な味
ブルーマウンテン	西インド諸島，ジャマイカ	調和のとれた風味で最高級品
コナ	ハワイコナ島	甘い香り，強い酸味
ロブスタ	インドネシア，アフリカ	強い苦味．独特な香りのため，単独でなくブレンドで使用される
マンデリン	スマトラ	上品な風味，こくのある苦味
キリマンジャロ	アフリカ，タンザニア	甘い香り，強い酸味と上品な風味

「総合食品事典（第 6 版）」，桜井芳人 編，同文書院（1994），p.336 より一部改変．

ココアはカカオ樹の果実のカカオ豆を焙炒した後，殻を除いた果肉を加熱したもの（ココアペースト）を圧搾して脂（ココアバター）を除き粉砕したココア粉をさすのが一般的である．原料はチョコレートと同じカカオ豆であるが，ココアバターを除かず，糖類，乳製品，植物油脂，香料などを加えたものがチョコ

レートである．ココアの脂肪は約 20 ％でチョコレートより少ない．タンパク質 20 ％，糖質 46 ％で消化が良く栄養価が高い．脂肪含量が多いココアほど上等で，煮ると芳香を放ち味が良い．コーヒーに比べ刺激性，生理作用が弱い．近年，カカオ豆に含まれるポリフェノールの抗酸化作用が注目されている．

iii) 茶系飲料

茶はツバキ科に属する茶樹の若芽（若葉）を採取して加工後，乾燥し，その浸出液を飲料用に製品としたものである．製法により，不発酵茶（緑茶など），半発酵茶（ウーロン茶など），発酵茶（紅茶など）に大別される（図 6.2）．

カテキン
タンニンの一種．無色のポリフェノール．水溶性のフラバノール．苦渋味をもつ．茶には，エピカテキン，エピガロカテキン，エピカテキンガレート，エピガロカテキンガレートがおもに含まれる．

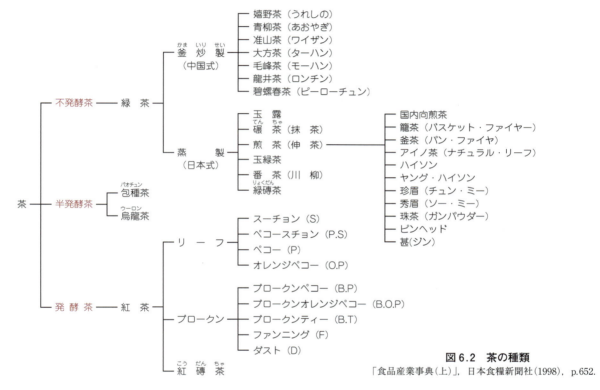

図 6.2 茶の種類
「食品産業事典（上）」，日本食糧新聞社（1998），p.652.

緑茶は原料の茶葉に含まれる酵素の失活処理を蒸気で行う蒸製緑茶と，焙炒処理による釜いり茶に分けられる．蒸製緑茶には，緑茶を代表する煎茶，緑茶の最高級品の玉露，これらの残りの葉を伸育して製造した番茶，番茶を強火で処理したほうじ茶，これにいった玄米を混合した玄米茶などがある．茶の香気成分中には 300 余種の化合物が見いだされ，茶葉に含まれる揮発性成分が総合的に混ざり合って香りを構成している．茶の渋味はカテキン（タンニン），うま味はグルタミン酸やテアニン（アミノ酸），苦味はカフェインである．そのほか，遊離の還元糖，植物色素（クロロフィル，カロテン，キサントフィル，フラボノイド，アントシアニン），セルロース，デンプン，有機酸，ビタミン，無機質などを含む．茶は吸湿して水分が増えると変質し，香気成分や渋味のカテ

タンニン
収れん性の感覚，渋味を呈し，皮をなめす性質をもつ物質の総称．高分子のポリフェノール成分であるが，カテキンなどの低分子も含む．重合して赤〜褐色になる．鉄の吸収を阻害する．

ン，ビタミンCが酸化される．また，緑色色素のクロロフィルが光線や熱により褐変する．これらの変質を防ぐには，防湿と低温（0〜5℃前後）貯蔵が大切で，真空包装や脱酸素剤が使用されている．

近年，茶は機能性素材として注目されている．緑茶はポリフェノール化合物を多く含み，消臭作用，う蝕抑制作用，酸化防止作用，抗がん作用，抗菌作用や活性酸素消去能などの機能性が見いだされている（表6.8）．

> **ポリフェノール**
> ヒドロキシル基を2個以上もつフェノール類の総称．野菜や果物の酵素的褐変の基質となる．抗酸化物質で生理作用がある．

表6.8 茶の成分と機能

成　分	機　能
カテキン類	発がん抑制，抗腫瘍，突然変異抑制，コレステロール低下，降圧，血糖値上昇抑制，抗菌，抗ウイルス，虫歯予防，脱臭（口臭予防）
カフェイン	覚醒，強心，利尿作用
テアニン	ストレス解消
ビタミンC	抗酸化，ストレス解消，風邪の予防
β-カロテン，ビタミンE	抗酸化，老化抑制
フラボノイド	血管壁強化，口臭の予防
多糖類	血糖値低下
フッ素	虫歯の予防

ウーロン茶は，茶葉中のタンニンが酵素の作用で特有の香気，味，色をつくり出す．ウーロン茶は，酵素の働きを止めてしまう不発酵茶（緑茶）と酵素を最大限生かした発酵茶（紅茶）の中間にあり，途中で発酵を止めるので半発酵茶といわれる．台湾の包種茶（パオチュン）は発酵程度が少なく，茶葉も緑色である．

紅茶は，原料生葉を萎凋（いちょう）させてよくもみ，酵素を十分に作用させた発酵茶である．タンニンが酸化され特有の赤黒色の茶で芳香がある．茶樹の品種は，アッサム系統（熱帯茶）と中国系統（温帯茶）の2つに大別される．アッサム系品種はインド・スリランカ・インドネシア・アフリカなどでおもに栽培され，香りが高く，タンニン量が多く，味も濃厚である．中国系品種は中国，日本，台湾，スリランカ，インドのダージリンなどで栽培され，タンニン量が少なく，色や味はアッサム系に比べ弱いが，デリケートな香味が特徴である．中国系はアントシアン色素が多く，濃厚色を呈するものが多い．

(b) 菓　子

奈良時代，遣唐使が仏教と共に中国から唐菓子を移入して菓子が食べられ始めた．まんじゅうは鎌倉時代初期に，こめ粉やくずでつくった．せんべいは平安時代に生まれた．安土桃山時代にキリスト教と共に，ポルトガルやオランダから砂糖を使ったカステイラ，ボーロ，コンペイトウ，カルメラ，ビスカトウ，アルヘイトウなどの南蛮菓子が入ってきた．こむぎ粉を使ったせんべい，今川焼き，たい焼きは江戸時代に生まれた．

菓子の主成分はでん粉，砂糖，水である．**和菓子**では，これに豆類，鶏卵が入り，**洋菓子**では，バター，牛乳，クリーム，油脂，鶏卵，**中華菓子**では，ラード，種実類が多く用いられる．和菓子の栄養成分は，揚げ物・種実の多いものを除くと，糖質が 50 ～ 80 % を占め，脂質やタンパク質は 10 % に満たない．一方，洋菓子では糖質が 40 ～ 70 % で（砂糖菓子を除く），脂質が 10 ～ 30 % と多くなる．菓子のエネルギーは 100 g 当たり 200 ～ 500 kcal と高いものが多い．最近，菓子も栄養的配慮から動物性油脂の代わりに植物性油脂を用いたものや，ビタミンや無機質（ミネラル）を添加したもの，従来より低甘味のもの，バランスのよい風味のものが望まれている．

和菓子のまんじゅうは蒸してつくるものと焼いてつくるものがあり，イーストでなく膨張剤で膨らませる．どら焼きは，2 枚の皮を合わせた形が銅鑼に似ていることから名づけられた．洋菓子のカステラは，ポルトガル語の *Castilla* で，1624 年長崎でつくられ全国に広まった．卵と砂糖の合計量がこむぎ粉の約 2 倍で栄養価が高い．スポンジケーキはこむぎ粉，砂糖，卵が基本配合で，ソフトさを出すときは砂糖を多く使用する．ビスケットはポルトガル語の *Biscoito* からで，ソフトビスケット（砂糖と油脂の量が多く，食感はもろく軟らかい口当たり）とハードビスケット（油脂の量が少なく，破損しにくく油脂の酸敗による品質劣化も少ない）がある．日本ではビスケットよりもソフトな高級品をクッキーとよんでいる．パイ類は元来，こむぎ粉の生地へ肉や果物をはさんで焼いた食事としての料理パイで，軽い層の浮き上がりにより油脂が多くても乾いた食感を与える．膨張剤やイーストを使わず脂肪層の間に含まれた空気や水分により膨らませる．折りパイ（油脂とこむぎ粉生地の軟らかさを同じにして何層にも重ねる）と練りパイ（細かくした油脂をこむぎ粉生地に練り込み折りたたんでつくる）がある．**スナック菓子**はエクストルーダーの発明によりデンプン質の連続膨化乾燥が可能になって開発された菓子であり，1964 年ロサンゼルス市を中心とした西海岸で生まれた．原材料は甘味料，でん粉，カカオ脂，油脂，乳製品，鶏卵，凝固剤，香料，ジャム類，ナッツ類，着色料，膨張剤などである．

（c）珍　味

珍しい味の食品，独特な風味をもち，希少で，酒の肴やオードブルとしてそのまま食べられる製品を珍味という．日本では特別に美味という意味で「肥前のからすみ」，「越前の雲丹」，「三河のこのわた」を三珍味と称した．世界の三珍味は，キャビア，フォアグラ，トリュフともいわれる（p.35 欄外参照）．近年はいか製品や魚の干物などの大衆品もつくられている．そのほか，美味とされる食品には，うにとそのあえ物，うるか，いくら，このこ，魚介類を酒粕やぬかで漬けた漬け物やくん製，干物，珍味かまぼこ，子持こんぶ，小鯛笹漬，アンチョビー，のしいか，さきいかなどがある．珍奇な食品では，はちの子（さなぎ），くさや，いかの黒づくり，ふなずし，熊掌，せみの子など，入手しにくい形態やにおいの特異なものがある．

エクストルーダー
食品の加圧押出し加工用の機器．多孔質状のデンプン系膨化食品の製造に用いられる．

珍味な食品
からすみ：ぼらの卵からつくった塩蔵品．
このわた：なまこの腸からつくった塩辛．
うに：うにの卵巣に塩を混ぜて発酵させた粒うに．ミンチにして練り合わせた練りうに．
うるか：あゆの腸や卵の塩蔵品．
いくら：さけ，ますの卵の塩蔵品．
このこ：なまこの卵巣や腸の乾燥品．
アンチョビー：かたくちいわしの塩蔵品をオリーブオイルで缶詰にしたもの．
くさや：むろあじ，とびうおなどをくさや汁に漬け，天日乾燥した独特の臭気と風味のある塩干し．

（4）乾燥食品

水分含量の多い食品から水分を除く処理をして，貯蔵性・簡便性・輸送性などを付与した食品である．食品の乾燥は古くから行われ（天日干し），保存食品として利用していた．乾燥食品の利点を以下の①〜③にまとめた．

① 食品本来の特性を損なわずに水分だけを除去することにより，保存・貯蔵性を高め，軽量化する．後で水分を補給することにより乾燥前の状態に復元できる（乾燥野菜，乾燥スープ，即席めん類，インスタントライス，インスタントコーヒー，インスタントマッシュポテト，粉乳，乾燥コンソメ，乾燥わかめ，乾燥肉，乾燥離乳食，粉末ジュースなど）．

② 乾燥により食品本来の特性を変化させて，新しい風味やテクスチャーを付与する（凍り豆腐，かつお節，魚の干物，するめ，乾燥果実，干しがき，かんぴょう，コーンフレーク，はるさめなど）．

③ 乾燥により加工に適した性質を付与した食品素材にする（乾燥卵，乾燥卵白，乾燥卵黄，乾燥果汁，天然調味料粉末，粉末しょうゆ，粉末みそ，粉末香料，粉末油脂，アイスクリームミックスなど）．

凍結乾燥方法により製造された食品を凍結乾燥（フリーズドライ）食品という．食品を凍結し真空状態で氷を昇華させて乾燥すると，乾燥による食品の色，味，香り，無機質，ビタミン類の変化を防止することができる．フリーズドライ食品は，多孔質の固形物となり，重量は乾燥前の約 1/5〜1/10 まで軽くなる．インスタント食品に添加してある肉類，えび，卵など多くの食品に利用されている．貯蔵上の注意点は，多孔質で水分 2％程度以下まで乾燥されているため，きわめて吸湿性が高いこと，脂肪やカロテノイドなど脂溶性成分は酸化されやすいことに留意しなければならない．

（5）冷凍，冷蔵食品

冷凍食品とは「前処理を施し急速凍結を行って −18℃以下の凍結状態で保持した包装食品」（日本冷凍食品協会による定義）である．冷凍の魚，肉，液卵は冷凍品とよび区別する．アイスクリームも日本では含めない．

冷凍食品の利点は，① 食品をほとんど変化させることなく長期間保存できる．それは，冷凍食品を −18℃以下で保存すれば鮮度が低下しないため，食品に含まれる栄養素が保持され，最初の品質を長期間保つことが可能になるからである．また，食品の冷凍により微生物や酵素の活動が停止するため，保存料を加える必要がない，② 材料の不可食部分を取り除きただちに調理できるように加工されているため，調理の手間を省き材料のむだがない，③ 価格が安定する，などである．一方，冷凍食品の欠点は，① 解凍に熱エネルギーと時間を消費する，② 凍結前の元どおりに食品組織的には復元しない，③ 氷結率（食品中に氷が発生する割合）ゼロのチルドや氷結率の少ないパーシャルフリージングに比べ消費エネルギーが大きく，省エネ時代に不都合などである．

チルド食品はチルド温度帯（5〜−5℃または 1〜−1℃，明確に規定されて

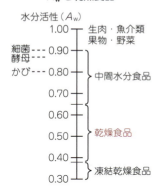

A_w と乾燥食品

いない)で流通できる食品である．チルド状態の利点は，凍結（フリージング）に比べ，① 氷結晶に起因する組織の変化やタンパク質の変性がなく，ドリップもない，② 冷凍食品より食品の外観がきれいである，③ 凍結や解凍に費やすエネルギーや時間のむだがない，などである．一方，常温に比べて品質の低下は少ないが，凍結に比べると品温が高いので品質の変化に注意する．チルドの温度区域は狭いので品温管理にも留意しなければならない．また，冷凍食品のような長期間の貯蔵性がないことが欠点となる．このため，レトルトパウチのように殺菌して保存性のよい袋詰めにしたチルド食品や，炭酸ガスや窒素ガスを封入した包装，脱酸素剤の同封などが行われている．

（6）缶，びん詰，レトルト食品
（a）缶，びん詰食品

　缶あるいはびん容器に食物を詰め，密封，加熱殺菌して製造された食品である．加熱殺菌していないものは缶入り，びん入りとして区別する．1804年，フランス人ニコラ・アペールが，ガラスびんの中に食物を入れてコルク栓で密封し，加熱殺菌して**びん詰**にする食物保存法を完成した．1810年にイギリス人ピーター・デュランが，容器に陶器のつぼやブリキを用い，**缶詰**をはじめて考案した．その後，アメリカで缶詰産業が発展し，デュランは近代食品産業の父といわれるまでになった．日本では1871年，長崎で松田雅典がフランス人宣教師から缶詰の製法を伝授され，いわし油漬け缶詰を試製したことに始まる．

　魚類や貝類などを原料とする水産缶詰は，缶詰産業の中核的品目で，まぐろ類，さば，いわし缶詰で総生産の約8割を占める．まぐろ類缶詰は，びんながまぐろ，きはだまぐろ，かつおなどを油漬け，味つけ，水煮した調理形態がある．油漬けにはソリッド製品（普通の形態），魚肉を粗くほぐしたチャンク製品，細かくほぐしたフレーク製品がある．そのほかにも，さんま，さけ，かに，いかの缶詰やかき，あさり，あかがい，ほたてがいなどの貝類缶詰がある．

　果実缶詰の主要品目は，みかん，パインアップル，もも，フルーツみつ豆，混合果実類である．野菜，豆類，穀類，きのこ類などを原料とする野菜缶詰は，アスパラガス，スイートコーン，マッシュルーム，グリンピースなどの洋風野菜とたけのこ，ふきなどの従来品で構成され，主要品目はたけのこ，えのきたけ，ゆであずき，トマト加工品である．

　食肉類や卵類を原料とする畜産缶詰は，明治時代に牛肉大和煮の製品開発があり戦前の代表的品目であったが，現在はコンビーフが主要品目である．コンビーフ缶詰は，塩漬けされた牛肉を缶に詰め加熱殺菌したもので，アメリカで開発された．そのほか，馬肉を混合したニューコンビーフ，焼いてたれをつけた鶏肉のやきとり缶詰，水煮したうずら卵の缶詰，ソーセージ缶詰，沖縄で消費されるランチョンミート（ソーセージミート）缶詰などがある．

　調理・特殊缶詰には，生産量が多いものからミートソース，スープ，カレーとなっている．菓子類缶詰には，プリン，水ようかん，各種のゼリー類など種

ドリップ

凍結した食品を解凍すると液汁が分離流出する．これをドリップという．緩慢凍結に比べ，急速凍結のほうがドリップ量は少ない．冷凍魚，冷凍肉を解凍するときは，5℃程度で緩慢解凍するほうがドリップ量は少ない．

脱酸素剤

酸素吸収剤，鉄粉の酸化を利用したものや，アスコルビン酸などのレダクトン類の酸化を利用したものがある．

Plus One Point
缶詰の外観と品質

缶のふたが① 膨れているもの，② 手で押すとペコペコするもの，③ 巻締の部分が曲がったもの，④ サビのひどいものは避ける．ふたは少し凹み加減がよい．胴の部分の凹みは中身に影響しない．

類が多いが，缶詰よりポリ容器入りが増えている．飯類缶詰には赤飯，五目ご飯，とりめし，白がゆ，雑炊などがある．そのほか，そばつゆが多く，ストレートタイプ（そのまま使える）と濃縮タイプがある．

（b）レトルト食品

レトルト食品とは，空気や光を通さないプラスチックやアルミ箔を貼り合わせたフィルムでできたパウチ（袋）や容器に食品を詰めて，熱シール（ヒートシール，通常110〜120℃）によって密封後，レトルト（高圧釜，大気圧以上の1〜2 kg/cm²）により加圧加熱殺菌（レトルト殺菌）を行った容器詰め食品である．これらを，日本農林規格（JAS）では「レトルトパウチ食品」と名づけ，食品衛生法では容器包装詰加圧加熱殺菌食品という．製品には「気密性容器に密封し加圧加熱殺菌」と表示されている．

日本ではじめて商品化されたのは，1968年，レトルトパウチに詰められたカレーで，その後，形が崩れない液状のカレー，シチュー，ロールキャベツ，豚肉の角煮，しるこなど商品が多様化し，現在では500種類以上の商品が流通し，年間生産は10億個を超える．メニューの多様化，容器の開発，手ごろな値段など，レトルト食品産業の開発力と，単身者の増加，個食化の傾向など，ライフスタイルの変化が追い風となった．栄養価が計算されていて分量も決まっているため，病院食やベビーフードとしても広く利用されつつある．

レトルト食品は包装形態から，レトルトパウチ食品，レトルト容器食品，レトルトパック食品の3つに分類される．レトルト食品は，①常温で流通でき，長期間（約2年間）の保存が可能，②缶やびんより軽量で開封しやすく使用後の容器処分も簡単，③容器の厚さが薄いので殺菌も使用時の加熱も短時間ですむため，熱による内容物の損失が少ないなどの特長をもち，簡便性にも優れている．レトルト食品中の栄養価は，ほかの食品と同様に加熱と加工による栄養素（たとえばビタミン類）の損失は否めないが，表示されている賞味期限の期間内は内容食品の味，香り，肉質などはほとんど変化しない．しかし，開封すると空気や光に触れ，ほかの食品と同じ状態になるので早めに食べる必要がある．使い残りは冷蔵庫に保存して1〜2日で使う．買い置き製品は湿気の多い台所の流しの下よりも風通しがよく温度変化の少ない場所に段ボール箱などに入れて保管したほうが品質変化が少ない．調理する際，加温する方法など外箱の表示の注意事項を確かめ，やけどなどの事故防止に注意を払うことも必要である．

（7）電子レンジ対応食品

電子レンジは使用周波数が2,450メガヘルツのマイクロ波のエネルギーを利用して食品を加熱調理する．電子レンジ対応食品は，電子レンジを利用し，短時間に調理できる簡便な調理食品である．いつでもすぐに，できたての料理が食べられ，使い捨ての容器なので後片づけも簡単で，火を使わないなど，安全・清潔・スピードの利便性に優れている．日本では1985年に電子レンジ専用食品がレトルトタイプと粉末タイプの調理食品として登場した．その後，ピ

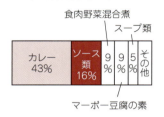

レトルト食品の種類別
生産個数の構成比
（日本缶詰協会調べ）

食肉野菜混合煮
スープ類
カレー 43%
ソース類 16%
9%
5%
その他
マーボー豆腐の素

レトルト食品の三分類

レトルトパウチ食品：四方がシールされたパウチ状で透明のものとアルミ箔パウチがある．

レトルト容器食品：トレー状の容器に食品を詰めて，ふたをシールした後，レトルト殺菌したもの．透明のものとアルミ箔トレーがある．容器を必要とする食品や液体に多い．

レトルトパック食品：食品を詰めた包装材料の両端をアルミワイヤーで結びレトルト殺菌したもの．

ラフ，カレー，赤飯，雑炊，スパゲッティ，やきそばなどの製品が多い．現在は，冷凍食品に電子レンジ対応食品が多くなっている．

（8）調理済食品

味つけがされていて，そのまま，または再加熱などの簡単な調理操作で食卓に供されるように調製された加工食品の総称である．惣菜（そうざい），デリカテッセン，米飯加工品，サンドイッチ，調理パンを含む．コンビニエンス食品，インスタント食品などともよばれる．厚生労働省の「弁当及び惣菜の衛生規範」では，惣菜は六つに分類され，その種類は500以上もある．

デリカテッセンは，デリカシー（おいしい）な食べ物の意味で，西洋または洋風惣菜ともよばれる．性状から，サラダやマリネなど日持ちのしない日配デリと，ハムやチーズなど比較的日持ちのよい日持ちデリに分けられる．

米飯加工品には，赤飯，五目ご飯，変わりおこわ，茶飯，おにぎり，のり巻き，各種弁当がある．近年，若者の米飯離れが指摘されているが，惣菜との組合せで，米飯加工品は消費が伸びている．

サンドイッチの主体は，ハムサンドイッチであったが，最近ではチーズ，ツナ，コンビーフ，カツ，ポテトサラダ，卵サラダなどバリエーションがあり，サンドイッチ専門店が急増している．調理パンはおかずパンともよばれ，パン生地にカレーを入れたカレーパンやコロッケ，サラダ，やきそば，ソーセージなどをはさんだ多種の調理パンがある．加工後に加熱殺菌する工程がないので，製品はできるだけ短時間で消費しなければならない．

調理ずみ食品の消費の伸展には，家庭内での冷凍冷蔵庫や電子レンジの普及，女性の社会進出，核家族化，同一家族でも食事時間や内容が異なる個食化，単身赴任の増加などの背景があり，食事内容の多様化や簡便化，調理時間の短縮などを促している．しかし一方，栄養的には，使用食品素材が不明，食塩や化学調味料の多用，動物性脂肪の過多，食物繊維が少ない，などが指摘されてい

惣菜の分類
① 煮物…煮しめ，甘露煮，湯煮，うま煮，煮豆など
② 焼物…いため物，串焼き，網焼き，ホイル焼き，かば焼きなど
③ 揚げ物…から揚げ，てんぷら，フライなど
④ 蒸し物…しゅうまい，茶わん蒸しなど
⑤ あえ物…ごまあえ，サラダなど
⑥ 酢の物…酢れんこん，たこの酢の物など

HMRとMSとは

HMR（home meal replacement）は，アメリカのチキン料理の会社が1995年から使い始め，直訳すると「家庭の食事の代行」となる．また，MS（meal solution）は，アメリカのスーパーマーケット業界の団体の1996年のコンベンションで注目を浴び，直訳すると「食事の解決」という意味になる．

これらの言葉は，食品業界で近年，頻繁に使われるようになり，商品戦略のキーワードとなった．たとえば，夕食の主菜として使える冷凍食品，野菜の煮物のような和食商品，本格メニュー料理，家庭で手づくりしたような質感を与えた惣菜，手抜きという後ろめたさを薄くした家庭で生鮮材料を加えただけでできあがる料理，などがある．

HMRの基本コンセプトは，① 調理に要する時間が省ける，② 鮮度が高い，③ 栄養バランスがとれている，④ 手づくり風である，⑤ メインディッシュになる，などである．日本ではもともと「中食（なかしょく）」があったが，アメリカにおけるHMRの展開を受けて新たな動きがでて，品揃えの充実，鮮度や品質の向上を図り，シェフを配置して調理する試みがなされている．

る．近年，味つけは低塩化，薄味化傾向にあるが，保存性が悪くなるので低温状態の保存，流通に留意しなければならない．

練習問題

次の文を読み，正しいものには○，誤っているものには×をつけなさい．

重要 ➡ （1）植物性油脂を原料として水素添加を行うとヨウ素価が高くなる．このため，油の融点が高くなり硬化油が得られる．

（2）食用油脂の大豆油，とうもろこし油，ごま油，こめ油，ラードのうち，ヨウ素価が最も低いのはラードである．

（3）粉末油脂は，タンパク質や糖質などの表面に油脂が被膜状に吸着されているので酸化されやすい欠点がある．

（4）マーガリンとショートニングは，精製食用油脂を練り合わせて固形状または流動状にした製品である．マーガリンは水分を含まないが，ショートニングは10％程度の水分を含む．

重要 ➡ （5）緑茶は発酵茶，紅茶は不発酵茶である．

（6）車糖はビスコ(転化糖液糖)を噴霧してつくる日本独特の製品で，上白，中白，三温があり，すべて白色である．

重要 ➡ （7）異性化液糖は，デンプンを異性化酵素で分解して得られる果糖とブドウ糖の混合液糖である．

（8）フラクトオリゴ糖は，ショ糖に果糖がいくつか結合したもので難消化性の少糖類である．

（9）甘味料のうちアミノ酸を原料にして合成され，食品添加物として用いられているのはアスパルテームである．

重要 ➡ （10）レトルト食品に耐熱容器に密封した食品を高圧釜に入れて，180℃で湿熱処理した食品である．

（11）グルタミン酸ナトリウムはこんぶ，グアニル酸はしいたけのうま味成分である．

（12）にんにくの辛味成分は揮発性のアリルイソチオシアネートである．

（13）デンプンをα化すると，デンプンを構成しているブドウ糖がβ型からα型に変化する．

（14）魚油に水素を添加すると不飽和度が低くなり，融点が高くなり硬化油が得られる．

重要 ➡ （15）マーガリンは，動植物性油脂や硬化油を主原料としたエマルションでW/O型のものが多い．

（16）こめ油はこめぬか層と胚芽を，とうもろこし油はとうもろこしの胚芽を原料にして採油し精製した食用油である．

（17）家庭用塩の小びんには吸湿防止のため塩基性炭酸マグネシウムを少量添加する．

重要 ➡ （18）硬化油は植物油や魚油に水素を添加したもので，ショートニングやバターの原料となる．

（19）水分を凍結させてから真空乾燥する方法を凍結乾燥法という．

（20）真空凍結乾燥では，乾燥後の食品は多孔質となる．

7 機能性食品とその素材

7.1 健康食品と食品にかかわる制度について

一般に「健康食品」とよばれるものは,法律上の定義がなく,広く健康の増進に役立つ食品として販売されているものである(後述参照).

食品のもつ重要な働きは,3つの機能に分けられる.
① 一次機能……生命維持のために栄養素を供給する栄養機能
② 二次機能……「おいしさ」につながる視覚,味覚,食感(テクスチャー)などの感覚機能
③ 三次機能……生体防御,体調のリズム調節など,生体に対する調節機能

食品機能に関する研究の展開により,食品中の成分が生体の機能に積極的な役割(第三次機能)を果たしていることが次々と明らかにされ,そのような食品の機能を消費者に伝えることを目的として,**特定保健用食品制度**(栄養改善法第12および13条)が1991年に発足した(欄外参照).その後,健康増進法(厚生労働省)の発足,保健機能制度の発足,特定保健用食品の種類の拡大を経て,2015年に始まった機能性表示食品制度では消費者自身が消費者庁から食品の機能性や表示・注意書きなどの情報を確認できるようになった.

さらに,健康への関心が高まる中で,食品に期待される機能は複雑で多様化してきている.ビタミンなどの特定の栄養成分の摂取を目的として,通常の食品形態以外の錠剤やカプセルなどが,食品として市販されるようになった.また,食薬の区分を見直す必要性から,通常の食品形態でない,健康や栄養の補助を目的とした食品の位置づけが検討された.その結果,健康機能をもつ食品の類型化をわかりやすくするために,2001年4月より**保健機能食品制度**(食品衛生法施行規則第5条)が創設された.それに伴って,**特定保健用食品**は**食品衛生法**にも規定されることになり,栄養改善法においては特別用途食品の中に位置づけられるようになった.

今日では,高齢化社会への進展に伴って疾病構造が変化し,国民の健康増進の重要性が著しく増大している.そこで,国民の**健康増進**の総合的な推進を図るために,健康増進法が2003年5月1日に公布され,栄養改善法は廃止された.2015年4月より,特別用途食品,特定保健用食品,保健機能食品の法令

特定保健用食品制度の経緯

1984年 文部科学省特定研究「食品機能の系統的解析と展開」を開始
1987年 厚生省「機能性食品」の市場導入構想を発表
1991年 特定保健用食品(トクホ)制度を発足
1993年 初のトクホ表示を許可(アトピー性皮膚炎用の除タンパク米,低リンミルク:後に特別用途食品に移行)
2001年 保健機能食品制度(特定保健用食品と栄養機能食品)を発足
2005年 トクホの種類を拡大
2009年 消費者庁を発足
2015年 機能性表示食品制度を発足

7章 ■ 機能性食品とその素材

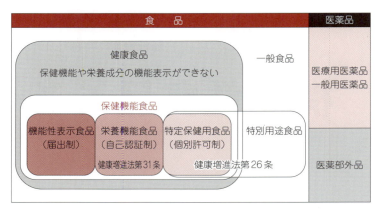

図7.1 食品および医薬品の分類

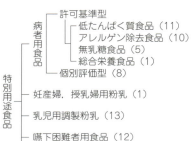

図7.2 特別用途食品の分類
（ ）内の数字は，2015年12月現在で表示許可されている品目数である．

消費者庁

消費者庁および消費者委員会設置法の施行により，食品等の規格基準の設定（食品衛生法），特定保健用食品等の特別用途表示の許可または承認（健康増進法），栄養表示基準の策定などの業務が，厚生労働省から内閣府消費者庁に移管されたことにより，特別用途の表示の許可および承認は内閣総理大臣によるものとなった．

区分欄には，乳児用食品，妊産婦用食品，嚥下困難者用食品，病者用食品等当該特別の用途を記載します．

図7.3 特別用途食品のマーク

上の位置づけは図7.1のようになっている．

7.2 特別用途食品とその素材

特別用途食品（健康増進法第26条）は，病者用食品，妊産婦・授乳婦用粉乳，乳幼児用調製粉乳，嚥下困難者用食品（特定保健用食品を除く）に分類される（図7.2）．これらの特別な用途に適した表示をするためには，内閣総理大臣の許可（欄外参照）が必要であり，許可商標（図7.3）の区分欄には特別の用途が記載される．特別用途の表示とは，乳児や幼児の発育，妊産婦の健康保持，病者の回復のために適当であることを医学・栄養学的表現で示し，用途を限定することであり，単なる「乳児用」「幼児用」の表示には許可を必要としない．

現在のところ，許可されている特別用途食品は63品目（特定保健用食品を除く）である（用途別に許可されている品目数はhttp://www.jhnfa.org/tokubetu.html参照）．病者用食品は，許可基準型と個別評価型に分けられる．許可基準型とは，低たんぱく質食品，アレルゲン除去食品，無乳糖食品，総合栄養食品の食品群別に許可基準が設定され，特別用途の表示が許可されている（表7.1）．個別評価型の病者用食品の許可に当たっては，以下の10項目を満たすものとされている．

1) 特定の病気の食事療法の目的達成に資する効果が期待できるもの．
2) 食品または関与成分について，食事療法上の効果の根拠が医学的，栄養学的に明らかにされていること．
3) 食品または関与成分について，食事療法にとって適切な使用方法が医学的，栄養学的に設定できるもの．
4) 食品または関与成分について，食経験などからみて安全なもの．
5) 関与成分は，物理学的，化学的，生物的性状および試験方法，定性および定量試験方法が明らかであること．
6) 同種の食品の喫食形態と著しく異なったものでないこと．

表7.1 特別用途食品における食品群別の許可基準

許可食品群	規格	許可される特別用途表示
低たんぱく質食品	たんぱく質含量が通常の同種の食品含量の30％以下	たんぱく質摂取制限を必要とする疾患(腎臓疾患など)に適する
アレルゲン除去食品	特定のアレルゲンを不使用または除去(検出限界以下に低減)	特定の食品アレルギー(牛乳など)の場合に適する
無乳糖食品	食品中の乳糖またはガラクトースを除去したもの	乳糖不耐症またはガラクトース血症に適する
総合栄養食品	経口摂取が不十分な者の食事代替として、液状または半固形状で適度な流動性を有するもの(栄養成分の基準は別に定める)	食事として摂取すべき栄養素のバランス良く配合した総合栄養食品で、通常の食事で十分な栄養を摂ることが困難な者に適している

(注) 必要的表示事項として、「医師、管理栄養士などの相談または指導を得て使用することが適当である旨」はすべてに記載される。

7) まれにしか食べないものではなく、日常的に食される食品であること。
8) 原則として、錠剤型、カプセル型などをしていない通常の形態の食品であること。
9) 食品または関与成分は、もっぱら医薬品として使用される成分でないこと。
10) 製造方法、製品管理方法が明示されているもの。

また、妊産婦・授乳婦用粉乳、乳児用調製粉乳、嚥下困難者用食品についても、許可基準と必要的表示事項が設定されている。

7.3 保健機能食品とその素材

(1) 保健機能食品の分類

保健機能食品制度には、特定の保健効果が期待できる食品に「おなかの調子を整えます」「脂肪の吸収をおだやかにします」「中性脂肪が高めの方の健康に役立ちます」などの機能について表示できる特定保健用食品(個別許可型)と、国が定めた栄養成分の規格基準を満して栄養成分の機能を表示できる栄養機能食品(規格基準型)がある。その他、健康効果の機能を表示できる食品は、2015年から始まった**機能性表示食品**＊があり、これは、事業者の責任において表示する食品である(後述参照)。

(2) 特定保健用食品とその素材

(a) 特定保健用食品の許可要件

特定保健用食品とは、健常人をはじめ、病気の素因をもつために健康に不安を感じている人が、健康機能性をもった食品を摂取することにより、健康の維持増進と病気の予防に役立てることを目的とした食品である。特定保健用食品は健康増進法第26条の特別用途食品の中に位置づけられ(図7.1参照)、食品衛生法規則第5条に規定されている。

許可するにあたって必要な要件は、左の8項目である。

(b) 特定保健用食品の素材とその作用

健康機能が評価された素材成分は150以上あり(表7.2)、実際に市販されて

特別な用途の食品の取扱い制度
健康増進法の制定後も、栄養改善法によって定められた特別用途食品の枠組みが維持されてきたが、高齢化の進展や生活習慣病疾患の増加、医学や栄養学の進歩に加えて栄養機能表示などの制度などが制定されたことから、特別用途食品制度のあり方について検討され、平成21(2009)年4月より特別用途食品の枠組が改正された。

栄養表示基準
健康増進法第31条第1項に基づき販売する食品についての栄養成分・熱量だけでなく、一定の栄養成分・熱量についての強調表示である場合の一定基準である。熱量・たんぱく質・脂質・炭水化物・ナトリウムの含有量に加えて、食物繊維やカルシウムなどについて「高」「含有」、熱量や脂質などについて「無」「低」などを表示する場合に満たすべき基準値が設定されている。

機能性表示食品制度
食品衛生法・JAS法・健康増進法の各々にあった食品表示に関する規定を統合して、一元的な制度として「機能性表示食品制度」が2015年に施行された。

特定保健用食品の許可マーク

7章 機能性食品とその素材

特定保健用食品の許可要件
① 食生活の改善が図られ，健康の維持増進に寄与することが期待できること．
② 食品または関与する成分の保健用途が医学・栄養学的に明らかであること．
③ 食品または関与する成分の適切な摂取量が医学・栄養学的に設定できること．
④ 食品または関与する成分が添付資料からみて安全であること．
⑤ 関与する成分の物理学的，化学的および生物学的性状および試験方法が明らかであること．
⑥ 同種の食品が，一般的に含有する栄養分の組成を著しく損なっていないこと．
⑦ まれに食べられるものではなく，日常的に食べられている食品であること．
⑧ 食品または関与する成分は専門医薬品として使用されるものではないこと．

プロバイオテクス，プレバイオテクスとは
腸内には，いろいろな種類の細菌があり，叢（くさむら）のように群がるので，腸内菌叢（腸内フローラ）とよばれている．プロバイオテクスとは腸内フローラの制御を通じて，有益な影響をもたらす生菌のことであり，乳酸菌やビフィズス菌がその代表である．また，プレバイオテクスとは，腸内でのプロバイオテクスの増殖を促進する物質であり，オリゴ糖や食物繊維などである．

CPP
カゼインのトリプシン消化により生成されるペプチドであり，リン酸化セリンを多く含む．リン酸化セリンの酸性残基がカルシウムと弱く結合しているため，カルシウムの吸収を促進すると考えられている．

いる食品については，オリゴ糖入り食品には飲料とテーブルシュガーが多いが，錠菓，プリン，ビスケットのようなおやつ類もあり，食物繊維入りの食品では飲料のほか，かまぼこ，ソーセージなどもある．タンパク質入り食品には飲料，がんもどき，から揚げ，ソーセージ，ハンバーグのような副食材があり，乳酸菌入りのものにはヨーグルトがある．無機質を補給するための飲料や，配糖体入り飲料などもある．以上のような許可食品は，商品としてスーパー，コンビニエンスストア，病院販売ルート，通信販売ルートによって販売されている．

特定保健用食品の保健機能とその効果を示す成分の作用には，次のようなものがある．

整腸作用食品の成分には，オリゴ糖類，乳酸菌類，食物繊維類などが含まれている．オリゴ糖には，イソマルトオリゴ糖，ガラクトオリゴ糖，フラクトオリゴ糖，大豆オリゴ糖，キシロオリゴ糖，乳果オリゴ糖，ラクチュロース，ラフィノースなどがあり，いずれも難消化性である．これらは未消化な状態で大腸に到達するため，腸内細菌であるビフィズス菌が利用でき，ビフィズス菌が増殖することによって便性・便通を改善する作用がある．乳酸菌類は生きたまま大腸に到達して腸内菌叢を改善し，便性・便通改善の効果があり，下痢をしやすい人や抗生物質服用後の下痢の改善に有用である．食物繊維には不溶性と水溶性のものがあるが，両者ともに便の容積を増大し，水溶性の食物繊維では軟便化がおもな作用である．「おなかの調子を整える」との表示が許可されている．最近では，整腸作用とともに血清コレステロールや中性脂質を低下させる効果，血糖値上昇を抑制する効果を併せもつガラクトマンナン，ポリデキストロース，サイリウム種皮なども許可されている．

コレステロール調節食品の成分には，キトサン，リン脂質結合大豆ペプチド，植物ステロール，大豆タンパク質があり，胆汁酸との結合によるコレステロールの吸収を抑制し，胆汁酸の排泄とコレステロールの異化作用を促進する作用がある．「コレステロールが高めの方の食生活改善」との表示が許可されている．

血圧調節食品の成分には，カゼインデカペプチド，かつお節オリゴペプチド，ラクトトリペプチドなどがあり，いずれもアンギオテンシン変換酵素（ACE）の阻害作用があるが，医薬品に比べて効果は穏やかである．

ミネラル吸収促進食品にはカルシウムと鉄にかかわるものがある．前者にはクエン酸リンゴ酸カルシウム（CCM），カゼインホスホペプチド（CPP），大豆イソフラボン，後者にはヘム鉄がある．CCMにはカルシウム，クエン酸，リンゴ酸が一定の比率で含まれており，酸やアルカリによるカルシウムの吸収阻害を抑制する作用がある．CPPは牛乳タンパク質の酵素分解物であり，カルシウムの不溶性塩ができることを阻害する作用がある．イソフラボンは，女性ホルモンの不足時に骨吸収の低下を抑制する作用がある．ヘム鉄は，無機鉄と異なり，タンニンや食物繊維，pH上昇による吸収阻害を受けない構造をしている．それぞれ「食生活で不足しがちなカルシウムの摂取に適する」，「鉄の補

表7.2 特定保健用食品の保健用途と関与成分

保健用途の表示内容	表示できる保健の内容例	食品例	関与する成分
おなかの調子を整える，便通の改善などにかかわること	おなかの調子を整える お通じの気になる方に適しています	粉末清涼飲料 テーブルシュガー 乳酸菌飲料	オリゴ糖類，ラクチュロース，ビフィズス菌，乳酸菌類，食物繊維（難消化性デキストリン，サイリウム種皮など）など
血糖値にかかわること	糖の吸収を穏やかにします 食後の血糖値が気になる方に適しています	粉末清涼飲料 茶系飲料 乾燥スープ	難消化性デキストリン，小麦アルブミン，グァバ葉ポリフェノール，L-アラビノースなど
血圧にかかわること	血圧の高めの方に適しています	錠菓 清涼飲料水	ラクトトリペプチド，カゼインドデカペプチド，杜仲茶配糖体，サーデンペプチドなど
コレステロールにかかわること	コレステロールの吸収を抑える働きがあります コレステロールが高めの方に適しています	粉末清涼飲料 調製豆乳	キトサン，大豆タンパク質，低分子化アルギン酸ナトリウム
歯および歯茎にかかわること	歯を丈夫で健康にします	チューインガム	パラチノース，マルチトース，エリスリトールなど
脂肪にかかわること	体脂肪が気になる方に適しています 食後の血中中性脂肪の上昇を抑えます	食用調製油 コーヒー飲料	グロビンタンパク分解物，コーヒー豆マンノオリゴ糖など
コレステロールとおなかの調子，コレステロールと脂肪にかかわること	コレステロールが高めで気になる方，おなかの調子が気になる方の食生活改善に役立ちます	粉末ゼリー飲料 清涼飲料水	低分子化アルギン酸ナトリウム，サイリウム種皮の食物繊維など
脂肪と血糖値にかかわること	血中中性脂肪が高めの方，食後の血糖値が気になる方の食生活改善に役立ちます	茶系飲料	難消化性デキストリン
骨にかかわること	カルシウムの吸収に優れ，丈夫な骨をつくるのに適した食品です	清涼飲料水 納豆	大豆イソフラボン，乳塩基性タンパク質など
ミネラルの吸収にかかわること	貧血気味の人に適しています	清涼飲料水	クエン酸リンゴ酸カルシウム，カゼインホスホペプチド，ヘム鉄など
ミネラルとおなかの調子にかかわること	おなかの調子を良好に保つとともに，カルシウムの吸収を促進します	テーブルシュガー	フラクトオリゴ糖
疾病リスク低減にかかわること	歳をとってからの骨粗鬆症のリスクを低減するかもしれません	魚肉ソーセージ	カルシウム

2016年1月現在の許可品目数は1226である．

給を必要とする貧血気味の方に適する」と表示することが許可されている．

　虫歯予防食品の成分には，虫歯原因菌（ミュータンス菌）の増殖を抑制する茶ポリフェノールや虫歯原因菌が利用できない糖質のパラチノース，マルチトールなどがある．歯を丈夫で健康にする食品成分には，歯のエナメル質の再石灰化を促進するカゼインホスホペプチド-非結晶リン酸カルシウム複合体（CPP-ACP）があり，「虫歯に安心」と表示することが許可されている．

　血糖値調節食品の成分には，糖分解酵素を阻害して糖の吸収を遅らせる作用をもつL-アラビノース，グァバ茶ポリフェノールなどがある．

　血中中性脂肪が上昇しにくい食品成分には，中鎖脂肪酸（カプリル酸，カプ

ロン酸など)やグロビンタンパク質(GD)がある．中鎖脂肪酸は，消化管内での分解がきわめて早く，速やかに吸収され，小腸上皮で中性脂肪(トリアシルグリセロール)に再合成されずに脂肪酸として門脈から肝臓に移行し，エネルギーとして利用されやすい．GDは，脂質の吸収を抑制することにより，血清の中性脂肪を低下させる作用がある．

以上のように，特定保健用食品にはさまざまな健康効果が認められるが，医薬品を服用しているときなどには摂取方法に注意を要するので，個々の製品の表示内容および成分の作用機序を十分に理解したうえで使用することが求められる．

(c) その他の特定保健用食品

特定保健用食品には，「許可基準型」，「疾病リスク低減表示」，「条件付き特定保健用食品」が認められている．

「許可基準型」として認められている関与成分は食物繊維とオリゴ糖であり，保健用途は「おなかの調子を整える」「食後の血糖値が気になる方」であり，規格基準が設定されている(表7.3)．「疾病リスク低減表示」は，リスク低減の効果が医学的・栄養学的に確立されている場合に認められるもので，現在のところカルシウムと葉酸のみが認められており，それぞれに「歳をとってからの骨粗鬆症のリスクを低減するかもしれません」，「神経管閉鎖障害を持つ子どもが生まれるリスクを低減するかもしれません」の表示が認められている．条件付き特定保健用食品とは，特定保健用食品の審査において有効性の科学的根拠のレベルに届かないが，一定の有効性が確認される食品について「○○を含んでおり，根拠は必ずしも確立されていませんが，△△に適している可能性がある食品です」と表示することが許可されている．

> **Plus One Point**
>
> **レス食品**
> 有害な成分を取り除いた食品を〝レス食品〟という．特定保健用食品として許可されていた，グロブリン低減米の「ファインライス」と低リンの「低リンミルクL. P. K.」は，現在では病者用食品として許可されている．
>
> **条件付き特定保健用食品の許可マーク**
>
>
>
> **条件付き特定保健用食品**
> 豆鼓エキスについて，「豆鼓エキスを含んでおり，中性脂肪が高めの方に適している可能性がある食品です」という表示が許可されているのみである．
> (2011年12月現在)

表7.3 特定保健用食品(規格基準型)の関与成分

区分	関与成分	1日摂取目安量	表示できる保健の用途
Ⅰ (食物繊維)	難消化性デキストリン (食物繊維として)	3 g～8 g	○○(関与成分)が含まれているのでおなかの調子を整えます
	ポリデキストロース (食物繊維として)	7 g～8 g	
	グアーガム分解物 (食物繊維として)	5 g～12g	
Ⅱ (オリゴ糖)	大豆オリゴ糖	2 g～6 g	○○(関与成分)が含まれておりビフィズス菌を増やして腸内の環境を良好に保つので，おなかの調子を整えます
	フラクトオリゴ糖	3 g～8 g	
	乳果オリゴ糖	2 g～8 g	
	ガラクトオリゴ糖	2 g～5 g	
	キシロオリゴ糖	1 g～3 g	
	イソマルトオリゴ糖	10 g	
Ⅲ (食物繊維)	難消化性デキストリン	4 g～6 g	食物繊維(難消化性デキストリン)の働きにより，糖の吸収をおだやかにするので，食後の血糖値が気になる方に適しています

(3) 栄養機能食品の素材と機能表示

栄養機能食品は，身体の健全な成長，発達，健康の維持に必要な栄養成分の補給・補完を目的とした，ビタミンやミネラルを一定量含む食品である．その形状は，錠剤やカプセルのような通常の食品形態でないものも含まれている．

含まれている栄養成分の配合には，上限値(医薬品部外品の最大分量を超えない値)と下限値(1日当たりの摂取目安量や摂取方法の表示を必須条件に栄養所要量の1/3量)が設定されている．栄養機能食品の機能表示には，右のような項目が必要である．

栄養機能食品として許可されている栄養成分，栄養機能表示および規格基準は，表7.4に示した通りである．注意喚起表示には，「本品は多量摂取によって疾病が治癒し，より健康が増進するものではありません．1日の摂取目安量を必ず守ってください．」という表現が用いられる．さらに，ビタミンAには「妊娠3か月以内または妊娠を希望する女性は過剰摂取にならないように注意して下さい．」，葉酸には「本品は，胎児の正常な発育に寄与する栄養素ですが，多量摂取により胎児の成長が良くなるものではありません．」などの表示が義務づけられている．

栄養機能食品の機能表示要件

① 保健機能食品(栄養機能食品)であること
② 栄養成分の機能(内閣総理大臣の定める基準に従う)
③ 栄養成分の量および熱量(栄養表示基準に従う)
④ 1日当たりの摂取目安量
⑤ 摂取の方法および摂取上の注意事項
⑥ 1日当たりの摂取目安量中に含まれる機能表示された成分の栄養所要量に対する割合
⑦ 調理または保存方法に関する必要な注意事項
⑧ 特定保健用食品と異なり，内閣総理大臣による個別審査を受けたものではないこと

表7.4 栄養機能食品の栄養機能表示および規格基準

栄養成分	1日当たりの摂取目安量に含まれる栄養成分量		栄養機能表示	(注※)
	下限値	上限値		
n-3系脂肪酸	0.6 g	2.0 g	n-3系脂肪酸は，皮膚の健康維持を助ける栄養素です．	
亜鉛	2.64 mg	15 mg	亜鉛は，味覚を正常に保つのに必要な栄養素です． 亜鉛は，皮膚や粘膜の健康維持を助ける栄養素です． 亜鉛は，たんぱく質・核酸の代謝に関与して，健康の維持に役立つ栄養素です．	1)
カリウム	840 mg	2,800 mg	カリウムは，正常な血圧を保つのに必要な栄養素です．	2)
カルシウム	204 mg	600 mg	カルシウムは，骨や歯の形成に必要な栄養素です．	
鉄	2.04 mg	10 mg	鉄は，赤血球を作るのに必要な栄養素です．	
銅	0.27 mg	6.0 mg	銅は，赤血球の形成を助ける栄養素です． 銅は，多くの体内酵素の正常な働きと骨の形成を助ける栄養素です．	3)
マグネシウム	96 mg	300 mg	マグネシウムは，骨や歯の形成に必要な栄養素です． マグネシウムは，多くの体内酵素の正常な働きとエネルギー産生を助けるとともに，血液循環を正常に保つのに必要な栄養素です．	4)
ナイアシン	3.9 mg	60 mg	ナイアシンは，皮膚や粘膜の健康維持を助ける栄養素です．	
パントテン酸	1.44 mg	30 mg	パントテン酸は，皮膚や粘膜の健康維持を助ける栄養素です．	
ビオチン	15 μg	500 μg	ビオチンは，皮膚や粘膜の健康維持を助ける栄養素です．	
ビタミンA	231 μg	600 μg	ビタミンAは，夜間の視力の維持を助ける栄養素です． ビタミンAは，皮膚や粘膜の健康維持を助ける栄養素です．	5)
ビタミンB1	0.36 mg	25 mg	ビタミンB1は，炭水化物からのエネルギー産生と皮膚や粘膜の健康維持を助ける栄養素です．	
ビタミンB2	0.42 mg	12 mg	ビタミンB2は，皮膚や粘膜の健康維持を助ける栄養素です．	
ビタミンB6	0.39 mg	10 mg	ビタミンB6は，たんぱく質からのエネルギーの産生と皮膚や粘膜の健康維持を助ける栄養素です．	
ビタミンB12	0.72 μg	60 μg	ビタミンB12は，赤血球の形成を助ける栄養素です．	
ビタミンC	30 mg	1,000 mg	ビタミンCは，皮膚や粘膜の健康維持を助けるとともに，抗酸化作用を持つ栄養素です．	
ビタミンD	1.65 μg	5.0 μg	ビタミンDは，腸管でのカルシウムの吸収を促進し，骨の形成を助ける栄養素です．	
ビタミンE	1.89 mg	150 mg	ビタミンEは，抗酸化作用により，体内の脂質を酸化から守り，細胞の健康維持を助ける栄養素です．	
ビタミンK	45 μg	150 μg	ビタミンKは，正常な血液凝固能を維持する栄養素です．	6)
葉酸	72 μg	200 μg	葉酸は，赤血球の形成を助ける栄養素です． 葉酸は，胎児の正常な発育に寄与する栄養素です．	7)

(注意※)注意喚起事項として，「本品は，多量摂取により疾病が治癒したり，より健康が増進するものではありません．1日の摂取目安量を守ってください．」，さらに各栄養素について，
1) 亜鉛の摂り過ぎは，銅の吸収を阻害するおそれがありますので，過剰摂取にならないよう注意してください．乳幼児・小児は本品の摂取を避けてください．
2) 腎機能が低下している方は本品の摂取を避けてください．
3) 乳幼児・小児は本品の摂取を避けてください．
4) 多量に摂取すると軟便(下痢)になることがあります．乳幼児・小児は本品の摂取を避けてください．
5) 妊娠3か月以内又は妊娠を希望する女性は過剰摂取にならないよう注意してください．
6) 血液凝固阻止薬を服用している方は本品の摂取を避けてください．
7) 葉酸は，胎児の正常な発育に寄与する栄養素ですが，多量摂取により胎児の発育が良くなるものではありません．

（4）機能性表示食品の素材と機能表示

　機能性表示食品は保健機能食品に追加された販売事業者の責任において科学的根拠に基づいた機能性を示す食品である．この制度の特徴は，事業者が販売前に安全性や機能性の情報を消費者庁に届出る義務はあるが，国の許可や規制がないことである．消費者が正しい情報を得て，食品を選択できるように食品の機能性をわかりやすく表示する制度である．最終商品を用いて臨床試験を実施したか否かで表現が異なり，実施した場合には「○○の機能があります」，成分の研究報告のみの場合には「○○の機能があると報告されています」，たとえば，「本品はラクトフェリンが含まれるので，内脂肪を減らすのを助け，高めのBMIの改善に役立ちます」，「本品は難消化性デキストリンが含まれています．難消化性デキストリンは，食後の血中中性脂肪や血糖値の上昇を穏やかにすることが報告されています」と表示される．機能性表示食品の届出が受理されている食品の機能性成分には，ラクトフェリン，難消化性デキストリン，ヒアルロン酸，キトグルカン，ビフィズス菌，ルテイン，ゼアキサンチン，大豆イソフラボン，GABA，EPA，DHA，リコピンなどがあり，消費者はウェブサイトからいつでも情報を入手できる．機能性表示食品制度は，次の通りである．

① 対象者は疾病罹患のない人であるが，未成年者・妊産婦（妊娠計画者）・授乳婦を除く．
② 生鮮食品を含めて，すべての食品（一部除外）を対象とする．
③ 安全性や機能性などの情報は，商品販売の60日前までに事業者が消費者庁に届ける．
④ 国は，安全性と機能性の審査をしない．
⑤ 情報は消費者庁のウェブサイト（http://www.caa.go.jp/foods/index23.html）で公開される．

7.4　健康食品とその素材

　健康食品といわれるものには適切な定義や法律はないが，「食品衛生法」による制約と，製造・販売時には「薬事法」や「景品表示法」などの制約を受ける．(財)日本健康・栄養食品協会によると，「健康食品の判断基準」は，① 栄養成分を補給する食品，② 科学的または歴史的に，生体に対する有用性（生理活性など）がある食品，③ 前記以外に販売量が多く，健康食品として認識されている食品であり，特殊栄養食品，JASに定められている食品を除くとしている．消費量の多い健康食品素材には，クロレラ，ローヤルゼリー，プルーンエキス，アロエ，ビタミンC，ビタミンE，キチン・キトサン，高麗人参，食物繊維，カルシウムなどがある．その利用目的についての明らかなデータはないが，主要な売り上げの商品から分類すると，① 体調の改善，② 成人病の予防，③ ダイエット・美容，④ 滋養・強壮，などを目的とする需要が多い．忙しい生活環境の中で，バランスのとれた食生活が困難な場合に，不足がちな栄養分を補

給し，健康を維持するために利用する食品が健康食品である．

健康食品の認定については，㈶日本健康・栄養食品協会が外観・性状や含有成分などの製品の規格，施設や衛生管理などの製造・加工などの基準，表示事項や表示方法などの表示，広告の基準などについての規格基準を設けている．これに基づいて審査された結果，2015年6月には69品目が認定され（表7.5），**JHFAマーク**（Japan Health Food Authorization の略）の表示が許可されている．

JHFAマーク

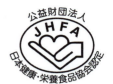

表7.5　JHFA表示が許可されている成分と食品

タンパク質類	藻類
1．タンパク質食品	34．クロレラ
2．タンパク質酵素分解物食品	35．スピルリナ
3．カキ抽出物食品	きのこ類
4．カツオ抽出物食品	36．シイタケ食品
5．シジミ抽出物食品	37．マンネンタケ（霊芝）食品
6．緑イガイ食品	植物成分など
7．スッポン粉末食品	38．オタネニンジン根食品
脂質類	39．エゾウコギ食品
8．イコサペンタエン酸（IPA）含有精製魚油食品	40．梅エキス食品
9．ドコサヘキサエン酸（DHA）含有精製魚油食品	41．プルーンエキス食品
10．γ-リノレン酸含有食品	42．キダチアロエ食品
11．月見草油	43．アロエベラ食品
12．スッポンオイル食品	44．麦類若葉食品
13．大豆レシチン食品	45．まこも食品
糖類	46．アルファルファ食品
14．グルコサミン食品	47．胚芽食品
15．オリゴ糖類食品	48．緑茶エキス食品
16．食物繊維食品	49．ギムネマシルベスタ食品
17．キトサン食品	50．ガルシニアエキス食品
18．ムコ多糖・タンパク食品	51．大豆サポニン食品
19．コンドロイチン硫酸食品	52．大豆イソフラボン食品
20．N-アセチルグルコサミン食品	53．ニンニク食品
ビタミン類	54．イチョウ葉エキス食品
21．米胚芽油	55．ブドウ種子エキス食品
22．小麦胚芽油	56．ウコン食品
23．大麦胚芽油	57．ビルベリーエキス食品
24．はと麦胚芽油	58．レスベラトロール食品
25．ビタミンE含有植物油	59．青汁食品
26．ビタミンC含有食品	蜂産品類
27．β-カロテン含有食品	60．花粉食品
ミネラル	61．プロポリス食品
28．カルシウム食品	62．ローヤルゼリー
発酵微生物類	その他
29．乳酸菌（生菌）利用食品	63．グルコン酸類食品
30．酵母食品	64．コエンザイムQ10食品
31．植物発酵食品	65．ラクトフェリン食品
32．植物エキス発酵飲料	66．α-リポ酸食品
33．ナットウ菌培養エキス食品	67．ヒアルロン酸食品
	68．エラスチン食品
	69．プラセンタ食品

2015年6月現在．

7.5　遺伝子組換え食品
（1）遺伝子組換え技術の歴史

パスツールが生命の自然発生説を否定して以来，「生命とは何か」という命題が明らかにされてきた歴史をまとめると，次のようになる．

1865年　遺伝の原理を発表(メンデル)；1934年　植物の組織培養に成功(ホワイト，ゴートレー)；1944年　DNAが遺伝の本体であることを証明(エイブリ)；1953年　DNAの構造を解明(ワトソン，クリック)；1969年　細胞培養によりクローンにんじんを作製(スチュワード)；1972年　細胞融合の技術を開発(ミゼルシュタイン)；1978年　細胞融合により「ポマト」を作製(メルヒャース)；1979年　組換えDNA技術により大腸菌がヒト・インスリンを合成(板倉)；1984年　動植物細胞を用いた組換えDNA技術を開発(アクセル)；1997年　クローン羊の実験成功(キャンベル)；1998年　クローン牛の誕生(角田)

食品の原材料となる植物や，動物，微生物については，メンデルが遺伝の法則を提唱する以前から，交配や突然変異などを含む選抜育種法によって改良が繰り返されてきた．しかし，これらの育種法による品種改良には長い時間が必要であり，多くの場合，その結果は予想できなかった．また，親の生物がもっていない形質を新たに付与することはできず，望ましくない形質の除去もできなかった．

近年，バイオテクノロジーの技術による品種改良が可能となってきた．バイオテクノロジーには種々の技術がある．1978年に開発された**ポマト**は，細胞融合という技術によって，異なる種の植物が細胞を融合させて新しい植物がつくられるきっかけである．しかし，ポマトは地上部に両方の中間的な形質が現れてトマトのような実はならず，地下部もごぼうのような根が伸びるだけで実用化されなかった．その後，カルス(分化していない植物細胞の塊)培養法により(図7.4)，商品化を目指した開発が進められているものに，オレタチ(オレンジとカラタチ)，ハクラン(ハクサイと赤キャベツ)，千宝菜(キャベツと小松

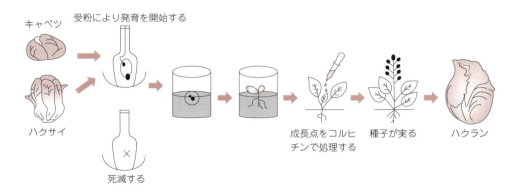

図7.4　ハイ培養によるハクランのつくり方

菜), ベンリ菜(小松菜とチンゲン菜), トマピー(トマトとピーマン), シューブル(温州ミカンとネーブル), グレーブル(グレープフルーツとネーブル)などがある.

(2) 遺伝子組換え技術の開発

近年の技術革新によって, 遺伝子導入法が確立され, 特定の遺伝子のみを組み換えることが可能となった. **遺伝子組換え**とは, 一部の遺伝子のみを組み込む技術であり, 細胞融合とはまったく異なる. 遺伝子組換え食品は大きく2つに分類される.

(a) 微生物を利用した有用物質の作製

ある目的とする物質の遺伝子を微生物に導入し, 酵素や食品添加物などの有用物質を微生物につくらせて, 物質を微生物から取り出す. この物質を食品に添加したり加工に利用するものであり, 組換え体そのものを食品とはしない方法である(図7.5). これには, チーズ製造においてカードの形成に使用するキモシン(レンネット)を微生物でつくらせた**バイオキモシン**や, パンの劣化抑制に利用される α-**アミラーゼ**などがある.

(b) 有用遺伝子の導入による品質改良

害虫抵抗性や**除草剤耐性の遺伝子**を導入したり, 望ましくない形質の遺伝子が機能しないようにするための**アンチセンス遺伝子**などの導入である(図7.6). 前者には, 害虫に強いとうもろこし, 除草剤の影響を受けないだいず, とうもろこし, なたねがあり, 後者では日持ちの良いトマトなどが開発された.

(3) 畜産における遺伝子操作技術

畜産物も重要な食品であり, 畜産においても**バイオテクノロジー**の技術進歩

アンチセンス遺伝子
好ましくないような遺伝子の発現を抑制するために導入する遺伝子である.

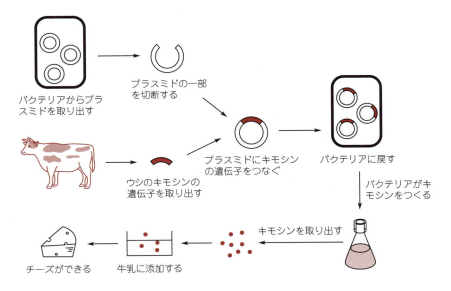

プラスミド
染色体とは別に自立複製し, 安定して遺伝することのできる環状 DNA である. プラスミドの自立増殖性が, 遺伝子組換え技術に用いられている.

図7.5 バイオキモシンのつくり方

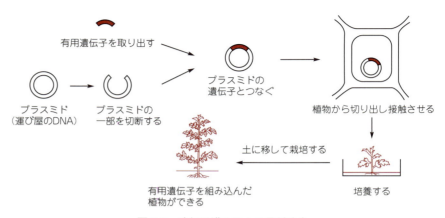

図7.6　遺伝子導入による品種改良

はめざましく，1997年2月にクローン羊「ドリー」誕生のニュースが世界中に報道されたことは記憶に新しい．その翌年には，日本でも哺乳動物で3例目であり，牛では初めてのクローンが誕生した．しかし，畜産は古くから交配，三元交雑などによる品種改良がくり返されており，ドリー誕生の以前から人工授精や受精卵移植により，ホルスタインから**クローン黒毛和牛**が生まれていた．この方法は，雌の卵子と雄の精子から受精卵を作製し，分裂がある程度進んだ段階の細胞核を別の卵子(核を除いた受精していないもの)に挿入し，代理母に戻して妊娠，出産させる方法〔図7.7(a)〕である．ドリー誕生の技術は，図7.7(b)に示したように，まず，雌の乳腺細胞を飢餓状態で培養することにより，眠っていた遺伝子を回復し**全能性**をもった核を誘導する．この核を従来の方法と同様に別の核のない卵子に挿入し，代理母に妊娠させる方法である．ドリーが誕生した方法の画期的な点は，雄をまったく必要としないことである．

食糧生産の立場からみると，クローン技術は育種改良と増産を期待できる技術ではあるが，実用化にはしばらく時間が必要であろう．現在のところ，遺伝子組換え技術が実用化レベルにあるのは植物だけであり，育種改良と増殖の手段として盛んに利用されている．この技術が畜産においても実用化レベルに達するときには，食糧生産にかかわる問題を解決する大きな一歩になることが期待される．

(4) 遺伝子組換え食品の表示義務

遺伝子組換え食品の表示制度はJAS法と食品衛生法に基づいており，遺伝子組換え農産物とその加工食品について表示することが義務づけられている．

遺伝子組換えの表示が義務づけられるものには，遺伝子組換えによって従来のものと組成や栄養価などが同等である場合と，組成や栄養価などが著しく異なる(高オレイン酸大豆，高リシンとうもろこしなど)場合がある．前者には，遺伝子組換え農産物とその加工食品であり加工後も組換えられたDNAまたはそれによって生じたタンパク質が検出できるとされるものと，遺伝子組換え農

全能性

受精卵は1個の細胞であるが，個体すべての細胞種に分化する可能性をもっており，これを全能性という．初期の卵割では個々の細胞は全能性であるが，やがて単分化能となり特定の細胞に分化する．

遺伝子組換え食品の表示例
(分別されている場合)

(1)	品名	大豆加工品
(2)	原材料名	大豆(遺伝子組換え)
(3)	内容量	50グラム
(4)	品質保持期限	2001.6.1
(5)	保存方法	10度以下で保存
(6)	製造者	○○株式会社 △△県△△市△△区△△町

(a) 受精卵クローン

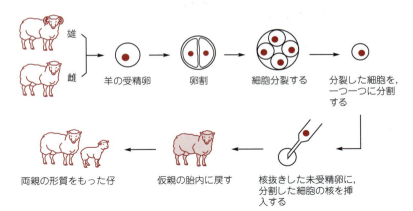

(b) 体細胞クローン

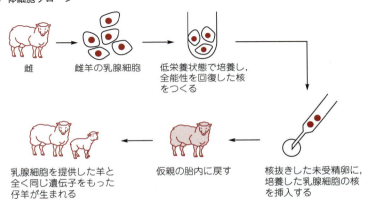

図7.7 クローン動物のつくり方

産物と非遺伝子組換え農産物が不分別のものである．

遺伝子組換え表示が義務付けられている農産物は8作物，その加工食品は33食品群である（表7.6）が，任意表示の認められているものには，非遺伝子組換え農産物とその加工食品である場合と組換えられたDNAおよびこれによって生じたタンパク質が加工後に検出できない加工食品である（表7.7）．

また，遺伝子組換え微生物によりつくられた添加物7種類は生産性向上のために使用が認められている（欄外参照）．

遺伝子組換え微生物由来の添加物
キモシン
α-アミラーゼ
リパーゼ
プルラナーゼ
リボフラビン
グルコアミラーゼ
α-グルコシルトランスフェラーゼ

7.6 オーガニック食品
（1）有機農法による農産物

健康や食品の安全性に対する意識が消費者に強くなったことを反映して，「有機」，「無農薬」，「減農薬」，「省農薬」などの特別な栽培法を強調した青果物が販売されるようになった．有機農法による農産物は，大きくは**有機農産物**と

7章 機能性食品とその素材

表7.6 遺伝子組換えの義務表示対象食品の一覧

対象農産物（8作物）	加工食品（33食品群）
大豆（枝豆，大豆もやしを含む）	1. 豆腐類および油揚げ類　2. 凍豆腐，おからおよびゆば　3. 納豆　4. 豆乳類　5. みそ　6. 大豆煮豆　7. 大豆缶詰および大豆びん詰　8. きな粉　9. 大豆いり豆　10. 1～9までに掲げるものをおもな原材料とするもの　11. 大豆（調理油）をおもな原材料とするもの　12. 大豆粉をおもな原材料とするもの　13. 大豆タンパク質をおもな原材料とするもの　14. 枝豆をおもな原材料とするもの　15. 大豆もやしをおもな原材料とするもの
とうもろこし	16. コーンスナック菓子　17. コーンスターチ　18. ポップコーン　19. 冷凍とうもろこし　20. とうもろこし缶詰およびとうもろこしびん詰　21. コーンフラワーをおもな原材料とするもの　22. コーングリッツをおもな原材料とするもの（コーンフレークを除く）　23. とうもろこし（調理油）をおもな原材料とするもの　24. 16～20までに掲げるものをおもな原材料とするもの
ばれいしょ	25. 乾燥ばれいしょ　26. 乾燥ばれいしょ　27. 冷凍ばれいしょ　28. ばれいしょでん粉　29. 25～28までに掲げるものをおもな原材料とするもの　30. ばれいしょ（調理用）をおもな原材料とするもの
なたね	全原料中の重量が上位3位以内であるか5％以上であるもの
綿実	
アルファルファ	31. アルファルファをおもな原材料とするもの
てん菜	32. てん菜（調理油）をおもな原材料とするもの
パパイヤ	33. パパイヤをおもな原料とするもの

表7.7 遺伝子組換え食品の表示義務と表示方法

農作物の分類	表示義務	表示例
遺伝子組換え農作物を区別して使っている場合	義務	「大豆（遺伝子組換え）」など
遺伝子組換え農作物と非遺伝子組換え農作物を区別しない（不分別）で使っている場合いる	義務	「大豆（遺伝子組換え不分別）」など
遺伝子組換えでない農作物を区別して使っている場合	任意	「大豆（遺伝子組換えでない）」「大豆（遺伝子組換えでないものを分別）」など
加工後に組換えられたDNAおよびタンパク質などが検出できない加工食品（大豆油，コーン油，しょうゆ，異性化液糖など）	任意	分別生産流通している場合には，「大豆（遺伝子組換え）でないものを分別」「大豆（遺伝子組換え不分別）」と表示が可能
従来のものと組成，栄養価などが著しく異なるものを原料とした加工食品	義務	「大豆（高オレイン酸遺伝子組換え）」「とうもろこし（高リシン遺伝子組換え）」など

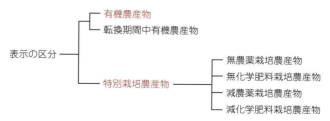

図7.8 有機農産物と特別栽培農産物

特別栽培農産物に分けられる（図 7.8）．

（a）有機農産物

有機農産物とは，化学合成された農薬，肥料，土壌改良資材を使用しないで，3年以上経過し，堆肥などによって土づくりしたほ場で収穫された農作物のことである．有機農産物の場合にも，① 近代工業の以前から使用されている無機硫黄剤，無機銅剤，② 作物やほ場に直接施さない化学合成された昆虫フェロモン，③ 農家が購入する前の種子や種苗に施された化学合成物質，④ 作物の生育に不可欠な微量元素（マンガン，ホウ素など）のみからなる化学肥料などの化学合成物質については，必要最小限の使用が認められている．

（b）転換期間中有機農産物

転換期間中有機農産物とは，有機農産物と同じ方法で栽培されるが，化学合成された農薬，肥料，土壌改良資材を使用していない期間が6か月以上3年未満のほ場で収穫された農産物のことである．これは，通常の生産方法から有機農産物への転換期間に当たり，堆肥による土づくりや有機農業として安定した生産が可能になるまでに必要な期間を3年と定めたための転換期間中の作物についての表示である．

（c）無農薬栽培（無化学肥料栽培）農産物

無農薬栽培（無化学肥料栽培）農産物とは，農薬（化学肥料）を使用しないで生産された農産物であり，有機農産物を含む場合もある．この区分は，そのときの栽培において，農薬や化学肥料を使用しないものであり，その土地での前の栽培における農薬などの使用の有無については問わない．この点が有機農産物とは異なる．また，この区分には化学肥料の水溶液を使用する水耕栽培の農産物も含まれる．

（d）減農薬栽培（減化学肥料栽培）農産物

減農薬栽培（減化学肥料栽培）農産物とは，同じ地域の同じ時期に使用される化学合成農薬（化学肥料）の使用回数または使用量を半分以下に減らして栽培された農産物である．減農薬栽培（減化学肥料栽培）の区分設定には，使用する農薬によって使用量の基準が異なることなどから批判的な意見も多いが，日本のような高温多湿で病害虫の発生が多い実態を考慮して，一定の位置づけが必要であるとのことから設定された区分である．

以上のような有機農産物などの表示については，ガイドラインによると，「表示内容についての保証は表示する産地自身が責任をもって行うこと」としている．そのため，栽培責任者と確認責任者を決め，両者の氏名などの表示をしなければならないことになっている．

（2）有機農産物および有機農産物加工品の検査認証制度

オーガニックとは広義には，有機農業，有機農産物，有機食品などの全体を意味する．

有機農産物の表示例

農林水産省ガイドラインによる表示
有 機 農 産 物
栽培責任者　〇〇〇〇
住　　所　〇〇県〇〇町△△△
連　絡　先　TEL □□-□□-□□
確認責任者　△△△△
住　　所　〇〇県〇〇町△△△
連　絡　先　TEL □□-□□-▽▽

農林水産省ガイドラインによる表示
無農薬レタス（化学肥料使用）
水　耕　栽　培
栽培・確認責任者　〇〇農協
所　在　地　〇〇県〇〇町△△△
連　絡　先　TEL □□-□□-□□

有機農産物の表示については,「有機農産物および特別栽培農産物にかかわるガイドライン」による適正化が図られてきたが,強制力がないために表示の混乱が生じてきた.そこで,2001年4月よりJAS法が改正され,有機農産物および有機農産物加工品の検査認証制度が施行されている.これにより,規格に合格して有機JASマークを付けたものには,「有機栽培トマト」,「有機納豆」,「オーガニック紅茶」などの表示が認められている.また,海外から輸入される有機食品についても,国内産のものと同様に有機JASマークが付されていないと国内で販売できない.また,特別栽培農産物についての「有機低農薬栽培」などの紛らわしい表示は規制されている.

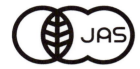

有機JASマーク

「宇宙食」

1999年,日本初の女性宇宙飛行士向井千秋さんが,2回目の宇宙旅行を無事に終えた.宇宙開発が始まった頃の宇宙食は,チューブに入った食べ物を押し出して食べるチューブ食で,「まずい」と不評であった.しかし,食品加工技術の発達によりかなり改善され,現在のシャトルでの食事には,保存性の高い凍結乾燥(フリーズドライ)食品,レトルト食品やそのまま食するものもある.フリーズドライ食品には,スクランブルエッグ,ポテトグラタン,果物や野菜(いちご,もも,アスパラガス,グリンピースなど),スープ,オレンジジュース,コーヒーなどがある.凍結乾燥いちごは,以前より登山食として利用されてきたもので,口に含むと新鮮なものを食べたときと同じような風味が味わえる.コーヒーはブラック,砂糖やミルク入りのものが,凍結乾燥され容器に入れられ,宇宙では65℃の温水を加えて飲む.レトルト食品にはステーキ,チキン,フランクフルトソーセージ,トマト,プリンなどがある.また,半乾燥食品であるドライフルーツや,生鮮食料品である生野菜,果物なども飛行日程の前半には利用されている.

加工食品は地上で試食してから,シャトルでの食事に採用されている.無重力での生理的変化は不明であるが,地上で感じた味よりも薄味に感じるらしく,味付けのしっかりしたものが好まれるようである.上記の食品を温めるのに,地上では不便を感じないが,無重力では熱対流がないために非常に時間を要するという問題がある.

練 習 問 題

次の文を読み，正しいものには○，誤っているものには×をつけなさい．

(1) 特定保健用食品とは民間団体から認定されたものである． ← 重要
(2) 特定保健用食品は特殊食品として取り扱われ，医師指導の下において利用できる．
(3) 特定保健用食品は特殊用途食品の表示マークによって識別できる． ← 重要
(4) 健康食品は厚生労働省が認可した食品であるため，機能性の表示についての規制はない．
(5) 健康食品は表示マークがないので，機能性食品と称して販売することができる．
(6) 有機農産物と無農薬農産物とは同じ栽培法で生産されており，区別できない． ← 重要
(7) 有機農産物には例外なく化学物質の使用は認められていない．
(8) 確認者がある場合には，生産者は自由に有機農産物について表示することができる．
(9) オーガニック食品には世界共通の基準が設けられている． ← 重要
(10) オーガニック食品とは有機栽培された農作物のみのことである．
(11) 特定保健用食品は，健康増進法にのみ規定されている．
(12) 特別用途食品は，病者用食品，妊産婦用食品，乳児用食品，高齢者用食品の4種に区分される．
(13) 保健機能食品は，機能性表示食品，栄養機能食品，特定保健用食品がある．
(14) 栄養機能食品は，食品の健康効果について表示できるとされている．
(15) 保健機能食品は，健康維持に役立つ食品であり，摂取にかかわる注意事項などは表示されない．
(16) 糖尿病のリスク低減表示の認められた特定保健用食品がある．
(17) 特別用途食品には，錠剤やカプセルの形態は認められていない．
(18) 低ナトリウム食品は特別用途食品の一つである．
(19) アレルゲン除去食品は，特定保健用食品の一つである．
(20) 遺伝子組換え大豆由来の大豆油には，遺伝子組換えの表示義務がない．

8 食品の保存および加工技術

　人類の食生活は，狩猟や自然物の採取といった自給自足の生活から始まった．本来，食料は天然物（生鮮食品）で，水分が多く，腐りやすい．またその供給は，自然環境に影響されて不安定であった．食生活の始まりは，まさしく食料の確保や可食期間の延長（保存）への挑戦であった．

　最初に生まれた食料の保存方法は，太陽熱を利用した天日乾燥や寒冷地での冷蔵，冷凍であった．また旧石器時代には，人類は火を道具として使い，肉や魚を焼いたり燻したりして，よりおいしく食べる知恵や保存性を高める知恵を得ていた．さらに，海水や岩塩を利用する調味や，その利用で食べ物が腐りにくくなることも経験していたであろう．このように，食品の保存性を高めるために，太陽や火，雪や塩などを利用した生活の知恵から，乾燥，燻煙，冷凍，冷蔵，塩蔵などの保存方法が生まれ，次の世代へと伝承されていった．

　これらの食品保存方法は，現在も利用されている食品加工技術であるが，その保存の原理（微生物の増殖抑制や酵素失活などのメカニズム）が解明されたのは17世紀に入ってからである．本章では，基本的な食品の保存原理および加工技術について述べる．

8.1　食品の保存原理
（1）加　熱

　食品を加熱処理し，保存性を高めることができる．その保存の原理は，加熱により食品中の微生物を殺菌あるいは滅菌すること，食品中の酵素類を熱変性させて酵素活性を止めることである．これにより，食品腐敗の防止や酵素作用による変色，異臭の発生，食感の低下などの品質低下を抑制することができる．

　また，加熱されることにより，食品中の成分が変化し（デンプンのα化，タンパク質の変性や凝固やゲル化，好ましい香気成分の発生など），食品の消化性や嗜好性の向上がはかられる．一方，加熱により食品中の脂質成分やビタミンの分解，メイラード反応の促進など，好ましくない成分変化もあるため，加熱の目的や食品成分の特性を十分に理解し，加熱方法や温度や時間を選択する

必要がある．

加熱の方法には，水を媒体とする湿式加熱法，および放射熱や油を媒体とする乾式加熱法がある．湿式加熱法では煮熟（煮る，ゆでる），蒸煮（蒸す）などの方法が，乾式加熱法では焙焼（焼く），炒る，食用油で揚げるなどの方法が利用されている．

（2）低温

食品を低温状態で保存し，腐敗や鮮度低下を防止することができる．その保存の原理は，微生物の増殖や青果物の呼吸量の増加を抑制，および食品成分の化学的変化（酵素反応や酸化反応など）を抑制することである．低温による食品保存法は，保存温度帯により凍結法，半凍結法，冷蔵法に分けられる．

細菌類の多くは，約20℃あるいは約37℃に最適生育温度をもつ低温性あるいは中温性細菌である．これらの細菌は，10℃以下では増殖速度がきわめて遅くなる．高温性細菌は生育温度が50℃以上と高く，40℃以下では増殖できない特殊な細菌である．一方，かび類，酵母類の最適生育温度は，それぞれ20～35℃，25～32℃で，これらの最低生育温度はかび類が0℃，酵母類が5℃である．

通常，青果物の温度が10℃増加すると，その呼吸量は2～3倍に増加する（温度係数＝2～3）．そこで，保存温度を10℃下げて呼吸量を1/2～1/3に抑制し，鮮度の保持期間を2～3倍に延ばすことが可能となる．しかし青果物の種類によっては，品温を一定温度以下に下げると低温障害（生理的障害）や凍結障害（物理的障害）をきたすものがあるので，注意を要する．

食品の品質低下を起こす化学反応として，酵素反応（ポリフェノールオキシダーゼによる褐変，プロテアーゼによる自己消化など）や酸化反応（油脂やビタミンCの自動酸化など）がある．これらの反応の温度係数は2～3であり，温度を10℃下げると反応速度を1/2～1/3に低下させることができる．

（a）凍結法

食品を冷凍すると，まず品温が下がり，次いで自由水部分に氷結晶が生じ（氷結点），最終的に凍結（氷結率約80％）する．多くの生鮮食品の氷結点は−1℃であり，−5℃で凍結した状態になる．この−1～−5℃の温度帯を最大氷結晶生成帯という（図8.1）．生鮮食品の冷凍では，この温度帯を早く通過させて細かな氷結晶をつくることが重要で，ゆっくり通過させると氷結晶が大きく成長し，食品の組織に障害を与え，品質低下の原因となる．

（b）半凍結法

パーシャルフリージング（pertial freezing）ともよばれ，食品を−2～−5℃の半凍結状態で貯蔵する方法である．とくに，魚肉や畜肉を−1～−2℃付近の半凍結状態で保存すると，タンパク質の変性および鮮度や風味の変化が少なく，2～3週間の鮮度保持が可能である．

温度係数
Q_{10} とも表され，10℃の温度上昇で呼吸や反応速度が何倍になるかを示す．

青果物の低温障害温度と症状
じゃがいも（4.4℃以下で褐変や甘化），さつまいも（13.8℃以下で内部変色やくされ），バナナ（13℃以下で皮の黒変や追熟不良）などが有名．

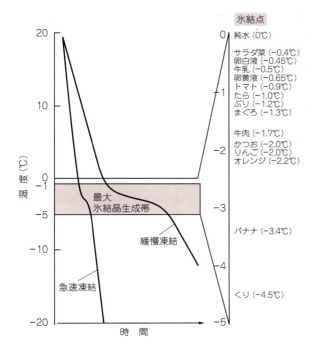

図 8.1　食品の氷結点と冷凍曲線

（c）冷蔵法

食品を冷却した庫内（0～10℃）で凍結させることなく貯蔵することを**冷蔵**という．冷蔵による保存期間は，青果物の冷蔵（0～10℃）で1週間から1か月程度，食肉類の冷蔵（0～1℃）では鶏肉7～10日，豚肉3～7週間，牛肉1～6週間程度である．また，食品の氷結点により近い低温帯〔チルド温度帯（5～-5℃）〕で，鮮度をより保持した食品は**チルド食品**とよばれている．

一方，食品を0℃から氷結点までの温度帯で保存して，冷蔵よりも鮮度保持効果を高めた貯蔵法が開発され，**氷温貯蔵法**として知られている．

（3）pH

酢酸やクエン酸などの有機酸を食品に添加し，水素イオン濃度（pH）を低下させて微生物の増殖を抑制することができる．有機酸類の抗菌作用は非解離型分子濃度に依存するため，解離度の低い酢酸やアジピン酸は強力な抗菌力を示す．有機酸の抗菌メカニズムは，非解離型分子が微生物細胞内に入り，原形質タンパク質の変性，エネルギー代謝阻害，アミノ酸の取り込み阻害，細胞内pHの低下などに起因すると考えられている．有機酸の抗菌力は酢酸が最も強く，次いでコハク酸，乳酸，リンゴ酸，酒石酸，クエン酸の順に弱くなる．実際の食品への利用では，酢めしや野菜，果実，魚介類などの酢漬け，および乳酸菌で発酵させる漬け物などがある．

（4）水分活性

食品中の水分は，組織の中に含まれ遊離している**自由水**と，タンパク質，炭

チルド温度帯
1975（昭和50）年の農林水産省の報告書では，「食品の氷結点以下で，微生物の活動がほぼ停止する温度：-5～+5℃の温度帯」とある．

水化物などの食品成分や電解質イオンと結合して存在する結合水がある．微生物は食品中の自由水を利用して増殖するので，全水分中に占める自由水の割合を低下させることにより，食品の保存性が向上する．

水分活性(water activity：A_w)は，ある一定温度で食品を密閉容器に入れて放置したときの容器内の湿度(平衡蒸気圧 P)と，その温度での飽和湿度(純水の蒸気圧 P_0)との比(P/P_0)で示される．すなわち，この値を 100 倍すると，食品中の水分が蒸発も吸湿もせず平衡状態に達するときの相対湿度と同じ値になる．食品の水分活性は微生物の生育に影響を及ぼし，たとえばウエルシュ菌(生育限界水分活性 = 0.97 ～ 0.96)，サルモネラ菌(0.97 ～ 0.94)，ボツリヌス菌(0.96 ～ 0.94)，大腸菌(0.96 ～ 0.94)などの食中毒原因菌は，水分活性が 0.94 より低い食品中では増殖できない．微生物の生育限界水分活性は，ほとんどの細菌類が 0.90，酵母が 0.80，黄色ブドウ球菌が 0.88 ～ 0.86，真菌(かび)が 0.80 である．

一般に，生鮮食品の水分活性が 0.98 以上であると，自由水が多く，微生物が増殖しやすい(腐りやすい)．食品に砂糖や食塩を溶解し，自由水を奪うと，水分活性が低下して保存性が良くなる．ジャム類などの糖蔵食品は砂糖や糖アルコールで，塩辛などの塩蔵食品は食塩で，食品の水分活性を下げて保存性を得る食品である．

(5) 空気組成

野菜や果物などの青果物は，収穫後も細胞が生きており，呼吸を続けている．この呼吸作用により，青果物の栄養成分が減少するとともに，熟成が進み(追熟)，品質低下および腐敗へとつながる．したがって細胞の呼吸作用を抑制すれば，青果物の鮮度低下を遅らせることができる．この原理を利用した保存法が，青果物の低温保存や空気組成を変える保存法である．

(a) CA 貯蔵 (controlled atmosphere storage)

通常，空気組成は窒素 79 %，酸素 20.8 %，二酸化炭素 0.03 %である．CA 貯蔵では，酸素 3 ～ 7 %，二酸化炭素 2 ～ 10 %の濃度に制御された空気組成下で，青果物を低温保存し，より積極的に細胞呼吸の抑制をはかり，長期保存を可能にする方法である．果実の種類(りんご，バナナ，もも，メロンなど多くの果実)によっては，成熟過程後半に呼吸の一過的上昇現象(クライマクテリック・ライズ：climacteric rise)を示すものがある(図 8.2)．これらの果実を CA 貯蔵して呼吸上昇を遅らせ，追熟を抑制し，新鮮な状態で高品質の果実を長期保存できる．とくに，りんごの長期保存では CA 貯蔵が利用されている．

(b) MA 包装 (modified atmosphere packaging)

青果物をポリエチレンなどの袋中で水分蒸散を抑制して低温貯蔵すると，青果物自身の呼吸作用により，袋内の空気組成が低酸素かつ高二酸化炭素状態となる．このような包装を MA 包装といい，一種の CA 貯蔵効果が得られ，青果物の鮮度保持に効果がある．

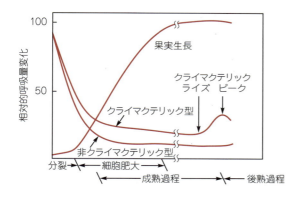

図 8.2　果実肥大と果実の呼吸パターン

（c）減圧貯蔵

食品の保存および貯蔵時に真空ポンプで減圧（大気圧の 1/10 以下）し，酸化反応や好気性微生物の増殖抑制をはかる方法である．青果物では CA 貯蔵と同様の効果が得られる．また，成熟によって発生するエチレンガス（植物ホルモン）の吸引排気により，鮮度保持期間が延長される．また乾燥食品では，切りもちの真空パック包装に利用され，かびの増殖抑制に効果がある．

（d）ガス置換による保存

酸素を不活性ガス（窒素や二酸化炭素）に置換し，食品の保存中における酸化反応や好気性微生物の増殖を抑制する保存方法である．有名な応用例として，精米がプラスチック袋内に板状に包装された<u>冬眠米</u>がある．これは，精米を気体遮断性の三層プラスチックラミネート袋（ナイロン，エバール，ポリエチレン）に二酸化炭素とともに密封し，米タンパク質が二酸化炭素を吸収する性質を利用したものである．

（6）食品添加物

食品の保存中に微生物が増殖すると，食品の酸化変敗や腐敗が起こり，食中毒が発生する危険性がある．そこで厚生労働省は，食品の保存性を高め，食中毒の予防を目的とする<u>食品添加物</u>として，微生物の増殖を抑制する保存料，殺菌料，酸化防止剤，防かび剤および日持向上剤の使用を認めている．

（a）保存料

加工食品の腐敗や変敗の原因菌の発育を阻止して保存効果を発揮する．各保存料の効果は，対象となる食品中の微生物の種類や食品の pH，保存条件により変化するため，対象となる食品への適切な使用法とともに，低温貯蔵を併用すると保存効果が向上する．保存料の例を表 8.1 に示す．

（b）殺菌料

短時間で効力を発揮し，食品やその原料あるいは食品製造用機械，器具に付着している微生物を殺菌する．塩素系殺菌料（次亜塩素酸 Na，高度さらし粉）は野菜，果実，飲料水，製造装置や器具の殺菌に，酸素系殺菌料（過酸化水素）は，かずのこの殺菌に限り使用が認められている．これら殺菌料は，使用した後に

冬眠米
気体を通さないプラスチック袋に米を入れ，二酸化炭素でガス置換すると，米のタンパク質が二酸化炭素を吸収して真空パック状になる．常温で 5 年間の保存も可能となる．京都大学名誉教授の満田久輝先生が開発された炭酸ガス封入密着包装法．

表 8.1　保存料

分　類	食品添加物例	使用食品例
有機酸およびその塩類	安息香酸ナトリウム，ソルビン酸，ソルビン酸カリウム，プロピオン酸，プロピオン酸ナトリウム，デヒドロ酢酸ナトリウム	マーガリン，しょうゆ，清涼飲料水
有機酸エステル類	パラオキシ安息香酸ブチル，パラオキシ安息香酸イソブチル，パラオキシ安息香酸プロピル	しょうゆ，果実ソース（とんかつソース）
無機塩類	亜硫酸ナトリウム（結晶，無水），次亜硫酸ナトリウム，ピロ亜硫酸カリウム，ピロ亜硫酸ナトリウム，二酸化硫黄	
植物成分抽出物および分解物	ツヤプリシン（抽出物），エゴノキ抽出物，ペクチン分解物	そうざいなどの一般食品
タンパク質など	しらこタンパク抽出物，ε-ポリリジン	そうざい，浅漬などの一般食品

「暮らしの中の食品添加物」，谷村顕雄 監，日本食品添加物協会 編，光生館（1996）．

表 8.2　酸化防止剤

分　類		食品添加物例	使用食品への効果
水溶性酸化防止剤	アスコルビン酸類 エリソルビン酸類	L-アスコルビン酸，L-アスコルビン酸ナトリウム エリソルビン酸，エリソルビン酸ナトリウム	果実加工品や漬け物の変色，褐変防止，ハム・ソーセージの色調保持
	亜硫酸塩類 その他	亜硫酸ナトリウム（結晶），ピロ亜硫酸カリウム エチレンジアミン四酢酸二ナトリウム，カテキン	果実酒や干しぶどうを除く乾燥果実などの変色防止
油溶性酸化防止剤	トコフェロール類 BHT など	ミックストコフェロール，dl-α-トコフェロール BHT（ジブチルヒドロキシトルエン）， BHA（ブチルヒドロキシアニソール）	油脂および油脂を含む食品の酸化，風味や色の変化の防止
	アスコルビン酸 エステル類	L-アスコルビン酸パルミチン酸エステル	
	香辛料抽出物 その他	ローズマリー抽出物，ペパー抽出物，クローブ抽出物 ごま油不けん化物，米ぬか抽出物	

「暮らしの中の食品添加物」，谷村顕雄 監，日本食品添加物協会 編，光生館（1996）．

分解または除去されるため，**加工助剤**として食品への表示が免除されている．

　（c）酸化防止剤

　食品中の油脂の酸化を防止したり，果実加工品や漬け物などの変色や褐変を防止するのに使用される（表 8.2）．

　（d）防かび剤

　微量で防かび効果を発揮し，収穫後（ポストハーベスト）に使用され，オレンジ，レモンなどの柑橘類やバナナの輸送貯蔵中のかびの発生を防止する（表 8.3）．

　（e）日持向上剤

　その静菌作用は保存料より弱く，保存期間が数日間程度の食品（そうざい，サラダなど）の短期間の腐敗や変敗を抑制するために，適切に配合して使用される（表 8.4）．

表 8.3 防かび剤

分 類	食品添加物例	使用食品例
フェニル系	オルトフェニルフェノール(OPP), オルトフェニルフェノールナトリウム(OPP-Na) ジフェニル(DP)	柑橘類 グレープフルーツ, レモン, オレンジ類
その他	チアベンダゾール(TBZ) イマザリル	柑橘類, バナナ 柑橘類(みかんを除く), バナナ

「暮らしの中の食品添加物」, 谷村顕雄 監, 日本食品添加物協会 編, 光生館(1996).

表 8.4 日持向上剤

分 類	食品添加物例
有機酸類	氷酢酸(酢酸), 酢酸ナトリウム(無水)
アミノ酸, ビタミン	グリシン, チアミンラウリル硫酸塩(ビタミンB_1ラウリル硫酸塩)
グリセリン脂肪酸エステル	グリセリン脂肪酸エステル(中鎖脂肪酸)
酵素	リゾチーム
香辛料などの抽出物	わさび抽出物, しそ抽出物, 茶抽出物など

「暮らしの中の食品添加物」, 谷村顕雄 監, 日本食品添加物協会 編, 光生館(1996).

(7) 電磁波

食品の保存に利用される電磁波には, γ(ガンマ)線, 紫外線, マイクロ波および赤外線などがある.

γ線は, とくに食品の深部への透過性が優れ, 放出エネルギーも強く, 食品に質的変化を与えることなく殺菌が可能である. その殺菌作用は, 細胞のDNA や RNA への直接的作用と, 化学反応により生じた H_2O_2 やフリーラジカルの間接的作用により生じる. γ線の利用は, じゃがいもやたまねぎの**発芽防止**, 穀類の殺虫, 香辛料の殺菌, 病院用患者食の殺菌などが国によっては認可されている. 日本では, じゃがいもの発芽防止にのみ許可されている.

紫外線(波長 10〜380 nm)の中でも, 波長 200〜280 nm のものは微生物の遺伝子を変異させ, タンパク質合成系の破壊を起こすため殺菌効果がある. とくに波長 254 nm は, その効果が強く**殺菌線**ともよばれている. しかし, γ線に比較して透過力がなく, 空中浮遊菌の殺菌や食品の表面の殺菌にしか利用されていない.

マイクロ波照射時に食品中の水などが激しく振動して生じる熱で, 殺菌することができる. マイクロ波を利用する殺菌は, 食品の内部から発熱させて殺菌する特徴がある. また, 赤外線を利用する食品の殺菌法もあり, 通常の食品加熱殺菌よりは内部への熱浸透性がよく殺菌効果が高い.

(8) 燻 煙

食品に対する燻煙の効果は, 保存性の向上のみならず, 風味の向上と好ましい色調(褐色)の付与がある. 燻煙成分中の有機酸(酢酸, プロピオン酸, 酪酸, ギ酸など)やカルボニル化合物(ホルムアルデヒド, アセトアルデヒドなど)や

γ線照射食品

現在, 国際的に最も多く放射線照射が利用されている食品は, 香辛料や乾燥野菜の殺菌である. アメリカでは州ごとに異なるが, おもにO 157 大腸菌対策として, 鶏肉や豚・牛の赤身肉への照射も認められ, 一部で実施されている. 日本では, 1972 年にじゃがいもの発芽防止用途のみが認められ, 1975 年に北海道の士幌町農業協同組合が商品化したが, 消費者の放射線に対する拒否反応により, 2009 年の販売量は約 8000 トンでじゃがいもの流通量の 0.3 %にすぎない. なお照射じゃがいもは「ガンマ線照射済み(芽どめ)じゃがいも」と表示されて, 販売されている.

木酢液
木炭製造時の副産物で，木炭を焼くときの煙を冷却して得られる．酢酸などの酸類，メタノールなどのアルコール類，クレゾールなどのフェノール類など200種以上の成分を含み，殺菌・殺虫作用がある．

フェノール化合物（グリヤコール，フェノールなど）は，多くの病原細菌や腐敗細菌に対して静菌および殺菌作用を示す．また，これらの燻煙成分は，食品の表面でタンパク質と結合して被膜を形成する．この被膜は食品内部を細菌類の汚染から保護し，燻煙食品の保存性向上に寄与している．食品の燻煙法には，冷燻法（15～30℃で1～3週間燻製），温燻法（50～80℃で1～12時間），熱燻法（120～140℃で2～4時間）および液燻法（木酢液に浸漬して乾燥）がある．これらの燻煙法で保存性を付与する目的で利用されているのは冷燻法のみで，骨付きハム，ベーコン，ドライソーセージやスモークサーモンの加工に利用されている．そのほかの燻煙法は，おもに食品の調味目的で利用されている（表8.5）．

表8.5 燻煙方法の種類

燻煙方法	おもな目的	処理方法	製品の塩分と水分	おもな製品と特徴
冷燻法	貯蔵	15～30℃，1～3週間	8～10％，40％以下	骨付きハム，ベーコン，ドライソーセージ，スモークサーモン
温燻法	調味	50～80℃，1～12時間	2～3％，50％以上	ボンレスハム，ロースハム，ソーセージ類（最も一般的な方法）
熱燻法	調味	120～140℃，2～4時間		ひめます，スペアリブ（タンパク質が熱変性）
液燻法	調味	木酢液に浸漬して乾燥		日本で開発され，鯨ベーコンに利用された

（9）燻　蒸

密閉した空間で薬剤をガス状に気化させ，有害生物を駆除および殺菌する方法である．食品加工では豆実，穀類，香辛料の殺菌などに利用されている．通常，果実をそのまま乾燥すると，酸化酵素の作用で激しく褐変する．そのため，薬剤として硫黄を燃やす燻蒸が行われ，そのときに発生する亜硫酸ガスの還元作用により，殺菌や酵素の失活や果実の漂白がなされる．硫黄燻蒸で発生する亜硫酸は有害物質なので，食品衛生法では各食品に残存量の規定がある．たとえば，二酸化硫黄の残存量として，干しかんぴょうでは5 g/kg以下，干しあんずや干しももでは2 g/kg以下と定められている．

8.2　食品の加工技術
（1）乾燥技術

食品を乾燥することにより，細菌が利用できる自由水を除去し，細菌増殖を抑制する技術である．水分含量が減少するので，食品の輸送コストを下げる利点もある．最も単純な乾燥技術は天日乾燥や風乾燥であるが，工業的には熱風乾燥，噴霧乾燥（スプレードライ），被膜乾燥（ドラムドライ），真空乾燥（バキュームドライ），凍結乾燥（フリーズドライ）などが利用されている．

天日乾燥は，こんぶやわかめなどの製造に利用されている．熱風乾燥は加熱された空気により乾燥する技術で，乾燥野菜，乾燥果実，乾燥さつまいもなどの製造に使われている．また噴霧乾燥は，液状食品を加熱空気中に霧状に噴霧して瞬時に乾燥させる技術で，連続生産が可能であり，脱脂粉乳，乳清(ホエー)粉末，卵白粉末，卵黄粉末などの製造に利用されている．凍結乾燥は，液状食品を凍結した後に減圧し，昇華により水分を除く方法で，加熱を要しないために食品の香気成分の損失が少ないという特徴をもち，インスタントコーヒーやみそ汁などの製造に用いられている．

（2） 殺菌技術

殺菌剤を利用する化学的殺菌法と，熱や電磁波を利用する物理的殺菌法がある．食品加工で使える殺菌剤としては，アルコール，有機酸，溶菌酵素(卵白リゾチーム)がある．また，その用途や残存量は限定されるが，次亜塩素酸，亜硫酸ガス，過酸化水素などもある．通常，食品の殺菌では加熱殺菌が行われる．殺菌温度が100℃以下の**低温殺菌**と，加圧下で100℃を超える温度で行う**高温殺菌**がある．

低温殺菌は，清酒，ビール，しょうゆ，ジュース，果実缶詰などの製造で利用されている．この殺菌法はルイ・パスツールにより開発されたもので(ワインの保存に低温殺菌を利用)，その名にちなんで**パスツリゼーション**(pasteurization)ともよばれている．牛乳の殺菌は，牛型結核菌の殺菌条件から63℃で30分の**低温保持殺菌**から始まり，熱交換器の効率が改良されるに伴い75℃以上で15分以上の**高温保持殺菌**，72℃以上で15秒以上の**高温短時間殺菌**，そして現在主流の**超高温瞬間殺菌法**や**超高温瞬間滅菌**へと進化してきた．また，缶詰の内容物のpHが4.6未満のもの(果実缶詰やその飲料缶詰)は，水槽型の連続式低温回転殺菌機を用いた低温殺菌(通常85〜95℃で10〜30分)で製造されている．

一方，水産物，畜産物，野菜の缶詰やびん詰については，内容物のpHは弱酸性ではあるが，pH 4.6よりは高く，高温殺菌が必要である．高温殺菌は高圧蒸気釜(レトルト)を用いて，加圧下で品温を110〜125℃まで上げて1〜1.5時間の殺菌が行われる．袋詰のレトルト食品の製造では，加圧殺菌と加圧冷却が必要である．これは，袋のヒートシール部分が内部からの圧力には比較的弱いからで，蒸気と空気の混合系で加圧殺菌した後は，空気圧のみで圧力を保ち品温を下げる加圧冷却が行われている．

（3） 分離技術

目的成分を分離するためのもので，成分間の形状(大きさ，比重)や溶解性などの性質の違いを利用する．個体と個体の分離では，粒子径の違いを利用して篩(ふるい)分けする篩別法，比重の違いから風を利用して分離する風選法，磁石を用いて原料中の鉄片や釘といった夾雑物を分離する方法がある．液体と固体の分離(固液分離)で最も簡単な操作が，しょうゆや清酒の製造で行われる沈降速度

消毒，除菌，殺菌，滅菌

消毒とは，感染症を防ぐ目的で病原菌を死滅させること．除菌は，液体中に混在する微生物を膜ろ過で除くこと．殺菌は，食品中で増殖する可能性がある食中毒菌や腐敗菌を死滅させること．滅菌は，食品中や器具の表面に存在する微生物のすべてを死滅させること．

牛乳の加熱殺菌法

① 低温保持殺菌法(LTLT法：63℃，30分)，② 高温保持殺菌法(HTLT法：75℃以上，15分以上)，③ 高温短時間殺菌法(HTST法：72℃以上，15秒以上)，④ 超高温瞬間殺菌法(UHT法：120〜130℃，2〜3秒)および超高温瞬間滅菌法(UHT法：135〜150℃，1〜4秒)があり，日本の市販牛乳の93％はUHT法で殺菌されている．

低酸性食品と酸性食品

低酸性食品(pH 4.6以上)を容器詰めして，常温流通する場合，ボツリヌス菌の耐熱性を基に120℃，4分同等以上の殺菌が食品衛生法に義務づけられている．一方，酸性食品(pH 4.6未満)では，ボツリヌス菌を含め多くの芽胞細菌が発育できず，低温殺菌(85℃，30分等)が行われている．

(比重)の差を利用した**おり引き**である．また，溶液中から微粒子を除去する**ろ紙ろ過操作**，**ろ布ろ過操作**も一般的である．微生物菌体の分離のように比重差が少ない場合には，分離効率が高い遠心分離法が利用される．近年，**除菌ろ過法**が生ビールの製造に実用化されている．これも固液分離の一種で，酵母菌が通過できないろ過膜（平均孔径 0.22 μm の除菌フィルター）を用いビールから酵母菌を分離除去する技術である．

液体から液体を分離するには，沸点の差を利用する蒸留法がある．大豆油やなたね油の抽出溶剤としてヘキサンが利用されるが，このヘキサンの分離回収には蒸留法が用いられる．また蒸留法は，水とエタノールの沸点の差を利用して，蒸留酒の製造にも用いられている．

（4）粉砕技術

食品を細かく砕き，粉末にする操作を粉砕といい，とくに穀類を原料として粉末製品を製造することを**製粉**（ミル：mill）とよぶ．粉砕法には，衝撃力を利用するきね式粉砕やハンマーミル，圧縮力を利用するロールミルやボールミル，剪断力を利用する磨砕ロール機や石臼の利用などがある．通常，繊維や脂質が多い食品は粉砕しにくい．また，粉砕時には発熱が激しく，食品によっては品質の劣化が起こる．これらの欠点を解消したのが**凍結粉砕法**であり，液体窒素（−196 ℃）で食品を急速凍結させ，発熱させることなく粉砕する技術である．

（5）濃縮技術

液状の食品から水分を蒸発させて固形分濃度を高める操作である．通常，過度の加熱を避けるため，減圧釜を用いて低温で水分を蒸発させる**減圧濃縮**が行われる．コンデンスミルク（練乳）やジャム類の製造，果汁の濃縮などに利用される．また，熱のかからない濃縮法として**凍結濃縮技術**がある．これは，液状食品の凍結時に溶媒（水）から先に氷になることを利用し，自由水が氷結する温度で氷結晶を成長させ，濃縮された溶質と分離する技術である．とくに，香気成分が大切なコーヒーやオレンジジュースなどの濃縮に利用されている．

（6）化学反応の利用

魚油や植物油に多い不飽和脂肪酸の二重結合に，ニッケルなどの金属触媒で水素を添加して飽和脂肪酸に変える反応を**水素添加**（hydrogeneration）という．水素添加により，液状油の融点が上昇して固形脂に変わる．**硬化油**の製造で利用されている．

タンパク質を塩酸で加水分解するとアミノ酸にまで分解される．小麦グルテンを構成するアミノ酸にはグルタミン酸が多く，これを塩酸加水分解して，グルタミン酸ナトリウムによるうま味を産生させた**塩酸加水分解調味液**が製造されている．

みかんの缶詰の製造では，みかんの房を 0.7〜1.0 ％の塩酸溶液に 15〜30 分，および 0.4〜0.8 ％のアルカリ（水酸化ナトリウム）溶液に 40〜70 分間浸漬し，セルロースが主成分であるみかんの内皮を溶かして除去する操作が行わ

れている．また，ももの缶詰では，その皮をアルカリ処理で溶かすことも行われている．

糖アルコールとは糖類に水素を付加したものの総称であり，原料糖の違いによってブドウ糖からソルビトール，マルトースからマルチトール，キシロースからキシリトールなどが得られる．その製造には，糖類に水素添加による還元処理を行う．ほとんどの糖アルコールは非う蝕性であり，インスリン分泌非刺激性，カルシウム吸収促進作用がある．

（7）酵素反応の利用

現在，微生物由来酵素，動物臓器由来酵素，植物由来酵素および遺伝子組換え酵素が大量に調製され，食品の加工に応用されている．食品加工への酵素の利用を表 8.6 に示す．

表 8.6　食品加工への酵素の利用

酵素名	使用目的
α-アミラーゼ	デンプンの液化，水あめの製造
β-アミラーゼ	マルトース(麦芽糖)の製造
アントシアナーゼ	ジャム，果汁の過剰色素の脱色
イヌリナーゼ	イヌリンよりフルクトース(果糖)の製造
インベルターゼ	転化糖の製造
カタラーゼ	牛乳(チーズ原料乳)の殺菌に用いた過酸化水素の除去
β-グルカナーゼ	ビールろ過目詰まりの防止
グルコアミラーゼ	グルコース(ブドウ糖)の製造
グルコースイソメラーゼ	異性化糖の製造
セルラーゼ	穀類，野菜，みかんなどの加工品の品質改良
ナリンギナーゼ	みかん果汁の苦味の除去
ヘスペリジナーゼ	みかん缶詰の白濁防止
ペクチナーゼ	果汁の清澄，搾汁率の向上
プロテアーゼ	みそ，しょうゆの製造，肉，チーズの熟成
ラクターゼ	アイスクリームの品質(乳糖のザラツキ感)改良
リパーゼ	チーズの熟成(乳脂肪を分解し香気を強める)
リボヌクレアーゼ	イノシン酸(うま味調味料)の製造
レンニン(キモシン)	チーズの製造(p.65，レンネット参照)

アミラーゼはデンプンを加水分解する酵素の総称である．α-アミラーゼはだ液やすい臓，麦芽や微生物に存在し，グルコース鎖の内部の α-1,4 結合を切る．一方，β-アミラーゼはおもにさつまいも，大豆，麦芽などの植物に存在し，グルコース鎖の非還元末端からマルトース単位に次つぎと α-1,4 結合を切る．他方，グルコアミラーゼはおもにかびから得られ，α-1,4 グルコシド鎖を非還元末端からグルコース単位で切るとともに，α-1,6 結合も分解する．
インベルターゼ(スクラーゼ)は，ショ糖をブドウ糖と果糖に分解して甘味を増す．グルコースイソメラーゼはブドウ糖を果糖に変える異性化酵素で，デンプンの糖化液(ブドウ糖液)の約 50 %を果糖に変え異性化糖がつくられる．ラクターゼは乳糖をブドウ糖とガラクトースに分解する．ペクチナーゼはおもに微生物から得られペクチン(ガラクチュロン酸のポリマー)の α-1,4 グルコシド結合を切る．ナリンギナーゼは柑橘類のナリンギン(苦味成分)をプルニン(無味)に分解する．ヘスペリジナーゼは柑橘類のヘスペリジン(みかん缶詰の白濁物質)を分解する．プロテアーゼはタンパク質分解酵素の総称で，古くから植物由来のパパインやブロメライン，動物臓器由来のペプシンなどが利用されてきたが，現在では微生物起源のものが多く見いだされ利用されている．リパーゼは中性脂肪の分解酵素で，おもにすい臓や微生物由来が利用されている．

練習問題

（1）温度が10℃低下すると，青果物の呼吸量は2〜3倍増加する．
（2）食品の凍結では最大氷結晶生成帯を速く通過させることが重要である．

重要 ➡ （3）氷温貯蔵は，食品を0℃からその氷結点までの温度帯で保存する貯蔵法である．

（4）チルドの温度帯は−1〜10℃と定義されている．
（5）有機酸中で最も抗菌力の強いのは酢酸である．
（6）水分が少なく，食塩および砂糖含量の多い加工食品は，水分活性が高く，貯蔵性がある．

重要 ➡ （7）CA貯蔵は，貯蔵庫内の空気組成を，低CO_2濃度，高O_2濃度に保ち，青果物の呼吸作用を抑えることで貯蔵期間を延長させたものである．

（8）CA貯蔵は，柑橘類などの貯蔵に適している．
（9）放射線殺菌は，プラスチック，乾燥食品，穀類など加熱殺菌しにくいものに有効であり，わが国では食品の殺菌に許可されている．
（10）熱燻法は100℃以上の温度で長時間燻煙処理を行うため，保存性が良好である．
（11）乾燥野菜や乾燥果実の製造工程において，漂白，殺菌を目的に硫黄燻蒸が行われるが，これは硫黄の酸化作用を利用したものである．
（12）加熱殺菌は，その温度により低温殺菌と高温殺菌に大別され，高温殺菌は，発明者の名にちなみパスツリゼーションとよばれている．

重要 ➡ （13）不飽和脂肪酸を含む魚油や植物油に水素添加して得た固体の油を硬化油という．

重要 ➡ （14）みかん缶詰（シラップ漬け）の製造の際，みかんの内皮を取り除くには，まず，アルカリ処理を行い，次いで塩酸処理を行う．

（15）α-アミラーゼはα米をつくるのに用いられる．
（16）転化糖の製造にはインベルターゼが用いられる．
（17）グルコースイソメラーゼは異性化糖の製造に用いられる．

重要 ➡ （18）果汁の清澄化にはペクチナーゼが用いられる．

21世紀の食品産業

9.1 食料需要と供給の予想
(1) 日本の人口推移

1995年から現在,日本の人口は約1億2,500〜2,700万人台で推移してきた.日本の総人口は2021年の国勢調査によると,1億2,550万人で,前年に比べ64.4万人の人口減少である.一方,生産年齢人口(15〜64歳)割合は1995年の74.0%をピークに減少過程に入り,59.4%(2021年)である.女性1人が産む平均的な子供の数は,1.30人(2021年)で,現在の死亡確率のもとで人口を保つのに必要な出生力(2.08人/女性1人)を大幅に下回っている.一方,平均寿命(2021年)は女性87.57,男性81.47で,人口の高齢化が増々進んでいる.65歳以上の高齢者が人口の7%を超えた社会を一般的に高齢化社会という.日本は1970年代に高齢化社会になり,65歳以上の高齢者人口は2021年で約3,621万人(総人口の28.9%)となった.なお,75歳以上は約1,867万人で,総人口の14.9%である.さらに,高齢者人口は増え,2025年には,65歳以上が人口の30%を超えると推定されている.

(2) 農畜産物の需要と供給および自給率の推移

農水省は毎年,食料需給表で農畜産物の国内消費量と国内生産量を公表している.21世紀の食品産業を考えるうえで貴重な情報である.表9.1に2005年,2013年および最新の2020年の食料需給表から主要食料の消費量と生産量および自給率を示し各データの推移を考察する.

少子高齢化が続く中,こめやいも類,だいずや野菜類および魚介類の消費量が減少し続けている.しかし自給率を見ると,2001(平成13)年から遺伝子組換え食品の表示が始まった関係でだいずの自給率は1995年の2%から若干上昇したが,ほとんどの食糧自給率は変化なく,そんな中主食であるこめの自給率が上昇傾向なのは喜ばしい.

今後の見通しとしては,食料の消費が量的飽和水準に達している中で,農畜産物の生産に影響を及ぼす環境問題や貿易問題などにより,日本の食料自給率が,向上するとは予想しがたい.日本の食料自給率は先進諸国の中でもとくに

表 9.1　農畜産物の需要と供給および自給率の推移

	2005年度(平成17年度)確定値			2013年度(平成25年度)確定値			2020年度(令和2年度)概算値		
	国内消費量 (A)万トン	国内生産量 (B)万トン	自給率(%) (B)/(A)	国内消費量 (A)万トン	国内生産量 (B)万トン	自給率(%) (B)/(A)	国内消費量 (A)万トン	国内生産量 (B)万トン	自給率(%) (B)/(A)
こめ	922	900	98	870	872	100	786	815	104
こむぎ	621	88	14	699	81	12	641	95	15
おおむぎ	227	17	7	206	17	8	181	20	11
とうもろこし	1,613	0	0	1,447	0	0	1,541	0	0
いも類	470	381	81	439	335	76	397	289	73
だいず	435	23	5	301	20	7	350	22	6
野菜類	1,585	1,249	79	1,496	1,178	79	1,436	1,147	80
果実類	904	370	41	768	304	40	711	269	38
牛乳・乳製品	1,214	829	68	1,164	745	64	1,222	743	61
肉類	565	305	54	592	328	55	654	345	53
うち　牛肉	115	50	43	124	51	41	133	48	36
豚肉	249	124	50	244	131	54	264	131	50
鶏肉	192	129	67	220	146	66	252	166	66
鶏卵	262	247	94	264	252	95	268	260	97
魚介類	1,020	515	50	787	429	55	679	371	55
穀物自給率(%)			28			29			28
供給熱量自給率(%)			40			39			37

農林水産省大臣官房食料安全保障課, 「食料需給表」.

低く（1章参照），今後ますます貿易自由化が進むことから，今世紀においては憂慮すべき問題となるであろう．

9.2　21世紀における食品産業の役割
（1）高齢化社会への対応

日本人の平均寿命は男女とも81才および87才を超え，高齢化が急速に進んでいる．1995年には7人に1人が65歳以上の高齢者であった．さらに，近年の少子化傾向と相まって，2015年には4人に1人となり，2040年代には3人に1人の高齢者社会が来ると予測されている．さらに，近年の核家族化や女性の社会進出などの社会現象により，独居高齢者数は増大傾向にある．これらに伴い，社会保障に係る公的負担（社会保障給付費）は2000年に78.1兆円（うち医療費が26.0兆円）であったが，2022年度には，予算ベースで131.1兆円に増大し，そのうち医療費が40.8兆円（31.1 %），年金が58.9兆円（45 %），福祉その他が31.5兆円（24 %）を占める．

高齢化社会に対する食品産業の役割としては，高齢者の食料消費の特色でもある，量より質の食生活や咀しゃくの容易さを加味した食素材の開発，および保存性や簡便性を考慮した食品，さらに単なる栄養補給目的のみならず，健康の維持増進にかかわる食品素材の開発と商品化が期待されている．

（2）疾病予防への対応

近年の食生活の欧米化に伴い，生活習慣病の増加が問題となっている．現在，

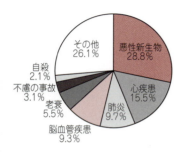

おもな死因別死亡数の割合(平成25年)

国民の死亡原因の中で，生活習慣や高齢化に起因する疾病（がん，心疾患，肺炎，脳卒中）が約64%にも達し，さらに，人口の高齢化とも相まって国民医療費の急増が社会問題となっている．このような現状に対応し，厚生省（当時）は1991年に栄養改善法（現在の健康増進法）を改正し，特定保健用食品制度を発足させた．この制度により創設された特定保健用食品は，身体の生理機能に影響を与える保健機能成分を含む食品で，事業者が国に個別に申請し，その有効性や安全性の審査を受け，その摂取により特定の保健の目的が期待できる旨の表示（表7.2参照）が可能となる．このように，健康への関心が高まる中，2001年には1日に必要なビタミンやミネラルの補給や補完を目的として栄養機能食品が規定された．さらに2015年には，事業者の責任において，科学的根拠に基づいた特定の保健の目的が期待できる旨の表示ができる機能性表示食品が誕生した．

高齢化社会の食生活における食物摂取の意義は，従来のエネルギー源（糖質，タンパク質，脂質）や微量栄養素（ビタミン，無機質）の補給のみならず，特定の食物成分を積極的に疾病予防に活用し，健康の維持増進をはかることが重要である．

（3）地球環境への対応

20世紀，われわれ人類は空前のエネルギー消費社会をつくり上げた．1993年，世界の一次エネルギー需要は約79億石油換算トンであった．国際エネルギー機構の見通しによれば，2016年には133億石油換算トンに増加した．当然のことながら，大量の炭酸ガスが排出され，地球の温暖化が問題となっている．さらに，森林の伐採や酸性雨など，地球環境の破壊が続いている．その結果，現在，世界で毎年120,000平方kmの草地や耕地（日本の面積の約3分の1）が砂漠化している．また，先進国における大量生産，大量消費は廃棄物問題を生み出した．食品産業の廃棄物としては廃棄食品と包装容器があげられる．2014年の結果であるが，国民1人1日当たりの供給熱量2,415kcalに対して摂取熱量は1,863kcalであった．すなわち，1人1日当たり552kcalに相当する食品が生ごみとして廃棄されている．また，現在，日本の一般廃棄物（家庭や事業所から排出されるごみ）の約60%（容積%）が包装容器で，ほとんどが食品関係の段ボール，紙パック，ペットボトル，プラスチックシートやトレイである．このような状況下，1995年6月に包装容器の再利用を目的として，消費者，自治体，および食品産業界の役割分担を定めた容器包装リサイクル法が公布された．

（4）食品産業の将来展望

現在，日本国内の食品産業総生産額は118.5兆円（2021年農林水産大臣官房統計部）で，その内訳は農林水産業が12.5兆円，食品工業が37.9兆円，外食産業が29.0兆円，関連流通業などが34.7兆円である．近年の国民総生産額は約560兆円で推移しているから，日本の食品産業はその約21%を占める重要

健康増進法
国民の健康増進を積極的に推進することを目的として，健康づくりや疾病予防，栄養改善等に必要な措置を定めたもので，それまでの栄養改善法を引き継ぎ，2003（平成15）年5月1日より施行された法律である．これに伴い栄養改善法は廃止された．

特定の保健機能が表示できる食品（保健機能食品）
現在，特定保健用食品（個別許可型），栄養機能食品（規格基準型）および機能性表示食品（届出型）の3種類がある．2021年の国内市場（見込み額）は，特定保健用食品の3,086億円に対し，機能性表示食品が4,418億円にまで成長した．

な位置づけである．また，食品産業の特徴としては，大企業は少なく，中小企業というより小企業が日本全国に広範囲に点在し，地域の雇用創出に役立っている．

21世紀の日本は人口減少に高齢化に核家族化の時代を進んでいる．2007年に人口増加が止まって以来，連続の人口減少で2020年の自然人口減少は約53万人である（出生数84.3万人：死亡数137.3万人）．また，これに加えて産業界には国際化とTPPに代表されるように自由貿易の波が押し寄せている．このような状況下，農林水産省（農林水産政策研究所）は，少子・高齢化の進展などを踏まえた，2025年の食料支出額を2005年と比較して試算した〔少子・高齢化の進展のもとにおけるわが国の食料支出額の将来試算：農林水産省，平成22（2010）年9月27日〕．

その概要を引用すると，2025年には65歳以上の割合が人口の30.5％を占め，少子高齢化が急速に進み，一人暮らし世帯の割合も，2025年には36.0％にまで上昇すると予想される．そして，2025年の食料消費額の規模は72.2兆円で，2005年時点の73.6兆円とほぼ同水準を維持する見込みである．少子高齢化で人口の減少が進むにもかかわらず，食料消費額がほぼ横ばいとなるのは，価格の割高な「加工調理食品」の割合が高まるからで，一人暮らしの割合が増えることで，「宅配サービス」の需要も増えると見ている．この背景には，高齢者がより食べやすく，しかも健康面をサポートできる食事の需要が高まると思われることや，一人暮らしでも手軽に食事を用意したい人が増える可能性が高いからである．

この試算結果では，「加工調理食品」の割合が2005年の12.0％から2025年には16.6％，「飲料」は5.6％から7.7％に上昇すると見ている．その一方で，「生鮮食品（米・魚介・肉・卵・野菜・果物）」の割合は，2005年の26.8％から

Plus One Point

環太平洋戦略的経済連携協定（Trans-Pacific Partnership：TPP）

アジア太平洋地域の国ぐにによる，経済の自由化を目的とした多角的な経済連携協定である．物品，サービスの貿易ならびに投資の自由化や知的財産権などの広い分野で21世紀型の新しいルールを構築する．現在，シンガポール，ブルネイ，チリ，ニュージーランド，アメリカ，オーストラリア，マレーシア，ベトナム，ペルー，メキシコ，カナダ，日本の12か国が加盟交渉国として参加している．2015年のアトランタ会合で大筋合意が成立し，2016年2月4日各国代表が署名した．その後2017年1月にアメリカが離脱を表明し，2018年3月にTPP11協定が署名された．

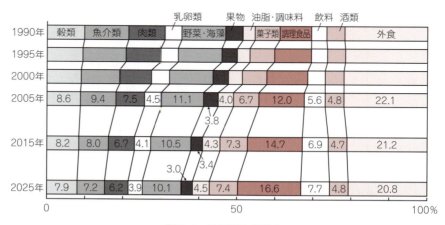

図9.1　品目別支出割合

資料：農林水産政策研究所試算．
注1）2005年までは，家計調査，全国消費実態調査等より計算．2015年以降は推計値．
　2）2005年価格による実質値の割合．

2025年には21.3％へ低下すると見ている．品目別では，「魚介類」が2005年の9.4％から2025年には7.2％に，「野菜類」は11.1％から10.1％に低下すると見ている（図9.1）．

以上のように，今後はさらに食の簡便性が求められるため，外食産業はさらに伸びるであろうし，食品工業においても利便性と加工度の高い食品形態（レトルト食品や冷凍・調理ずみ食品）が成長するであろう．また，生活習慣病との接点で，食と健康の関係がますます注目され，特定保健用食品や特別用途食品の市場が大きく伸びるであろう．さらに，環境ホルモン（内分泌撹乱物質）問題に対応して，農薬や殺虫剤の残留のない，または少ない食品素材，いわゆるオーガニック食品に対する需要が高まるであろう．また，食品の包装容器についても環境ホルモンとして疑われている種々のプラスチック可塑剤を使用しない容器の開発や紙容器への切り替えが進むであろう．

9.3　世界の人口推移と食料問題

現在，世界の人口は78.8億人で，2021年の人口白書によると，上位3国は，中国14.4億人，インド13.8億人，アメリカ3.3億人で，日本は1.26億人で第11位である．世界的な人口急増は20世紀に入ってからで，とくに戦後の増加率は著しい．たとえば，1950年は25億人であったが，1990年には53億人と倍増し，2000年に61億人，そして2011年に70億人に達した．現在，先進地域の人口増加は安定化傾向であるが，発展途上地域では爆発的な人口増加が続いている．1950年の途上国人口は世界人口の68％であったが，1998年には80％を超え2010年は82.1％になった．国連の中位推計によると，世界総人口は2025年に80億人，2050年には97億人に達し，途上国人口の割合も87％に達すると予想されている．

一方，世界の穀物生産量は1950年の6億3,100万トンが1990年には17億8,000万トンと約3倍に増収した．1960年代から始まった緑の革命，すなわち高収穫品種の普及とそれに伴う肥料の増投が主因である．2000年に18.5億トン，2012年は24億トン，2021年は28.0億トンと推定されている．しかし，その増産は限界に近いといわれている．人口1人当たりの穀物生産量は世界平均で353 kg/年（2020年）であるが，先進国と途上国の格差が大きい（表9.2）．世界人口の16％が先進国に暮らし，世界の穀物の33％を消費している．言い

表9.2　穀物の1人当たり年間利用量（2019〜2021年平均）

	全世界	先進国	開発途上国
穀物生産量（億トン）	27.66	11.3	16.37
穀物利用量（億トン）	27.49	8.97	18.52
人口　（億人）	77.95	12.73	65.21
1人当たり（kg/年・ヒト）	353	705	284

OECD/FAO (2021), "OECD-FAO Agricultural Outlook OECD Agriculture statistics (database)"
注）人口は2020年の推計値〔UN, World Population Prospects: The 2019 Revision（中位推計）〕．

換えると，世界人口の約84％が開発途上といわれる国に住み，世界の67％の穀物で暮らしている．

　ヒトが生きていくために必要な穀物は年間180 kgといわれている．世界の1人あたりの穀物生産量355 kg/年（2020年）は，現在の世界人口の約2倍を養える計算となるが，実際は2021年の飢餓人口は8億2,800万人で世界人口の約10％，食糧不足人口は世界人口の約30％，23億人に達した．そんな中，先進国では約16億人が太り過ぎで約4億人が肥満だという．日本では年間約1,900万トンの食品廃棄物が発生し，この量は，世界の食料援助量（約600万トン）の約3倍に相当する．まさしく，飽食と飢餓が並存する現在の食料事情である．

　イギリスの経済学者マルサス（1766～1834年）は「人口論」の中で，「人口は等比級数的に増加するが，食料の生産は等差級数的にしか増加しない．」と述べている．一体，21世紀の地球は何人の人口を養えるのであろうか？　農林水産省は2050年における世界の穀物生産量の見通しを発表している〔令和元(2019)年〕．それによると穀物総生産量は36.4億トンと予想している．それを基に試算すると，1人当たりの穀物消費量を2020年の先進国レベル705 kg/年として51.6億人，世界平均レベル353 kg/年では103億人，開発途上国レベルの284 kg/年とすると128億人が生存可能となる．

　世界の人口推移と食料問題に関する現実はもっと厳しい状況にある．まず，世界各地で農産物の生産条件が悪化している．たとえば，毎年，日本の農地面積（465万ha）を上回る500万ha以上が砂漠化している．中近東やアメリカ穀倉地帯の地下水が枯渇し，オーストラリアやカナダの干ばつによる不作などが影響し，穀物の期末在庫率が2000年の30.4％から2007年には食料危機水準の15％にまで落ち込んだ．また，途上国の人口増加による食料需要の増加に加え，所得水準の向上による畜産物や油脂類の消費増加に伴う穀物需要増加，バイオ燃料作物の世界的な需要増加に伴うエネルギー原料生産と食料生産との競合など，穀物価格を押し上げる要因は多い．

　このような状況下，今こそ日本は食料の安定確保を目的として，食料の国内生産や輸入や備蓄のあり方を含む将来の食料戦略を構築する必要がある．また，食品産業界においても，2017年のTPP協定署名に基づく食料の自由化や国際化に対処できるよう，高付加価値食品の開発や食料の安全はもちろん，消費者に安心を提供するための細やかなサービスと情報公開などにも配慮する必要がある．そして，われわれ個々レベルでは，将来必ず直面する食料不足時代を強く認識し，環境，人口，食料，エネルギーなどの諸問題をいかに解決していくか常に意識することが大切である．

Plus One Point

畜産物1 kgの生産に要する穀物量（とうもろこし換算）

鶏卵1 kg ― 3 kg
鶏肉1 kg ― 4 kg
豚肉1 kg ― 7 kg
牛肉1 kg ― 11 kg
（農林水産省）
牛乳1 kg ― 約4 kg

参考書 —— もう少し詳しく学びたい人のために

1章
「食料・農業・農村に対する国民の意識と行動」, 平成21年2月農林水産省資料2.
「日本人の食事摂取基準(2015年版)」, 菱田 明, 佐々木敏監修, 第一出版(2014).
「食料需給表」平成25年度, 大臣官房食料安全保障課, 農林水産省.
「国民健康・栄養の現状——平成22年厚生労働省国民健康・栄養調査報告より」, 第一出版(2013).

2章
「新編 日本食品事典」, 森 雅央他編著, 医歯薬出版(1992).
「食材図典」, 小学館(1995).
「新版 原色食品図鑑」, 菅原龍幸他編, 建帛社(1992).
「総合食品事典」, 桜井芳人編, 同文書院(1986).
「世界の食用植物文化図鑑」, バーバラ・サンティッチ他編, 山本紀夫監訳, 柊風舎(2010).

3章
「肉の科学」, 沖谷明鉱編, 朝倉書店(1996).
「卵の科学」, 中村 良編, 朝倉書店(1998).
「乳の科学」, 上野川修一編, 朝倉書店(1996).
「乳・肉・卵の科学」, 中江利孝編, 弘学出版(1986).
「総合食品辞典」, 桜井芳人編, 同文書院(1990).

4章
菅原龍幸, 加藤隆夫, 高宮和彦, 三浦 洋, 田所忠弘, 國崎直道, 「食品学各論」, 建帛社(1993).
「魚の科学」, 鴻巣章二監, 朝倉書店(1994).
「オールフォト食材図鑑」, 荒川信彦, 唯是康彦監, 調理栄養教育公社(1996).

5章
上田誠之助, 「日本酒の起源——カビ・麹・酒の系譜」, 八坂書房(1999).
「農家が教える発酵食の知恵」, 農文協編, 農山漁村文化協会(2010).
小泉武夫, 「発酵」, 中公新書, 中央公論社(1989).
山崎眞司, 「微生物のおはなし」, 日本規格協会(1996).

6章
「レトルト食品を知る」, 日本缶詰協会レトルト食品部会編, 丸善(1996).
「新編 日本食品事典」, 杉田浩一, 堤 忠一, 森 雅夫編, 医歯薬出版(1982).
「食品産業事典 上・下」, 日本食糧新聞社編, 日本食糧新聞社(1997).
安田耕作, 福永良一郎, 松井宣也, 渡辺正男, 「新版 油脂製品の知識」, 幸書房(1993).
製粉振興会, 「小麦粉の話」, 製粉振興会(1995).
「小麦の科学」, 長尾精一編, 朝倉書店(1995).

7章

「現代食品産業辞典」第6版改訂版，日本食糧新聞社(1997)．
軽部　征，「絵でわかるバイオテクノロジー」，日本実業出版社(1992)．
金子隆一，「図解クローン・テクノロジー」，同文書院(1998)．
安田節子，「遺伝子組み換え食品」，岩波ブックレット464(1998)．

8章

粕川照男，「食品保存の知恵」，研成社(1985)．
今井克宏，「燻製　料理と技法」，柴田書店(1991)．
「わかりやすい食品添加物」，厚生省生活衛生局食品科学課監，社会保険出版社(1991)．
「果実の科学」，伊藤三郎編，朝倉書店(1991)．

9章

FOOD Style 21，第2巻11月号，日本食糧新聞社(1998)．
「健康食'99」週刊朝日増刊，朝日新聞社(1998)．
ファクトブック2011，発行：JA全中．
農林水産省ホームページ(http://www.maff.go.jp)

章末練習問題・解答

1章	1	2	3	4	5	6	7	8	9	10
	×	×	○	○	○	×	○	○	×	×

2章	1	2	3	4	5	6	7	8	9	10	11	12	13	14	15	16	17	18	19	20	21	22	23	24	25	26	27
	×	×	○	×	○	×	×	○	○	○	○	○	○	○	×	○	×	○	×	○	○	×	○	○	○	×	×

3章	1	2	3	4	5	6	7	8	9	10	11	12	13	14	15	16	17	18	19	20	21	22	23	24	25	26	27	28	29	30
	×	×	×	×	×	×	×	×	×	×	×	×	×	×	○	×	×	×	×	×	×	×	○	×	○	×	×	○	×	×

	31	32	33	34	35
	×	○	×	×	×

4章	1	2	3	4	5	6	7	8	9	10	11	12	13	14	15	16	17	18	19	20	21	22	23	24	25	26	27	28	29	30
	○	○	×	○	×	×	×	×	○	×	○	×	○	×	×	×	○	×	○	×	×	○	×	○	○	○	×	○	○	○

5章	1	2	3	4	5	6	7	8	9	10	11	12	13	14	15	16	17
	×	○	×	○	×	○	×	○	○	○	○	○	○	×	○	○	○

6章	1	2	3	4	5	6	7	8	9	10	11	12	13	14	15	16	17	18	19	20
	×	○	×	×	×	○	○	○	○	○	○	○	○	○	○	○	○	○	○	○

7章	1	2	3	4	5	6	7	8	9	10	11	12	13	14	15	16	17	18	19	20
	×	×	×	×	×	○	×	○	○	○	○	○	○	○	○	○	○	×	○	○

8章	1	2	3	4	5	6	7	8	9	10	11	12	13	14	15	16	17	18
	×	○	○	×	○	×	×	○	○	○	○	○	×	○	×	○	○	○

付表1

食品成分一覧

物質名	本質，所在，性質など
アオバアルコール	野菜類の臭気成分．ほかにアオバアルデヒドもある．
アガロース	紅藻テングサ類(寒天)の多糖類．ガラクトースとアンヒドロガラクトースが交互に直鎖状に連なったもの．ほかにアガロペクチンもある．
アクチニジン	キウイフルーツなどのタンパク質分解酵素．
アクチン	筋原線維タンパク質の一つ．トロポミオシン，トロポニンと共に細いフィラメントをつくる．
アクトミオシン	アクチンとミオシンが結合した状態．食肉，かまぼこなどにみられる．
アスコルビン酸オキシダーゼ	またはアスコルビナーゼ．にんじん，きゅうり他のビタミンCの酸化酵素．
アスタキサンチン	さけ，ますの肉，まだいの皮の赤色．カロテノイド色素．えび，かにの殻ではタンパク質と結合して青〜黒褐色のカロテノプロテインとして存在する．この場合，加熱すると，タンパク質が変性して分離すると同時にアスタキサンチンも酸化されてアスタシンとなり，鮮やかな赤色となる．
アスタシン	赤色を呈する魚の表皮，さけ肉や甲殻類の赤色色素の一つ．アスタキサンチンが酸化されてできる．
アスパルテ(タ)ーム	フェニルアラニンとアスパラギン酸のジペプチドのメチルエステル．甘味料．甘味度はショ糖の約200倍．食塩と混ぜると約490．
アデニル酸	カニ類のエキス成分．呈味成分．
アナ(ンナ)トー	中南米のベニノキの種子から抽出されるカロテノイド系色素．色素成分はビキシン．バター，ソーセージのケーシング，あんなどの着色に用いられる．
アノイリナーゼ	またはチアミナーゼ．はまぐりやあさりなどの貝類，こい，わらび，ぜんまいなどに含まれるビタミンB_1の分解酵素．
アピイン	パセリ，セロリーの香気成分．ほかにアピオールもある．
アビジン	卵白中の糖タンパク質．ビオチンと結合して不活性化させる．
アフラトキシン	豆類(落花生)などに発生するカビのつくる発がん性物質．
アミグダリン	うめ，もももなど核果の仁(種子)の青酸配糖体．エムルジン(エマルシン)すなわちβ-グルコシダーゼ(酵素)により青酸を生じる．
アミラーゼ	デンプン分解酵素．α-，β-，グルコ-アミラーゼなどの種類あり．やまいも，麦芽，小麦粉などや，だ液，消化液にもある．
アミロース	デンプン分子．グルコースがα-1,4結合で直鎖状につながったもの．普通，デンプンの20〜30%．
アミロペクチン	デンプン分子．α-1,4結合でつながったグルコースが，α-1,6結合で分枝．もち性デンプンでは100%．
アミン	アンモニアの水素原子を炭化水素基で置換した化合物の総称．
アラキドン酸	炭素数20で，二重結合数4の不飽和脂肪酸．体内では合成できない必須脂肪酸でもある．
アラキン	落花生のグロブリン様タンパク質．ほかにコンアラキンもある．
アラバン	アラビノースのポリマー．だいずの主要多糖類の一つ．
アリイン	ねぎ，たまねぎ，にんにくなどの成分．無臭．アリナーゼ(アリイナーゼ)の作用によりアリシンになって特有の臭を発する．
アリシン	ねぎ類特有の臭気成分．ビタミンB_1と結合してアリチアミンとなる．
アリチアミン	易吸収，体内長期滞留，アノイリナーゼ非分解性のビタミンB_1．
アリナーゼ	またはアリイナーゼ．たまねぎ，にんにくなどにあり，アリインに働いてアリシンにする酵素．
アリルカラシ油	またはアリルイソチオシアネート．からし類，わさび，だいこん類の辛味成分．シニグリンからミロシナーゼ(シニグリナーゼ)の作用ででできる．
アリルジスルフィド	または二硫化アリル．たまねぎの辛味成分．加熱によりプロピルメルカプタン(甘味)に変わる．
アルギン酸	こんぶなど褐藻の多糖類．マンヌロン酸とグルクロン酸のβ-1,4結合したもの．ナトリウム塩はアイスクリームの増粘剤などとして利用される．
α-リノレン酸	炭素数18で，二重結合3個をもつ，n-3系列の不飽和脂肪酸であり，ヒトにとって必須脂肪酸である．
アルブミン	水，希薄塩類溶液に溶けて，加熱により凝固するタンパク質．卵白アルブミン，血清アルブミン，ラクトアルブミンなどがある．
アンセリン	N-β-アラニル-1-メチル-L-ヒスチジン．うさぎの筋肉に多く含まれているペプチド．
アントシアン(系色素)	配糖体はアントシアニンと呼ばれる．なすび，いちご，しそ，あずきなどの赤紫色系色素の総称．糖のとれたアグリコンはアントシアニジンでペラルゴニジン系，デルフィニジン系，シアニジン系に分けられる．
アントラニル酸メチル	エステル．ぶどうの香気成分の一つ．
アンモニア	NH_3．窒素を含む有機物の腐敗により発生する特有の刺激臭のある有毒な気体．
イクチオヘモトキシン	うなぎ型魚類の血清中に存在するタンパク質毒．加熱すると毒性はなくなる．
イコサペンタエン酸	またはエイコサペンタエン酸．魚油中に多い炭素数20で，二重結合数5の高度不飽和脂肪酸．血栓性疾患の予防，血中コレステロール値低減に有効．略号 IPA(EPA)．
イソクロロゲン酸	ごぼうなどに含まれるフェノール化合物．褐変の原因になる．
イソチオシアネ(ナ)ート	イソチアン酸の各種エステルの総称．辛子，わさび，だいこんなどの辛味成分の一つ．
イソバレリアン酸イソアミル	エステル．バナナの芳香成分の一つ．
イヌリン	ごぼう，きくいもなどのフラクタン(果糖のβ-1,2結合ポリマー)．
イノシン	生体内ではイノシン酸またはアデノシンから生成される．魚の鮮度判定(K値)を算出する因子の一つ．
イノシン酸(ナトリウム)	かつお節などの旨味成分．ATPの分解産物．略号 5'-IMP．
イボテン酸	イボテングダケから見つかった旨味成分．
イポメイン	さつまいもの主要タンパク質．グロブリン系．
イミダゾール化合物	かじき類に多いエキス成分．アンセリンなどがある．
ウレアーゼ	尿素をアンモニアと二酸化炭素に分解する酵素．
ウロン酸	アルデヒド基をもつ単糖類(アルドース)末端の-CH_2OHが酸化されて生じるカルボン酸．
エ(オエ)ニン	ぶどう，ぶどう酒の赤いアントシアン系色素(メチルデルフィニジン配糖体)．その分解産物のエ(オエ)ニジンもある．

付表1　食品成分一覧

物質名	本質，所在，性質など
エキネノン	うに生殖巣にある黄褐色カロテノイド色素．
エステル	酸とアルコールから水を失って生成する化合物．
4-エチルグアヤコール	みそ，しょうゆの芳香成分．リグニンからフェルラ酸を経て生じる．
エラスチン	筋肉の結合組織中の繊維状タンパク質．コラーゲン，レチクリンも同様．
エリスリトール	きのこ類や果実類に含まれる四炭糖の糖アルコール．甘味料としてグルコースを原料に発酵法で製造されている．甘味度はショ糖の30〜70%．
エリタデニン	またはレンシチン．しいたけ中の血中コレステロール値減少成分．
エルゴステロール（リン）	しいたけなどのきのこや海藻に多いプロビタミンD．
エルシン（エルカ）酸	なたね油の特徴的脂肪酸（C22：1）．心臓に障害を与える．
エレオステアリン酸	グリセリドとしてきり油の中に存在する脂肪酸の一種．
オ(ン)モクローム	ゆでだこの赤色成分．
オイ(ユウ)ゲノール	オールスパイス，シナモンなどの香気成分．
オキシダーゼ	物質の酸化を促進する酵素の総称．酸化酵素ともいう．
オキシミオグロビン	食肉の色素タンパク質ミオグロビンの酸（素）化状態．鮮赤色．
オクタノール	またはマツタケオール．桂皮酸のメチルエステル（桂皮酸メチル）と共にまつたけの香気成分を構成する．
オクトピン	いかの旨味成分の一つ．
オボアルブミン	卵白タンパク質の一つ．約54%を占める．
オボインヒビター	卵白にあるトリプシン，キモトリプシンの阻害物質．
オボグロブリン	卵白タンパク質の一つ．約8%を占める．
オボトランスフェリン	またはコンアルブミン．卵白中の糖タンパク質．約13%を占める．
オボムコイド	卵白中のトリプシン阻害性糖タンパク質．約11%を占める．
オボムシ(チ)ン	卵白中の糖タンパク質．濃厚卵白の構造維持．約2%を占める．
オリゴペプチド	2〜10分子のアミノ酸からなるペプチド．
オリゴ糖	または少糖類．単糖類が2〜10分子ほど結合したもの．甘味度はショ糖の約70%．
オリザノール	米ぬか油中のマウス成長促進，性腺刺激作用物質．
オリゼニン	またはグルテリン．こめのタンパク質中78%を占める．比較的良質．
オレイン酸	炭素数18，二重結合数1の不飽和脂肪酸．
カゼイン	牛乳タンパク質の80%を占める．カルシウム，リン酸カルシウムとの複合体であるミセル（コロイド粒子）を形成する．ほかは乳清タンパク質である．
カップリングシュガー	またはグルコオリゴ糖．ショ糖のブドウ糖残基に1〜数分子のブドウ糖がα-1,4結合したもの．甘味度はショ糖の約50%．抗う蝕性甘味料．
カテキン類	ぶどう，茶葉などに見られるタンニン物質．苦味，渋味を呈する．
カテプシン	プロテアーゼの一種．食肉の軟化に関係．
カナバニン	なたまめのアミノ酸の一つ．
カフェイン	茶，コーヒーの神経興奮性アルカロイド．苦味成分でもある．
カフェー酸	コーヒー中のフェノール性酸の一つ．焙煎後の香気成分になる．
カプサイシン	とうがらしの辛味成分．ほかにジヒドロカプサイシンもある．
カプサンチン	とうがらしのカロテノイド系色素．カロテンと共に赤色を呈する．
カプソルビン	とうがらし類の果実に含まれるカロテノイド系色素の一つ．
カプロアルデヒド	またはヘキサナール．こめのリノール酸の自動酸化によりできる．古米臭の原因になる．
カラゲ(ギー)ナン	紅藻ツノマタ類などの多糖類．λ，κ，iカラゲナンからなる．ゲル化剤，増粘剤，乳化安定剤などとして乳，肉製品などに使用される．
ガラクタン	ガラクトースのポリマー．だいずの主要多糖類の一つ．さといもの粘質にもなっている．
カルノシン	β-アラニル-L-ヒスチジン．肉エキスから発見されたジペプチド．筋肉や脳に多量に存在する．
カルボキシルメチルセルロース	またはCMC．アイスクリームの安定剤などとして使用される．
カルボニル化合物	アルデヒドまたはケトンの官能基（カルボニル）を含む化合物の総称．
カロテ(チ)ノイド	黄色〜赤色の脂溶性色素．カロテンとキサントフィルに分けられる．
カロテ(チ)ノプロテイン	えび，かに類に含まれ，青〜緑〜黒褐色を呈する．加熱によりタンパク質が分離してアスタシンになり赤色を呈する．
カロテ(チ)ン	プロビタミンA．α，β，γなどがあり，緑黄色野菜，バターに多い．
カンペステロール	なたね，大豆油に含まれるステロール類．
キサントフィル	卵黄，かきなどのカロテノイド色素．ルテイン，ゼアキサンチン，クリプトキサンチン，アスタシンなどがある．
キシリトール	キシロースに水素添加して得られる糖アルコールで低エネルギーの糖質甘味料の一つ．キシリットともいう．
ギムネマ酸	甘味を感じなくさせるトリテルペン配糖体．インド原産のギムネマ・シルベスタというカガイモ科のツル植物に含まれる．
キモシン	またはレンニン．仔牛の第4胃から分泌される凝乳酵素．
キャバ(ベ)ジン	かつてビタミンUとされたが，現在はビタミン様物質として扱われる．キャベツ，アルファルファなどにある抗潰瘍性因子．胃，十二指腸潰瘍の治療・予防に用いられる．
キュウリアルコール	きゅうりの臭気成分の一つ．ほかに菫葉(テンヨウ)アルデヒドも関係する．
ギ酸イソアミル	なしの芳香成分の一つ．ギ酸とイソアミルアルコールがエステル結合したもの．
ギ酸エチル	ももの芳香成分の一つ．ギ酸とエチルアルコールがエステル結合したもの．
グアニル酸	（干し）しいたけの旨味成分．略号5'-GMP．ナトリウム塩で利用．
クエン酸	果実とくに柑橘類，野菜類にある有機酸．酸味を呈する．
ククルビタシン	きゅうりなどウリ類の苦味成分．テルペン配糖体．熱安定，酸不安定でピクルスにすると消える．
クチン	こめの果皮，種皮にある不透水性のワックス状物質．
グリアジン	こむぎの主要タンパク質でアルコール可溶性．グルテニンと共にグルテンを形成し主にその粘性に関係する．

付表1 食品成分一覧

物質名	本質，所在，性質など
グリコーゲン	かき，あさり，はまぐりなど貝類に多い多糖類．筋肉(食肉)，肝臓中にもある．
クリサンテミン	黒だいずのアントシアン系色素．
グリシニン	だいず中のグロブリン様タンパク質．水不溶性，塩類溶液可溶性．
グリシンベタイン	無脊椎動物の諸組織に多く含まれる物質で甘味を呈する．魚肉には少ない．
グリチルリチン	マメ科甘草の配糖体．甘味度はショ糖の200倍．みそ，しょうゆなどに用いる．
クリプトキサンチン	とうもろこし，かきなどに見られるカロテノイドのキサントフィル系黄色素．ビタミンA効力あり．
クルクミン	ウコンのジケトン系黄色素．カレー，たくあんなどに用いる．
グルクロン酸	D-グルコースの6位炭素の位置のアルコールが酸化されてアルデヒドとなった化合物で解毒作用をもつ．
グルコース	単糖類でブドウ糖ともいう．甘味のある果実に果糖と共に多く存在．ぶどう果汁には約5%含まれる．
グルコースイソメラーゼ	ブドウ糖に作用して果糖に変換する酵素．
グルコノデルタラクトン	絹ごし豆腐製造によく使われる凝固剤．普通は硫酸カルシウムなどを用いる．
グルコマンナン	またはコンニャクマンナン．こんにゃくの多糖類．分子量約27万．グルコース：マンノース=1：2(または2：3)．
グルタミン酸(ナトリウム)	こんぶなどの旨味成分．ナトリウム塩を化学調味料として用いる．略号MSG．
グルテニン	こむぎの主要タンパク質で，アルコール不溶性，アルカリ可溶性．グリアジンと共にグルテンを形成し，主にその弾性に関係する．
グルテリン	またはオリゼニン．こめの主要タンパク質．アルカリおよび酸可溶性で，グルタミン酸を多量に含む．
グルテン	または麩質．こむぎタンパク質中水不溶性タンパク質．全タンパク質の75～85%を占める．生地(きじ)の物性(粘性，展性，弾性など)に関係し，この含量により，小麦粉の用途が異なる．
クレアチン	メチルグルコシアミン，肉エキスから発見された．脊椎動物のクレアチンの90%以上が筋肉組織に存在．
クレアチンリン酸	筋肉細胞で高エネルギーリン酸結合の貯蔵庫の役割をする．
クロシン	クチナシ，サフランなどにあるカロテノイド系黄色素．ゼリー，めん類などに使用される．
グロビン	ヘモグロビン，ミオグロビンを構成しているタンパク質．
グロブリン	タンパク質の溶解性に基づく分類名．水に不溶，中性塩類溶液に可溶なタンパク質．加熱で凝固する．
クロロゲン酸	コーヒー中のフェノール性酸(タンニン)の一つ．生豆中の香気成分の一つ．りんご，さつまいも，ごぼうなどにもあり，ポリフェノールオキシダーゼにより褐変する．
クロロフィル	葉緑素，植物組織に含まれる緑色の色素．a型，b型，c型がある．ポルフィリン環の中心にマグネシウムを含む構造．
ケイ皮酸メチル	オクタノールと共に，まつたけの香り成分を構成する．桂皮酸とメチルアルコールのエステル．
ケファリン	リン脂質の一種で，ホスファチジルエタノールアミンともいう．レシチンとともに牛乳中の脂肪球膜に多い．
ケルセチン	たまねぎにあるフラボノイド系色素で血圧降下作用がある．
ゴイトロゲン	キャベツ，なたね，かぶら，だいずなどに含まれる．甲状腺腫あるいは甲状腺肥大を誘起する物質．
コハク酸(ナトリウム)	はまぐり，ほたて貝などの旨味成分．清酒，味噌などにもある．
コラーゲン	筋肉の結合組織中の繊維状タンパク質．獣肉，魚肉にある．水と共に加熱するとゼラチンになる．
コレステロール	最も代表的なステロール．動物細胞の膜成分として遊離状または脂肪酸とのエステルの形で存在．動物油脂中にも多い．
コンアルブミン	またはオボトランスフェリン．卵白中のタンパク質の一つ．鉄結合性糖タンパク質．
コンドロイチン	酸性のムコ多糖類．眼の核膜，するめ，まだこの皮から単離されている．硫酸がエステル結合したものがコンドロイチン硫酸．
サキシトキシン	ある種の渦鞭毛藻が産生する神経毒．二枚貝がこの藻類を摂食して毒性を生じる．
酢酸イソアミル	酢酸とイソアミルアルコールがエステル結合したもの，バナナなど果実の香気成分．
サッカリン	合成低カロリー甘味料．ナトリウム塩は甘味度はショ糖の約500倍．
サポニン	だいず，あずきなどの発泡性物質．収斂味がある．
サンショオール	さんしょうの辛味成分．
ジアセチル	バター，発酵乳製品の臭の主体．クエン酸からつくられる．
シアニジン(モノグルコシド)	紫(赤)かぶら，オランダいちごなどのアントシアン系色素．
シアニジンガラクシド	りんご表皮の赤いアントシアン系色素．
シアニジン配糖体	あずき表皮の赤いアントシアン系色素．
シガトキシン	またはシガテラ毒．ドクカマス，バラフエダイ，バラハタなどの毒成分．
シソニン	しそに含まれるアントシアニン系の色素．
シトルリン	すいかの果汁から分離されたアミノ酸．タンパク質構成アミノ酸ではないが，生体には遊離状態で広く存在する．
シトロネラ(ロ)ール	またはシトラール．しょうが，レモン，さんしょうの香気成分の一つ．
シナルピンカラシ油	またはシナピンカラシ油．ミロシナーゼによりシナルピン(またはシナピン)からつくられる白辛子の辛味成分．
シニグリン	黒がらし，和辛子，だいこん，わさびなどの配糖体．ミロシナーゼにより揮発性のアリルカラシ油ができ辛味を呈する．
シネオール	バジル，カルダモン，ローレル，しょうがなどの香気成分の一つ．
ジヒドロカプサイシン	とうがらし(辛)の辛味成分の一つ．
シブオール	かきのタンニン細胞中の水溶性タンニンで渋味を呈する．脱渋操作でアセトアルデヒドと反応して不溶性になり，渋味が消える．
ジベレリン	植物ホルモンの一つ．ぶどうの花穂をジベレリン処理して種無しぶどうが得られる．
ジメチルアミン	魚介類に含まれる揮発性の二級アミン．代表的な腐敗的アミンの一つ．
ジメチルジスルフィド	キャベツの香気成分の一つ．
ジメチルスルフィド	新茶の香気成分の一つ．
シャ(チャ，キャ)ビシン	こしょうの辛味成分の一つ．
シュウ酸	有機酸の一つ．野菜ではほうれんそうなどに含まれ，カルシウムと結合する性質があるが，ゆでると水に溶けて出る．

付表1　食品成分一覧

物質名	本質，所在，性質など
シュウ酸カリウム	つる菜，ほうれんそう，ふだんそうのエグ味．かぶれの原因の一つ．
シュウ酸カルシウム	ほうれんそう，さといも，たけのこのエグ味．かぶれの原因の一つ．
ショウガオール	しょうがの辛味成分の一つ．
ジンギベロール	しょうがの香気成分の一つ．
ジンゲロン	しょうがの辛味成分の一つ．
スクワ(ア)レン	深海性さめの肝油に多い炭化水素($C_{30}H_{50}$)．コレステロールの前駆体．
スコロドース	にんにく中のイヌリン様水溶性フラクタン．
スタキオース	ちょろぎ，だいずなどに含まれる四糖類．
ステアリン酸	炭素数18の飽和脂肪酸．
スティグマステロール	だいず，米ぬか，とうもろこし油などに含まれるステロールの一種．
ステビオシ(サイ)ド	南米原産キク科ステビアの葉中の甘味物質．テルペン配糖体で，ステビオールに3分子のグルコースが結合したもの．甘味度はショ糖の150倍．漬け物などに利用される．さらにステビオサイドを酵素処理したレバディオシ(サイ)ドは甘味度はショ糖の300倍で，この利用が多い．
ステロール	ステロイド核をもつ脂質．動物性のコレステロールや植物性のシトステロール，エルゴステロールがある．
ゼ(ゲ)ラニオール	レモン果皮，さんしょうなどの香気成分の一つ．
ゼ(ツェ)イン	とうもろこしのタンパク質プロラミンのこと．約45％を占める．アミノ酸組成でトリプトファン，リジンが少ないのが欠点である．
ゼアキサンチン	とうもろこし，卵黄に含まれるカロテノイド系黄色成分．ビタミンA効力はない．
セサミン，セサモリン	ごま油中抗酸化性物質．セサモリンからセサモール(加熱時)やセサミノールができ，ビタミンEとともに油の酸敗を防いでいる．
セルロース	グルコースがβ-1,4結合でつながった多糖類．繊維素ともいう．植物の細胞壁に多い．
ソイイン	生だいず中のトリプシン阻害性物質．加熱により失活する．
ソーマチン	アフリカのクズウコン科植物のタンパク質甘味物．甘味度ショ糖の3000倍．
ソラニン	じゃがいもの芽や緑皮部分に多い有毒なアルカロイド配糖体．
D-ソルビット(トール)	ナナカマド，海藻類，干がきなどに含まれる六価糖アルコール．低エネルギー甘味料．甘味度はショ糖の70％．糖尿病患者用の甘味料としても利用．
ターボベルジン	さざえやあわびの卵巣の緑色の胆汁色素．
タウリン	魚類や貝類に多い含硫アミノ酸の一種．旨味を呈する．
WPC	Whey Protein Concentrateの略．乳清タンパク質濃縮物の乾燥粉末．
タンニン	かきの渋味成分．ホップ，茶，コーヒーなどにもある．
チオプロパナール-S-オキシド	たまねぎの催涙因子．前駆物質のS-(プロペニル)-L-システインスルホキシドがC-Sリアーゼで分解され1-プロペニルスルフェン酸を生じ，さらにそれが異性化してできる．
テアニン	茶の旨味成分．グルタミン酸エチルアミド．玉露に多い．
テアフラビン	紅茶の橙赤色色素．カテキンからできる．
テアルビジン	紅茶の赤色色素．カテキンからできる．
テイン	茶の神経興奮性アルカロイド．カフェインと同じ．
テオブロミン	カカオ中のアルカロイド．カフェイン類似の薬理作用(マイルドな神経興奮作用)がある．
デキストリン	デンプンを酸や酵素で加水分解する際に得られる中間生成物．グルコースの重合度が異なる種々の製品がある．
テトロドトキシン	ふぐの毒成分．水溶性．肝臓，卵巣，腸などに多い．
ドコサヘキサエン酸	魚油中に多い炭素数22，二重結合6の高度不飽和脂肪酸．血栓性疾患の予防，血中コレステロール値低減に有効．略号DHA．
トコフェロール	ビタミンEともいう．脂溶性ビタミンの一種．体内で抗酸化作用がある．
トリグリセリド	中性脂肪のこと．1分子のグリセロールに3分子の脂肪酸がエステル結合したもの．
トリコロミン酸	ハエトリシメジなどのアミノ酸の一つ．旨味成分．
トリプシン	膵液に存在するタンパク質分解酵素．セリンプロテアーゼの一種．
トリプシンインヒビター	トリプシン阻害物質．生だいずに含まれ，加熱により失活する．
トリメチルアミン	魚介類の生ぐさ臭の原因物質．略号TMA．トリメチルアミンオキシ(サイ)ド(略号TMAO)の還元によりできる．
トレハロース	D-グルコースが，1,1結合した非還元性二糖類．キクラゲなどのきのこ類に多い．
トロポニン	筋原繊維タンパク質の一つ．アクチンと細いフィラメントをつくる．
トロポミオシン	筋原繊維タンパク質の一つ．アクチンと細いフィラメントをつくる．
ナイアシン	ビタミンの一種．ニコチン酸とも呼ばれ，ビタミンB複合体の一つ．抗ペラグラ因子である．
ナスニン	なすびの紫色アントシアン(デルフィニジン)系色素の一つ．鉄，アルミニウムなどと錯塩をつくり安定．赤褐色のヒアシンもある．
ナリンジ(ギ)ン	なつみかん，はっさくなど柑橘類中の苦味物質の一つ．ジュースの場合ナリンギ(ジ)ナーゼで分解できる．
ニトロソアミン	ニトロソ基(-NO)およびアミノ基(—NH$_3$)をもつ化合物の総称．酸性条件下でアミン類やアミド類が亜硝酸塩と反応して生じる．ニトロソメチルアミンはラットに対する発がん性をもつ．
ニトロソミオグロビン	硝酸塩，亜硝酸塩から生じるニトロソ基(—NO)とミオグロビンが結合したもの．ハム，ソーセージの赤色．加熱によりニトロソミオクロモーゲン(ニトロソミオヘモクロモーゲン)(赤色)になる．
ヌクレオチド	核酸塩基(アデニン，グアニン，シトシン，チミン，ウラシル)にリボース(またはデオキシリボース)とリン酸が結合したもの．
ネオクロロゲン酸	コーヒー中のフェノール性酸の一つ．焙煎後の香気成分．
ノイリン(ニューリン)	有毒キノコの毒素成分の一つ．
パーオキシダーゼ	過酸化酵素．過酸化水素を電子受容体として$H_2O_2 + AH_2 \rightarrow 2H_2O + A$の反応を触媒する酵素．こめでは胚芽に多く含まれ，測定してその酵素活性を測定し古米化の程度を検査する．
パパイン	パパイアにあるタンパク質分解酵素．いちじくにも類似の酵素(フィシン)が含まれる．
パラチノース	グルコースとフルクトースがα-1,6結合した低う歯性甘味料．砂糖にグルコシルトランスフェラーゼ(酵素)を作用させて得られる．甘味度はショ糖の約40％．

付表1 食品成分一覧

物質名	本質，所在，性質など
パラミオシン	無脊椎動物筋肉中に存在する筋肉タンパク質の一種．
パルミチン酸	炭素数16の飽和脂肪酸．
バレルアルデヒド	またはペンタナール．リノール酸の自動酸化産物．古米臭の原因物質．
パントテン酸	ビタミンB群の一種．生体内で炭水化物や脂質代謝に関するアセチルコエンザイムAの構成成分．
ヒアルロン酸	N-アセチルグルコサミンとグルクロン酸を構成単位とする多糖類．結合組織や眼のガラス体などに多い．
ビオチン	ビタミンB群の一つに数えられる水溶性ビタミン．ビタミンHともいわれる．
ヒスタミン	L-ヒスチジンから酵素的に生成される生体内の生理活性アミン．肥満細胞や好塩基球に貯蔵され，アレルギー反応によって放出され，アレルギー症状をひき起こす．平滑筋の収縮や血管の透過性亢進などの活性を示す．
ビタミンU	またはキャベジン．現在ではビタミンU物質として扱われる．キャベツなどに含まれる抗潰瘍性因子である．
ピネン	パセリ，レモン，シナモン，コリアンダー，ナツメグ，こしょうなどの香気成分の一つ．
ピペリジン	淡水魚の生ぐさ臭の原因物質．
ピペリン	こしょうの辛味成分の一つ．アルカロイド．
ヒポキサンチン	動植物に広く含まれ，核酸の分解によって生じる．魚の鮮度判定（K値）を算出する因子の一つである．
ヒヤシン	なすびに含まれるアントシアン系色素の一つ．赤褐色または青色を呈する．
ピロリジン	ご飯の香気成分．
フ（ィ）コキサンチン	褐藻類に多い褐色色素．
ファーセ（ル）ラン	紅藻類ファーセラリアの多糖類．増粘剤として利用される．
ファゼオリン	あずきやだいずのグロブリン系タンパク質．
ファリン（ファロトキシン）	有毒きのこの毒素成分の一つ．
フィコエリス（ト）リン	紅藻類に多い赤紫色色素．加熱により無色化する．
フィコシアニン	藍藻類や紅藻類に多い青色色素．熱に比較的安定．
フィロズルチン	甘茶のフェノール系甘味成分．甘味度はショ糖の約400倍．
フェオフィチン	クロロフィルを加熱してできるマグネシウムを失った状態．褐色．野菜の煮物，漬物の色．
フェルラ酸	コーヒー中のフェノール性酸の一つ．焙煎後の香気成分．
フコイジン（デン）	褐藻の多糖類の一つ．
プタキロシ（サイ）ド	わらびの発癌性物質．あく抜き操作で顕著に減少する．
プテリン	葉酸の分解産物で，青色の蛍光を示す．
フムロン	ホップの苦味成分．加熱により水溶性のイソフムロンになり，ビールに苦味と芳香を付与する．
フラ（ル）クトース	単糖類の果糖のこと．蜂蜜や果汁に多く含まれる．
フラクトオリゴ糖	またはネオシュガー．ショ糖の果糖残基に1〜数分子の果糖が結合したもの．甘味度はショ糖の約60%．腸内ビフィズス菌の増殖効果がある．
フラボノイド	フラボン類，アントシアン類，タンニン類の総称．
フラボン類	柑橘類のヘスペリジン，ナリンジン，タマネギのクェ（ケ）ルセチン，そば，茶のルチンなどがある．アルカリ性で濃黄色（みかんの缶詰，中華めんの黄色）を呈する．
プロテアーゼ	タンパク質のペプチド結合を加水分解する酵素．タンパク分解酵素ともいう．
プロトペクチン	果物，野菜などに含まれ，セルロースなどと結合して水に溶けない状態のペクチン．果実では成熟するにつれて水溶性のペクチンになり，組織が軟化する．
プロトポルフィリン	卵殻の褐色色素．
プロビタミン	生体内でビタミンに変換されるもの．プロビタミンAとDが知られる．
プロピルメルカプタン	たまねぎのアリルジスルフィド（辛味）の加熱分解産物．甘味を呈する．
ブロメライン	またはブロメリン．パインアップル中のタンパク質分解酵素．加熱により失活する．
プロラミン	タンパク質の溶解性に基づく分類名．アルコール可溶性のタンパク質．こむぎのグリアジンやとうもろこしのツェインなど．
ヘキサ（セ）ノール	またはアオバアルコール．新茶や野菜などの香気成分．ほかにヘキサナール（アオバアルデヒド）もある．
ペクチン	またはペクチニン酸．果物などの多糖類．ポリガラクチュロン酸が部分的にメチルエステル（メトキシル）化したもの．水溶性．これと糖類（および有機酸）を加熱するとジャムになる．
ペクチン酸	ペクチンのカルボキシル基がメトキシル化されていないもの．過熟果実などにある．
ヘスペリジン	柑橘類にあるフラボノイド．酸性で無色，アルカリ性で黄色．ビタミンP効果がある．
ベタイン	アミン．たこの旨味成分．きのこ，しょうゆにもある．
ペプチド	α-アミノ酸の2個以上がアミノ基の水素原子とカルボキシル基の水酸基を介してペプチド結合した化合物．
ヘマグルチニン	だいずなどに含まれる血液凝集性のある生理活性タンパク質．湿熱加熱により失活する．
ヘミセルロース	植物の細胞壁多糖のなかで，セルロースとペクチンを除いたもの．
ヘモグロビン	脊椎動物の血色素．鉄を含むヘム4分子とグロビン1分子からなる赤色の色素タンパク質．
ヘモクロム，ヘミクロム	ヘム色素に含まれる鉄が2価の場合にはヘモクロム，3価の場合にはヘミクロムという．
ヘモシアニン	軟体動物の銅を含む青色の色素タンパク質．
ペラルゴニジン（モノグルコシド）	赤いかぶら，オランダいちごなどのアントシアン系色素．
ペリラ（ル）アルデヒド	しその香気成分．
ベンツピレン	燻製時の煙中の発がん性物質の一つ．
ペントザン	ペントース（アラビノースやキシロース）を構成成分とする多糖類（五炭糖のポリマー）．なし類の石細胞や豆類や海藻に含まれる．
ホエイタンパク質	乳清タンパク質のこと．
ホスビチン	卵黄中のリンタンパク質．2価の金属イオン，特に鉄イオン（Fe^{2+}）を強く結合する．
ホスファターゼ	リン酸エステル加水分解酵素の総称．リン酸モノエステルを加水分解する．
ホスファチジルイノシトール	リン酸基にイノシトールを結合しているリン脂質である．
ホスファチジルコリン	リン酸基にコリンを結合しているリン脂質であり，細胞膜の形成に重要である．
ホモゲンチジン酸	たけのこ，さといもなどのエグ味成分の一つ．
ポリフェノール	芳香族炭化水素の2個以上の水素が水酸基で置換された化合物．多くの植物の果実や葉に含まれるクロロゲン酸やタンニンがその例で，酵素的褐変の原因物質でもある．

付表1　食品成分一覧

物質名	本質，所在，性質など
ポリフェノールオキシダーゼ	ポリフェノール酸化酵素．ごぼう，りんごなどにあり，褐変を促進する．酸(酢)，食塩で防ぐことができる．
ポルフィリン	ヘムタンパク質のヘムを構成する化合物で，環状テトラピロールの誘導体である．
マルターゼ	麦芽糖(マルトース)を2分子のグルコースに分解する酵素．
マルチトール	低エネルギー，抗う蝕性甘味料の一つ．甘味度はショ糖の30%．麦芽糖を還元してできる．グルコース＋ソルビトールの糖アルコールである．
マルトース	または麦芽糖．グルコースの二糖類．デンプンのβ-アミラーゼ分解産物．
マンナン	マンノースのβ-1,4結合からなる多糖類．酵母細胞壁の主成分．
マンニット	またはマンニトール．マンノースを還元して得られる糖アルコール．こんぶ表面の白粉．甘味．きのこ類の主要糖類にもなっている．
マンノース	六炭糖の一種．こんにゃくのグルコマンナンの一成分．
ミオグロビン	食肉の赤色色素タンパク質．グロビン1分子が1個のヘム(ポルフィリンと二価鉄の錯塩)と結合．
ミオゲン	新鮮な生肉をすりつぶし圧搾すると出てくる肉漿中のアルブミン系タンパク質の一種．
ミオシン	筋原繊維タンパク質の一つ．太いフィラメントをつくる．
ミラクリン	酸味を甘味に変える糖タンパク質．アフリカ原産の植物ミラクルフルーツに含まれる．
ミルセン	月桂樹やホップなどの精油成分．
ミロシナーゼ	シニグリンの分解酵素．アリルからし油をつくり辛味を呈する．
ムスカリジン	有毒キノコの毒素成分の一つ．
ムスカリン	有毒キノコの毒素成分の一つ．
ムシン	またはムチン．粘性の高い糖タンパク質の総称．やまいも類に存在するものはグロブリン系タンパク質とマンナンが結合したもの．
メチルジスルフィド	生のらっきょうの臭気成分．
メチルメルカプタン	だいこんの香気成分の一つ．淡水魚の魚臭の原因にもなっている．
メトミオグロビン	ミオグロビンの低酸素分圧下の酸化状態．酸化に伴い，赤色から褐色に変わる．
メトミオクロモーゲン	加熱した肉の褐色色素．
メラニン	皮膚や毛髪などに分布する黒色の高分子色素．フェノール類の酸化，脱炭酸，重合反応で生合成される．芳香族アミノ酸のチロシンが一般的な生合成前駆物質である．
メラノイジン	コーヒーなどの褐色成分．アミノカルボニル反応産物の一つ．
免疫グロブリン	血液，牛乳，卵黄に含まれる免疫タンパク質(抗体)の総称．
ヤラピン(酸カルシウム)	さつまいもの乳液にあり，空中で黒変する．
ラクターゼ	またはガラクトシダーゼ．乳糖分解酵素．これがないと乳糖不耐症になる．
ラクタコピクリン	またはラクツコピクリン．レタス・チシャ乳液中の苦味物質の一つ．
ラクタシン	またはラクツシン．レタス・チシャ乳液中の苦味物質の一つ．
ラクチュロース	乳糖をアルカリ処理して得られる異性化乳糖．フラクトースとガラクトースの二糖類．腸内ビフィズス菌の成育因子として効果がある．
α-ラクトアルブミン	乳清タンパク質の一つ．乳腺中で乳糖合成酵素として働く．
β-ラクトグロブリン	乳清タンパク質の一つ．ヒトの母乳には含まれず，主要なアレルゲンである．
ラクトフェリン	乳中に含まれるタンパク質であり，2個の鉄を結合する．
ラミナリン(ラミナラン)	褐藻に含まれる多糖類の一種．
リグニン	木材や野菜類などの木化した部分に存在する芳香族高分子化合物．構成単位はフェニルプロパノイド．
リコペ(ピ)ン	トマトやスイカの赤色色素．カロテノイドの一種．A効力なし．
リシノール酸	オレイン酸の誘導体で，グリセリドとしてひまし油中に存在する．
リゾチーム	卵白中の細菌細胞壁分解酵素．抗菌作用がある．
リナマリン	キャッサバに含まれる配糖体で，酵素作用を受けて青酸を生じる．
リナロール	バジル，コリアンダー，ナツメグ，タイムなどの香気成分の一つ．
リノール酸	炭素数18，二重結合数2の不飽和脂肪酸で，必須脂肪酸の一種．
リノレン酸	炭素数18，二重結合数3の不飽和脂肪酸で，必須脂肪酸の一種．
リパーゼ	トリグリセリドの分解や合成に関与する酵素．
リベチン	卵黄タンパク質の一種．α-，β-，γ-の3種類がある．
リポキシゲナーゼ(リポキシダーゼ)	リノール酸，リノレン酸やカロチンを酸化する酵素．大豆や筋肉，脂肪組織に存在する．
リポビテリン	卵黄タンパク質の一種．高密度リポタンパク質中で，ホスビチンと結合してグラニュールをつくる．
リポビテレニン	卵黄プラズマ中の超低密度リポタンパク質で卵黄に最も多く含まれる．
リモネン(リモニン)	キャラウェー，カルダモン，コリアンダー，コショウ，パセリ，セージなどの香気成分．
硫酸カルシウム	豆乳凝固剤の一種．
リンゴ酸	りんごやぶどうに多量に含まれる有機酸．
リン脂質	リンを構成成分とする複合脂質．ホスファチジルコリンやホスファチジルエタノールアミンがある．
ルチン	かつてビタミンPとされたが，現在はビタミン様物質として扱われる．そばやアスパラガスなどに含まれるフラボノイド系色素．血圧降下作用がある．
ルテイン	キサントフィル系色素の一種．卵黄の黄色色素の一種でもある．異性体はゼアキサンチン．魚介類にも含まれている．
レグメリン	エンドウに含まれるアルブミン系タンパク質．
レシチン	ダイズ，牛乳脂肪球，卵黄，魚類などに多く含まれるリン脂質．乳化剤として食品加工に用いられる．
レチクリン	筋肉結合組織中の繊維状タンパク質の一種
レチナール	アルデヒド型のビタミンAの総称．
レチノール	アルコール型のビタミンAの総称．
レンシチン(エリタデニン)	しいたけ中のコレステロール低減有効成分
レンチオニン	しいたけの香気成分．硫黄を含む．
レンニン(キモシン)	レンネットに含まれる牛乳凝固性酵素．
レンネット	仔ウシ第四胃粘膜から抽出した牛乳凝固剤　チーズなどの製造に用いる．

付表2

栄養素含有ベスト15

タンパク質 (g/100g)		脂質 (g/100g)		利用可能炭水化物(単糖当量) (g/100g)		食物繊維 (g/100g)	
ゼラチン	87.6	マカダミアナッツ いり 味付け	76.7	とうもろこし コーンフレーク	89.9	こんにゃく	79.9
卵白 乾燥卵白	86.5	ペカン フライ 味つけ	73.4	こめ うるち米製品 アルファ化米 一般用	87.6	あらげきくらげ 乾	79.5
カゼイン	86.2	まつ いり	70.6	こむぎ パン類 乾パン	82.2	てんぐさ 粉寒天	79.0
ふかひれ	83.9	ヘーゼルナッツ フライ 味付け	69.3	そば そば粉 内層粉	81.2	しろきくらげ 乾	68.7
とびうお 煮干し	80.0	ブラジルナッツ フライ 味付け	69.1	おおむぎ 麦こがし	80.1	わらび 干しわらび 乾	58.0
大豆たんぱく 分離大豆たんぱく	79.1	くるみ いり	68.8	ひえ 精白粒	77.9	きくらげ 乾	57.4
しろさけ サケ節 削り節	77.4	くじら 本皮 生	68.8	チーズホエーパウダー	74.7	えごのり 素干し	53.3
かつお節	77.1	ココナッツパウダー	65.8	じゃがいも 乾燥マッシュポテト	73.5	ひじき ほしひじき ステンレス釜 乾	51.8
たたみいわし	75.1	かや いり	64.9	もろこし 精白粒	72.0	あらめ 蒸し干し	48.0
ごまさば さば節	73.9	鶏卵 卵黄 乾燥卵黄	62.9	きび 精白粒	71.5	しいたけ 乾しいたけ 乾	46.7
干しだら	73.2	ごま ねり	61.0	あずき あん こし練りあん	70.9	とうがらし 果実 乾	46.4
小麦たんぱく 粉末状	72.0	うし 交雑牛肉 リブロース 脂身つき 焼き	60.1	あわ 精白粒	69.6	ひとえぐさ 素干し	44.2
するめ	69.2	ひまわり フライ 味付け	56.3	マンゴー ドライマンゴー	68.9	大豆 おから 乾燥	43.6
かたくちいわし 田作り	66.6	ピスタチオ いり 味付け	56.1	バナナ 乾	67.4	ふのり 素干し	43.1
ほたてがい 貝柱 煮干し	65.7	アーモンド フライ 無塩	55.7	さつまいも 蒸し切干	66.5	かわのり 素干し	41.7

カルシウム (mg/100g)		リン (mg/100g)		鉄 (mg/100g)		カリウム (mg/100g)	
干しえび	7,100	かたくちいわし 田作り	2,300	こんにゃく 赤こんにゃく	78.0	ずいき 干しずいき 乾	10,000
かに類 がん漬	4,000	とびうお 焼き干し	2,300	あおのり 素干し	77.0	刻みこんぶ	8,200
とびうお 焼き干し	3,200	米ぬか	2,000	あゆ 天然 内臓 焼き	63.0	わかめ 乾燥わかめ 板わかめ	7,400
かたくちいわし 田作り	2,500	たたみいわし	1,400	かわのり 素干し	61.0	ひじき ほしひじき 乾	6,400
さくらえび 素干し	2,000	いかなご 煮干し	1,200	ひじき ほしひじき 鉄釜 乾	58.0	いわのり 素干し	4,500
えび類 つくだ煮	1,800	きびなご 調味干し	1,200	いわのり 素干し	48.0	まつも 素干し	3,800
けし 乾	1,700	ごまさば さば節	1,200	あわび 塩辛	34.0	切り干しだいこん 乾	3,500
こんにゃく 凍みこんにゃく 乾	1,600	さくらえび 素干し	1,200	やつめうなぎ 干しやつめ	32.0	ドライトマト	3,200
きびなご 調味干し	1,400	小麦はいが	1,100	あさり 缶詰 水煮	30.0	わらび 干しわらび 乾	3,200
えんどう 塩豆	1,300	あさ 乾	1,100	けし 乾	23.0	あおさ 素干し	3,200
たにし 生	1,300	かぼちゃ いり 味付け	1,100	ぶた スモークレバー	20.0	あらめ 蒸し干し	3,200
ナチュラルチーズ パルメザン	1,300	するめ	1,100	たにし 生	19.0	あまのり ほしのり	3,100
ずいき 干しずいき 乾	1,200	鶏卵 卵黄 乾燥卵黄	1,000	かたくちいわし 煮干し	18.0	てんぐさ 素干し	3,100
ごま 乾	1,200	脱脂粉乳	1,000	えごま 乾	16.0	こんにゃく 精粉	3,000
どじょう 水煮	1,200	干しえび	990	干しえび	15.0	とうがらし 果実 乾	2,800

レチノール活性当量 (μg/100g)		ビタミンB₁ (mg/100g)		ビタミンB₂ (mg/100g)		ナイアシン当量 (mg/100g)	
ぶた スモークレバー	17,000	だいこん みそ漬	3.70	しろさけ めふん	6.38	まいたけ 乾	69.0
にわとり 肝臓 生	14,000	米ぬか	3.12	ぶた スモークレバー	5.17	すけとうだら たらこ 焼き	62.0
あんこう きも 生	8,300	ぶた 大型種肉 ヒレ 赤肉 焼き	2.09	うし 肝臓 生	3.00	かつお節	61.0
やつめうなぎ 生	8,200	小麦はいが	1.82	あまのり ほしのり	2.68	米ぬか	38.0
あゆ 養殖 内臓 焼き	6,000	ひまわり フライ 味付け	1.72	チーズ ホエーパウダー	2.35	とびうお 煮干し	32.0
うなぎ きも 生	4,400	けし 乾	1.61	かわのり 素干し	2.10	かたくちいわし 田作り	29.0
あまのり ほしのり	3,600	ごま むき	1.25	鶏卵 たまご豆腐	2.09	ごまさば さば節	29.0
まつも 素干し	2,500	まいたけ 乾	1.24	いわのり 素干し	2.07	らっかせい 大粒種 いり	28.0
いわのり 素干し	2,300	あまのり ほしのり	1.21	まいたけ 乾	1.92	しろさけ めふん	27.0
ほたるいか ゆで	1,900	チアシード	0.97	はと 肉 皮なし 生	1.89	にわとり 若鶏 むね 皮なし 焼き	27.0
マジェランあいなめ 生	1,800	あおのり 素干し	0.92	にわとり 肝臓 生	1.80	むろあじ くさや	26.0
ぎんだら 水煮	1,800	すっぽん 肉 生	0.91	しいたけ 乾ししいたけ 乾	1.74	びんなが 生	26.0
あおのり 素干し	1,700	だいず 全粒 青大豆 米国産 乾	0.88	やつめうなぎ 干しやつめ	1.69	ぶた スモークレバー	26.0
とうがらし 果実 乾	1,500	ブラジルナッツ フライ 味付け	0.88	こむぎ 即席中華めん 油揚げ 味付	1.67	うるめいわし 丸干し	25.0
にんじん 根 冷凍 油いため	1,100	らっかせい 小粒種 乾	0.85	あおのり 素干し	1.66	くろまぐろ 赤身 焼き	24.0

ビタミンC (mg/100g)		ビタミンD (μg/100g)	
アセロラ 酸味種 生	1,700	あらげきくらげ 乾	130.0
グアバ 赤肉種 生	220	かつお 塩辛	120.0
あまのり 焼きのり	210	あんこう きも 生	110.0
トマピー 果実 生	200	きくらげ 乾	85.0
めキャベツ 結球葉 生	160	うまづらはぎ 味付け開き干し	69.0
ゆず 果皮 生	160	しらす干し 半乾燥品	61.0
ブロッコリー 花序 焼き	150	いかなご 煮干し	54.0
キウイフルーツ 黄肉種 生	140	みりん干し まいわし	53.0
和種なばな 花らい・茎 生	130	まいわし 丸干し	50.0
とうがらし 果実 生	120	たたみいわし	50.0
パセリ 葉 生	120	にしん 身欠きにしん	50.0
なずな 葉 生	110	しろさけ すじこ	47.0
しい 生	110	かわはぎ 生	43.0
すだち 果皮 生	110	べにざけ 焼き	38.0
レモン 全果 生	100	くろかじき 生	38.0

● 栄養素含有ベスト15 リストアップ原則
1) 日本食品標準成分表2020年版(八訂)所載の食品からリストアップした.
2) でん粉,でん粉製品,砂糖および甘味類,油脂類,菓子類,嗜好飲料類,調味料および香辛料類,調理済み流通食品は対象から省いた.
3) 塩漬け,砂糖漬け,ジャムなどのような,特定の物質を多量に加えたものは対象から省いた.脂質の項では,肉類の脂身は対象から省いた.
4) 一つの大分類中では最も多い小分類,細分を代表させた.こんぶ類,ピーマン類ではそれぞれの大分類を独立させず,全体の中で最も多い大分類を代表させた.

索　引

あ

アイスクリーム	62
アイスミルク	62
あおさ	87
あおのり	87
赤あん	37
赤身魚	71
赤ワイン	31,92
アクチン	74,88
アスコルビン酸酸化酵素	27
アスタキサンチン	78
アスパルテーム	111
あひる卵	48
油	18,103～105,118
あまのり	87
アミノカルボニル反応	45
アミノ酸混合方式	97
α-アミラーゼ	139
アミロース	10
アミロペクチン	10
アメリカぶどう	31
荒粉	18
アリシン	24
アリチアミン	24
アルギン酸	86
あん	19
アンチセンス遺伝子	139
硫黄燻蒸	154
いくら	83
イコサペンタエン酸	76
石細胞	30
イースト	12,13
異性化液糖	109
イソチオシアネート	27
一粒系こむぎ	11
遺伝子組換え	139
──食品	137,140
イヌリン	18,28
イノシン酸	44,79,82
いも	16～18
色の戻り	103
インスタント卵スープ	55
インディカタイプ	9
インド型	9
ウイスキー	94
──の香気成分	95
ウインターオイル	104
うずら卵	48
うどん	116
うま味調味料	113
鱗	71
ウーロン茶	122
栄養改善法	129,161
栄養機能食品	130,134
栄養強化卵	53
液燻法	154
エキス	77,85
──成分	77
液卵	66
エクストルーダー	123
えぐ味	17,25
4-エチルグアヤコール	97
エニジン	31
エニン	31
エマルション	58
エムルシン（エルムジン）	31
エラスチン	74
塩酸加水分解調味液	156
塩漬液	63
塩蔵食品	150
横紋筋	42
オエニジン	31
オエニン	31
オーガニック	141,143
──食品	141,163
押し麦	14
オートミール	16
オボムチン	49
親いも	17
オリゴペプチド	77
オリゼニン	10
おり引き	156
オリーブ油	104
オレイン酸	76
オレオ油	106
温燻法	154
温泉卵	52
温度係数	148

か

外筋周膜	43
解硬	44
外水様卵白	49
害虫抵抗性	139
カカオ脂	105
核果類	29
加合あん	37
加工助剤	152
加工性油脂	101
加工でん粉	107
加工糖	109
加工乳	60
果菜類	23
花菜類	23
菓子	122,123
──パン	115
果実飲料	119
カゼイン	57,112
──ミセル	57
かつお節	88
褐色和種	39
活性グルテン	112
褐藻類	86
カップリングシュガー	110
褐変	30
カテキン	121
カード	57,65,66
──分離	65
加熱	64
──殺菌	65,93
かび付け	88
カプサイシン	25
カプサンチン	25
かまぼこ	88
下面発酵ビール	93
カラザ	49
ガラス質	11
辛味性香辛料	114
辛味成分	114
カルシュウムの吸収を阻害	23
皮麦	14
柑橘類	32,32
環境ホルモン	163
乾式加熱法	148
甘蔗糖	109
かん水	12
乾燥	64,65
──食品	124
──粉末粉	54
──粉末卵	66
環太平洋戦略的経済連携協定	162,164
缶詰	125
寒天	86,88

索　引

甘味種	14	グルテン	12,111	古米臭	10
含蜜糖	109	黒毛和種	39	こむぎグルテン	111
甘味料	108	黒パン	16	こむぎでん粉	107
乾めん	116	クロワッサン	115	こむぎの製粉	101
偽果	29	クローン黒毛和牛	140	こめ油	104
生地	12	燻蒸	154	米こうじ	94
生じょう油	97	茎菜類	23	こめでん粉	107
キシリトール	110	ケーシング	64	コラーゲン	74
汽水産動物	78	——チューブ	47	コレステロール	76
キチン質	85	結合水	73,150	コロイド性リン酸カルシウム	57
機能性食品	129	結紮	64	根菜類	23
揮発性塩基窒素量	79,80	ケファリン	50	コンザーブ	36
起泡性	52	ゲル化速度	52	コーンスターチ	107
起泡力	52	減圧加熱濃縮	65	混成酒	91
キモシン	57	減圧濃縮	156	コンニャクマンナン	18
キャノーラ	103	減化学肥料栽培農産物	143	コンビーフ	47
牛脂	105,106	健康強調表示	161	こんぶ	87
牛肉の大和煮	47	健康食品	136		
牛乳	59	健康増進(法)	129	**さ**	
狭義のスパイス	114	減農薬栽培農産物	143	最大氷結晶生成帯	88,148
供給熱量自給率	6	玄米	10	催涙性	24
凝乳	65	原料糖	109	魚	69,71,81
——酵素	57	ゴイトロゲン	20	酢酸	98
強力粉	11	子いも	17	——菌	98
魚介類	69	高温殺菌	155	殺菌	147
——の脂質	73	高温短時間殺菌	155	——線	153
——の水分	73	高温保持殺菌	155	さつまいもでん粉	107
——のタンパク質	73	硬化油	119,156	砂糖	109
——の糖質	73	香気成分	95	さばの活き腐れ	82
魚醤	97	光彩細胞	78	サフラワー油	104
魚類の皮膚	69	香酸柑橘類	32	サマーオイル	104
筋形質タンパク質	73	こうじ(麹)	96	さらしあん	37
筋原線維	42	コウジ菌のアミラーゼ	93	サラダ油	102
——タンパク質	46,73,88	香辛料(機能)	113,114	ざらめ糖	109
菌根菌	34	香辛料の混合	114	サルコメア	43
筋漿タンパク質	46	紅藻類	86	シアン化水素	31
筋節	71	耕地白糖	109	シガトキシン	79
筋繊維	42	紅茶	122	柿菓類	29
筋肉	42	酵母	98	色素細胞	71,78
——タンパク質	73	高密度リポタンパク質	50	死後硬直	43,44
苦扁桃油	18	高齢化社会	159	自己消化	79
クライマクテリック・ライズ	150	糊化	36	子実体	34
グラニュラー	101	——開始温度	36	七味とうがらし	113
グリアジン	12	——デンプン	36	湿式加熱法	148
グリコーゲン	46,76	穀物生産量	163	シード類	114
——量	84	ココア	120	シトルリン	33
グリチルリチン	111	こしあん	21,37	シニグリン	27
クリプトキサンチン	15	コーチン種	41	じねんじょ	17
クリーミング性	118	骨格筋	42	子嚢菌	34
クリーム	61,62,66	コーニッシュ	41	脂肪球	58,65
——セパレーター	66	コハク酸	78,94	霜降り肉	40,43
グルタミン酸	87	コーヒー	120	社会保障給付費	160
グルテニン	12	ごま油	104	じゃがいもでん粉	107

ジャージー種	56	水様化	53	──イソフラボン	132
ジャポニカタイプ	9	優れたビタミンA供給源	76	──ステロール	103
ジャム	29	すじこ	83	──タンパク質	111
自由水	73,149	スターター	61	──の加工品	20
充填	64	ステビオサイド	111	──の種類,性状	19
熟しがき	31	砂じょう	30	──の成分	20
熟成	44	スナック菓子	123	──油	102
出世魚	82	スパイス	113	──レシチン	103
受乳検査	65	スパゲッティ	117	体調の改善	136
旬	75	スポンジ化	83	第二次筋繊維束	43
準強力粉	11	坐り	89	タウリン	77
準天然甘味料	108	ゼアキサンチン	15	脱酸素剤	125
ショウガオール	28	生育限界水分活性	150	脱脂乳	66
滋養・強壮	136	生活習慣病	160	脱脂粉乳	61
醸造酒	91	精粉	18,36	脱渋法	31
焼酎	95	青酸	31	立て塩漬け法	89
常乳	57	──配糖体	31	種こうじ	94
じょうのう	29	生産年齢人口	159	タピオカでん粉	108
上面発酵ビール	93	清酒酵母	94	卵	48〜55
しょうゆ	96	成人病の予防	136	単行複発酵式	92
蒸留酒	91	精製糖	109	担子菌	34
除菌ろ過法	156	精製ラード	118	淡色野菜	22
食塩	112	精白米	10	タンニン	121
──相当量	96	製粉	101,156	タンパク質	73
食酢	98	精米歩留り	10	──供給源	19
食肉缶詰	47	西洋かぼちゃ	26	──素材	111
食パン	115	清涼飲料	119	単発酵	91
食品衛生法	129	ゼイン	14	血合肉	71
食品産業総生産額	161	世界の人口推移と食料問題	163	蓄積脂質	75
食品添加物	151	赤色素	78	蓄積脂肪	46
植物性油脂	102	セモリナ	101	チーズスターター	65
食物繊維	86	ゼリー	36	茶	119,121,122
食料需給表	3	──化	36	着色料	114
食料の自給率	3	繊維状大豆タンパク質	111	チャーニング	61,66
食料問題	163	全能性	140	中華菓子	123
除草剤耐性の遺伝子	139	全粉乳	61	中華めん	116
ショートニング(性)	118	ソイイン	20	中間質	11
ショートホーン種	39	惣菜	127	中力粉	11
白あん	37	即席めん	117,116	超高温瞬間殺菌法	155
白身魚	71	組織脂質	75	調理済食品	127
真果	29	組織脂肪	46	調理パン	127
仁果類	29	組織状大豆タンパク質	111	チルド食品	124,149
ジンゲロン	28	ソーセージ	47	珍味	123
人工甘味料	108	そば	16,116	追熟	32
人口増加と食料	8	──の加工品	16	漬け物	98
新式醸造	97	──の成分	15	つなぎ剤	63
水産食品	69	──の特性	15	粒あん	21,37
水洗	63	ソラニン	17	低温殺菌	155
水前寺のり	86			低温障害	148
水素添加	156	**た**		低温保持殺菌	155
水中油滴	66	第一次筋繊維束	43	低分子糖質	77
スイートコーン	14	ダイエット・美容	136	低密度リポタンパク質	50
水分活性	124,150	大豆(だいず)		低ラクターゼ症	58

索　引

テトロドトキシン	79
手延べそうめん	116
デュラム粉	101
デリカテッセン	127
転換期間中有機農産物	143
てんぐさ	88
てんさい糖	109
電子レンジ対応食品	126
デントコーン	14
天然甘味料	108
てんぷら油	102
でん粉	106
ドウ	12
糖アルコール	108,157
凍結乾燥食品	124
凍結障害	148
凍結濃縮技術	156
凍結粉砕法	156
凍結法	148
凍結卵白	54
とう精歩留り	10
糖蔵食品	150
豆乳類	20
豆腐	20
動物性油脂	101,105
冬眠米	151
とうもろこしの加工品	15
とうもろこしの種類,性状	14
とうもろこし油	103
特定保健用食品	129,131〜134,161
——制度	129,161
特別栽培農産物	143
特別用途食品	130,161
ドコサヘキサエン酸	76
トリグリセリド	75
ドリップ	45,125
トリメチルアミン	78
トレーサビリティ	40
トレハロース	110
豚脂	105

な

内筋周膜	43
内水様卵白	49
内分泌攪乱物質	163
ナスニン	26
なたね油	103
ナチュラルチーズ	61
納豆	21
生あん	37
生デンプン	35
生めん	116
ナリンギン	32
においの戻り	103
肉基質タンパク質	73
肉の熟成	44
二条おおむぎ	14
ニトロソアミン	78
ニトロソミオグロビン	45
日本型	9
日本かぼちゃ	26
日本酒	93
日本人の食事摂取基準(2015年版)	1
乳飲料	60
乳酸菌(飲料)	60,61
乳脂	106
乳脂肪	105
乳清	57,65
乳タンパク質	112
乳糖(不耐症)	58
尿素	78
二粒系こむぎ	11
ヌクレオチド(類)	44,77
熱燻法	154
熱量	1,5
練りあん	37
濃厚卵白	49
農産物	141
濃縮	65
——大豆タンパク質	111
ノンファットミルク	60

は

バイオキモシン	139
バイオテクノロジー	139
胚芽米	10
ハウユニット	53
麦芽中のアミラーゼ	93
白色レグホン種	48
白米	10
薄力粉	11
馬歯種	14
パーシャルフリージング	148
パスタ	116,117
パスツリゼーション	155
裸麦	14
バター粒子	66
発芽防止	153
発酵	66,91〜93
——茶	121
——乳	60
——パン	115
発泡性ワイン	92
ハーブ類	114
ハム	47
パーム油	105
パラチノース	110
パン	12,16,115,127
——粉	116
半凍結法	148
ハンバーガーパテ	47
半発酵茶	121
ヒスタミン	77
ビタミンA	84
ビタミンU	23
ピータン	48
ピックル法	63
ピペリジン系	79
ひまわり油	104
ひやむぎ	116
氷温貯蔵法	149
ビール	93
びん詰	125
複合系うま味調味料	113
複発酵	91
腐生菌	34
普通系こむぎ	11
普通肉	71
ぶどう酒	31
ブドウ糖果糖液糖	109
歩留り	10
不発酵茶	121
部分凍結	81
フラクトオリゴ糖	109
フランスパン	115
ブランデー	94
ふり塩漬け法	89
フリージング	66
フリーズドライ食品	124
ブルミェジュ	106
プレザーブ	36
プレスハム	47
プレミックス	118
ブロイラー	41
プロセスチーズ	61
粉状質	11
粉食	101
粉末油脂	118
噴霧乾燥法	65
分離大豆タンパク質	111
平滑筋	42
平行複発酵式	92
ベーコン	47
ペクチン	29,36
ベタイン	84,78
ベタシアニン	28
ヘット	105,106
ペプチド	44
ヘポかぼちゃ	28

ヘマグルチニン	20	
ヘミセルロース	19	
ヘモグロビン	71	
ペラグラ	15	
ペリルアルデヒド	24	
ヘルスクレーム	161	
偏向十字	35	
変性グルテン	112	
黄酒(ホアンチュウ)	94	
芳香性香辛料	114	
泡沫安定性	50,52	
ホエー	57	
──タンパク質(分離物)	112	
保健機能食品(制度)	129,131	
ホスビチン	50,51	
ホスファチジルエタノールアミン	50	
ホスファチジルコリン	50	
ホップ	93	
ポマト	138	
ホモゲンチジン酸	17	
ポリフェノール	122	
ホルスタイン種	56	
本醸造	97	

ま

マーガリン	118
マカロニ	117
まこんぶ	87
マーマレード	36
マンナン粒子	36
マンニトール	86
ミオグロビン	44,71
ミオゲン	71
ミオシン	74
水さらし	89
ミセル構造	35
ミネラルウォーター	120
みりん	98
無化学肥料栽培農産物	143
麦	14
無脂肪乳	60
ムシン	17
無農薬栽培農産物	143
無発酵パン	115
メイラード反応	147
メチルデルフィニジン配糖体	31
滅菌	147
メトミオグロビン	45
メラノイジン	97
綿実油	103
めん類	116

や

やし油	105
ヤラピン	17
有機酸	29,77
有機JASマーク	144
有機農産物	141,143
遊離アミノ酸	44,77
優良なタンパク質	75
油脂	101,105,118
湯葉	21
洋菓子	123
容器包装リサイクル法	161
葉菜類	23
羊脂	105
ヨウ素	87
ヨークシャー種	40
ヨードチンキの原料	87
ヨーロッパぶどう	31

ら,わ

ライ麦パン	115
ラクターゼ	58
──欠損症	58
ラクタコピクリン	23
ラクタシン	23
ラクツコピクリン	23
ラクトアイス	62
β-ラクトグロブリン	57,58
ラクトース	58
ラクトフェリン	58
らっかせい油	104
ラード	105,118
卵黄係数	53
卵黄油	66
卵黄リポタンパク質	55
卵黄レシチン	66
卵殻カルシウム	66
藍藻類	86
ランドレース種	40
リコペン	25,32
リシン含量	75
リゾチーム	50,66
リナマリン	18
リノール酸	76
リノレン酸	76
α-リノレン酸強化卵	54
リベチン	50
リポタンパク質	50
粒状大豆タンパク質	111
良好なカルシウム源	76
両親媒性のリン脂質	58
緑黄色野菜	22
緑藻類	86
緑茶	121
りんごの褐変	30
ルチン	16
冷燻法	154
冷蔵法	81,148
冷凍食品	124
冷凍すり身	83,85
冷凍法	81
レシチン	20,50
レス食品	134
レトルト食品	126
レトルトパウチ食品	126
レトルトパック食品	126
レトルト容器食品	126
練乳	61
レンネット	61,65
老化	36
──デンプン	36
六条おおむぎ	14
ろ紙ろ過操作	156
ろ布ろ過操作	156
ワイン	31,92
和菓子	123
わかめ	87
ワーキング	66

A～W

A_w	124,150
CA貯蔵	150
CCM	132
CPP	132
DHA	54,81
EPA	54,81
HDL	50
HMR	127
HU	53
IMP	44,79
IPA	81
JHFAマーク	137
K値	80
LDL	50
LL(long life)牛乳	59
MA包装	150
MS	127
PFC熱量比率	1
SPF豚	40
TPP	162
WPC	112
WPI	112

● 執筆者紹介 ●

瀬口正晴（せぐちまさはる）
1970年　東北大学農学部卒業
現　在　神戸女子大学名誉教授
農学博士

多田　洋（ただひろし）
1967年　京都大学農学部卒業
現　在　前 甲子園大学総合教育研究機構機構長・教授

小関佐貴代（こせきさきよ）
1990年　京都大学大学院農学研究科修了
現　在　大阪成蹊短期大学栄養学科教授
農学博士

西村公雄（にしむらきみお）
1983年　京都大学大学院農学研究科修了
現　在　同志社女子大学生活科学部特任教授
農学博士

衣笠治子（きぬがさはるこ）
1979年　神戸女学院大学家政学部卒業
現　在　園田学園女子大学人間健康学部教授

道家晶子（どうけしょうこ）
1987年　お茶の水女子大学大学院家政学研究科修了
現　在　岐阜市立女子短期大学食物栄養学科教授
農学博士

八田　一（はったはじめ）
1979年　大阪市立大学理学部卒業
現　在　京都女子大学地域連携研究センター研究教授
　　　　株式会社NBL「鶏と卵の研究所」所長
理学博士

（執筆順）

新 食品・栄養科学シリーズ

食べ物と健康2　**食品学各論**（第3版）
食品素材と加工学の基礎を学ぶ

第1版	第1刷	2003年9月30日
第2版	第1刷	2012年2月15日
第3版	第1刷	2016年4月20日
	第11刷	2025年2月10日

検印廃止

JCOPY〈出版者著作権管理機構委託出版物〉

本書の無断複写は著作権法上での例外を除き禁じられています．複写される場合は，そのつど事前に，出版者著作権管理機構（電話 03-5244-5088，FAX 03-5244-5089, e-mail: info@jcopy.or.jp）の許諾を得てください．

本書のコピー，スキャン，デジタル化などの無断複製は著作権法上での例外を除き禁じられています．本書を代行業者などの第三者に依頼してスキャンやデジタル化することは，たとえ個人や家庭内の利用でも著作権法違反です．

編　者　瀬口　正晴
　　　　八田　一
発行者　曽根　良介
発行所　（株）化学同人
〒600-8074　京都市下京区仏光寺通柳馬場西入ル
編集部　Tel 075-352-3711　Fax 075-352-0371
企画販売部　Tel 075-352-3373　Fax 075-351-8301
振替 01010-7-5702
e-mail webmaster@kagakudojin.co.jp
URL https://www.kagakudojin.co.jp

印刷・製本　（株）太洋社

Printed in Japan © M. Seguchi et al., 2016　無断転載・複製を禁ず　　ISBN978-4-7598-1641-9
乱丁・落丁本は送料小社負担にてお取りかえします．

ガイドライン準拠 新 食品・栄養科学シリーズ

○ ガイドラインの改定に準拠した内容．国家試験対策にも役立つ．
○ 各巻B5，2色刷で見やすいレイアウト．

社会・環境と健康 川添禎浩 吉田 香 編
――公衆衛生学

食べ物と健康❶
食品学総論 第3版 森田潤司 成田宏史 編

食べ物と健康❷
食品学各論 第3版 瀬口正晴 八田 一 編
食品素材と加工学の基礎を学ぶ

食べ物と健康❸
食品加工学 第2版 西村公雄 松井徳光 編

食べ物と健康❹
調理学 第3版 木戸詔子 池田ひろ 編

食べ物と健康❺
新版 **食品衛生学** 川添禎浩 編

人体の構造と機能及び疾病の成り立ち
生化学 第2版 福田 満 編

基礎栄養学 第5版 灘本知憲 編

応用栄養学 第5版 福渡 努 岡本秀己 編

栄養教育論 第6版 中山玲子 宮崎由子 編

給食経営管理論 中山玲子 小切間美保 編
――新しい時代のフードサービスとマネジメント
第5版

詳細情報は，化学同人ホームページをご覧ください．
https://www.kagakudojin.co.jp

～ 好評既刊本 ～

栄養士・管理栄養士をめざす人の
基礎トレーニングドリル
小野廣紀・日比野久美子・吉澤みな子 著
B5・2色刷・168頁・本体1900円
専門科目を学ぶ前に必要な化学,生物,数学（計算）の基礎を丁寧に記述．入学前の課題学習や初年次の導入教育に役立つ．

大学で学ぶ
食生活と健康のきほん
吉澤みな子・武智多与理・百木 和 著
B5・2色刷・160頁・本体2200円
さまざまな栄養素と食品,健康の維持・増進のために必要な食生活の基礎知識について,わかりやすく解説した半期用のテキスト．

栄養士・管理栄養士をめざす人の
調理・献立作成の基礎
坂本裕子・森美奈子 編
B5・2色刷・112頁・本体1500円
実習系科目（調理実習,給食経営管理実習,栄養教育論実習,臨床栄養学実習など）を受ける前の基礎づくりと,各専門科目への橋渡しとなる．

図解 栄養士・管理栄養士をめざす人の
文章術ハンドブック
――ノート、レポート、手紙・メールから、
履歴書・エントリーシート、卒論まで
西川真理子 著／A5・2色刷・192頁・本体2000円
見開き1テーマとし,図とイラストをふんだんに使いながらポイントをわかりやすく示す．文章の書き方をひととおり知っておくための必携書．